# 口腔组织病理学
# 思政案例集

翟莎菲　张丽慧　梁　斌　主编

黑龙江科学技术出版社
HEILONGJIANG SCIENCE AND TECHNOLOGY PRESS

图书在版编目（CIP）数据

口腔组织病理学思政案例集 / 翟莎菲 , 张丽慧 , 梁

斌主编 .-- 哈尔滨 : 黑龙江科学技术出版社 ,2024.

10.--ISBN 978-7-5719-2646-5

Ⅰ .R780.2

中国国家版本馆 CIP 数据核字第 2024X7G011 号

口腔组织病理学思政案例集

KOUQIANG ZUZHI BINGLIXUE SIZHENG ANLIJI

翟莎菲 　张丽慧 　梁 　斌 　主编

| | | |
|---|---|---|
| 责任编辑 | 回 博 | |
| 封面设计 | 段成凤 | |
| 出 版 | 黑龙江科学技术出版社 | |
| | 地址：哈尔滨市南岗区公安街 70-2 号 　邮编：150007 | |
| | 电话：(0451)53642106 | |
| | 传真：(0451)53642143 | |
| | 网址：www.lkcbs.cn | |
| 发 行 | 全国新华书店 | |
| 印 刷 | 哈尔滨午阳印刷有限公司 | |
| 开 本 | 787 mm × 1092 mm 　1/16 | |
| 印 张 | 14.5 | |
| 字 数 | 260 千字 | |
| 版 次 | 2025 年 3 月第 1 版 | |
| 印 次 | 2025 年 3 月第 1 次印刷 | |
| 书 号 | ISBN 978-7-5719-2646-5 | |
| 定 价 | 79.00 元 | |

# 主编简介

**翟莎菲** 副教授，博士学位。作为负责人主持国家自然科学基金 1 项、省厅级项目 4 项。指导学生完成国家级大学生创新创业项目 1 项，指导学生获得第九届全国大学生基础医学创新研究暨实验设计论坛分赛总决赛实验设计国家级铜奖。以第一申请人授权发明专利 4 项，实用新型专利 3 项。陕西省口腔医学会第三届牙周病学专业委员会常务委员，西安医学院一流课程线下课程——口腔组织病理学课程负责人。

**张丽慧** 硕士研究生，讲师。陕西省国际医学交流促进会专业委员会委员，黏膜病与中西医结合专业委员会会员，国家执业医师资格考试考官。主持校级课题 1 项、省厅级课题 1 项，参与其他各级类别课题 7 项，发表核心论文 10 余篇。参加校级教学奖赛，并获得三等奖。

**梁斌** 陕西省口腔医学会黏膜病学专业委员会委员，陕西省国际医学交流促进会口腔医学分会常委，中华口腔医学会颞下颌关节病学及牙学专业委员会和牙及牙槽外科专业委员会会员。以第一作者发表论文 5 篇，主持并完成西安医学院校级教育教学改革项目 1 项，获得中华口腔医学会口腔医学教育专委会组织的全国口腔医学授课技能大赛三等奖 1 次，以第三完成人获得校级教育教学成果奖一等奖 1 项，主持并完成校级青年科研基金项目 1 项，主持横向科研项目 2 项，参与各级各类科研项目 8 项。

# 前　言

　　这本书的出版是希望为口腔组织病理学的教学工作提供一份有价值的资源，同时融入思政教学的理念，强化医学专业学生的医德意识和人文关怀。

　　口腔组织病理学是口腔医学的重要基础学科，它涉及疾病的病因、病理变化过程以及诊断和治疗方法。这本书通过精心挑选和编写的案例，旨在帮助学生更好地理解和掌握这一学科的知识。

　　然而，这本书不仅仅是一本关于口腔组织病理学的学术著作，更是一本将专业知识和思政教育相结合的案例集。我们希望通过这些案例，培养学生的道德观念和职业操守，让他们在未来的职业生涯中，能够以患者为中心，提供优质的医疗服务。

　　这本书的编写团队由多位具有丰富教学经验的教师组成，他们在口腔组织病理学和思政教育方面都有着深入的研究。通过他们的努力，我们相信这本书将会成为口腔医学专业学生和教师的重要参考书。

　　在这个快速发展的时代，我们需要不断更新和改进教学方法，以适应时代的需求。这本书是我们对这一理念在思政育人方面的实践和探索，我们希望通过它，推动口腔组织病理学的教学进步，同时培养学生的道德品质和社会责任感。

　　最后，我们要感谢参与编写这本书的作者，其中翟莎菲编写共计约 15 万字，张丽慧编写共计约 6 万字，梁斌及其他作者编写共计约 5 万字。他们的辛勤工作和无私奉献使这本书得以完成。我们也要感谢每一位读者，感谢你们对这本书的关注和支持。让我们一起为推动口腔组织病理学的教学进步而努力。

编　者

# 目　录

## 第一篇　口腔组织胚胎学

## 第二篇 口腔病理学

# 第一篇　口腔组织胚胎学

# 第一章  口腔颌面部发育

## 一、教学目标

### （一）知识目标

（1）掌握面部、腭、舌的发育过程及发育异常；

（2）熟悉神经嵴的分化，腮弓和咽囊的发育，唾液腺、上下颌骨的发育过程；

（3）了解口腔黏膜的发育过程。

### （二）能力目标

（1）能够阐述面部、腭、舌发育时出现的突起及该突起将发育的结构；

（2）能够阐述面部发育畸形的形成原因。

### （三）素质目标

（1）通过胚胎发育的学习，培养学生感恩生命、尊重生命的情怀；

（2）通过面部发育异常讲解，培养学生平等对待生命个体、不歧视的医者仁心态度。

## 二、教学内容

（1）神经嵴、腮弓和咽囊的发育；

（2）面部的发育；

（3）腭的发育；

（4）舌的发育；

（5）唾液腺及口腔黏膜的发育；

（6）颌骨和颞下颌关节的发育。

## 案例一  微笑行动——实实在在的行动

## 一、教学目标

### （一）教学目标

掌握面部发育的过程及其发育异常。

**（二）思政目标**

让学生破处迷信思想，了解唇腭裂患者的状态，从心底关心帮助有缺陷的孩子。

了解我们国家一直在实行的免费公益活动——微笑行动，倡导学生在有能力有余力的情况下，加入志愿者甚至医务工作者的行列，去帮助更多的患者。

## 二、案例

27岁的王女士最近生了一个6斤8两的男婴，这让全家高兴坏了，在家族都是女孩的环境下，这个小男孩的到来让孩子的爸爸圆了心中的梦想。可是，在大家轮流抱孩子的过程中，孩子奶奶发现孩子的嘴唇有一点缺口，想起王女士平时喜欢吃麻辣兔头，怀疑是儿媳妇孕期吃兔肉导致宝贝孙子成了兔唇，于是赶紧跑去找医生。医生一看，这孩子果然是兔唇，但是通过查看王女士当初的产检记录，并没有发现兔唇的迹象，于是对家属解释"这很可能是由于孕妇在怀孕期间服用了对孩子发育有影响的药物，而且情况轻微，B超一般检查不出来"。孩子奶奶听了很生气，生气为什么儿媳妇乱吃药，造成孩子兔唇。其实，兔唇并不是因为吃了兔肉导致的，兔肉并不能直接导致孩子的兔唇。我们常说的兔唇，是先天性的口腔发育畸形——唇腭裂。

唇腭裂是最常见的人类先天性颅颌面缺损畸形，在世界范围内出生婴儿的发病率为1%~2%。孕妇在怀孕期间，尤其是前三个月，如果服用环磷酰胺、甲氨蝶呤、苯妥英钠等，确实会增加胎儿唇腭裂风险。不过除了药物外，如果女性妊娠早期大量吸烟、酗酒，其子女唇腭裂的发生率要比无烟酒嗜好的妇女高。还有各种原因造成的女性妊娠期间维生素的缺乏，都有可能会导致胎儿唇腭裂的发生。大量的研究结果表明，先天性唇腭裂可能与遗传因素、营养因素、感染和损伤、内分泌的影响因素、药物因素、物理因素、烟酒等有关。

每一个孩子都是一个天使，都有微笑的权利和生命的尊严。唇腭裂孩子同样如此。可是唇腭裂孩子只有在襁褓之中才会露出天使般的笑容，慢慢地，他们长大了，脸上不再浮现灿烂的笑容；更不幸者，会因家庭贫困而被父母遗弃。唇腭裂孩子的心理普遍比较敏感、脆弱，有研究表明，唇腭裂孩子的心理健康状况要低于正常水平。他们比正常儿童更容易产生焦虑、抑郁等负面情绪，发生自信心低下甚至自卑等情况。而容貌畸形、功能障碍是导致患儿心理障碍的重要因素。对于大众而言，了解更多与疾病相关的知识，有助于加强他们对患者的理解和关怀，接纳患者参与社会生活。尤其是针对患者的同龄人，更应该加强疾病宣教，树立他们的平等观念，增进患者的同辈关系，从根本上减少歧视、嘲笑的发生。

我国目前有很多慈善机构，专门帮助贫困的先天性唇腭裂患者。由李亚鹏先生和王菲女士倡导发起，在中国红十字基金会的支持和管理下设立的专项公益基金——"嫣然天使基金"于2006年11月21日正式启动。18年来，嫣然天使基金以及相关爱心人士已为近15000名唇腭裂患儿提供了资助和相关手术治疗，给了他们不一样的微笑，也让他们的微笑更为灿烂。1990年，由浙江省杭州市"母亲微笑行动"慈善医院的院长韩凯等医师发起，1991年由专业技术水平较高的美容整形外科医师们组成志愿者团队开展的"母亲微笑行动"，对先天性唇腭裂的贫困患儿进行了义务的美容整形修复手术。"母亲微笑行动"至今累计救助3万余例唇腭裂患儿。接受了免费的手术修复治疗的唇腭裂患儿，重建了他们面对生活的信心和勇气，提升了他们及其家庭的幸福感。在自信心倍增的基础上，通过今后的不断努力，他们或许会改变自己及家庭的命运。

我们鼓励更多义工、志愿者去关注唇腭裂患者这一群体，探索更适合这一群体的活动形式，并鼓励他们积极参与唇腭裂患者及其家属的关怀活动。同时也倡导有能力、有爱心人士成立针对唇腭裂患者的慈善基金会，帮助患者及家属完成治疗过程，为他们参与心理干预提供帮助。

## 三、专业知识

1. 面部发育过程

第3周：出现额鼻突和下颌突；

第4周：下颌突—上颌突，口咽膜破裂；

第4周末：额鼻突—中鼻突和侧鼻突；

第5周：中鼻突—球状突。

2. 唇裂

形成原因：由于球状突和上颌突未联合或部分联合所致，发生在上唇。

3. 面裂

（1）横面裂。形成机制：下颌突和上颌突未联合或部分联合。

（2）斜面裂。形成机制：侧鼻突和上颌突未联合或部分联合。部位：裂隙自上唇沿着鼻翼基部至眼睑下缘。

（3）侧鼻裂。形成机制：侧鼻突和中鼻突未联合或部分联合。部位：鼻部纵形。

## 四、思政融入点

面部的发育在不同的时间段先形成突起，突起形成后再进行融合和联合，成功后才是一张完美的脸。在带同学们分析完面部发育如何导致异常后，通过很多图片及身边人的实例，让同学们引起重视。首先，兔唇不是因为孕期吃兔头导致的，这种迷信思想不可取；其次，询问同学们：习惯了自己所拥有的东西后，有没有去体会唇腭裂孩子的感受？我们是不是平时戴着有色眼镜去看他们？如果以后作为一名口腔医生，我们应该担起怎样的责任？

我们在学好自己的专业知识的同时，清楚意识到唇腭裂孩子有可能是母亲遗传、孕前期用药、营养等因素导致的，孩子是无辜的，我们应该有同理心、爱心去关心帮助这些孩子和家庭，而不是去嘲笑他们。我们应该意识到母亲的伟大，她们在给了我们生命的同时，也在毫无保留地倾尽全力地爱着自己的孩子，我们平时也应该多关心她们。

我们在以后的工作中，会遇到很多不同的患者，要像对待平常人一样去对待他们，多关注他们的心理。鼓励更多学生在有能力、有时间时，去关注唇腭裂患者这一群体，去作为志愿者积极参与唇腭裂患者及其家属的关怀活动，探索更适合这一群体的活动形式，让世界上的笑容越来越多；并鼓励他们在有足够的能力时，甚至可以成立针对唇腭裂患者的慈善基金会，帮助患者及家属完成治疗过程，为自己的人生增添越来越多的色彩。

# 案例二　中国唇腭裂治疗先驱与大师——宋儒耀教授

## 一、教学目标

### （一）教学目标

掌握面部发育的过程及发育异常。

### （二）思政目标

增强青年一代的责任感和使命感，学习前辈永不停止的创新精神，为我国口腔事业的发展凝聚力量。

## 二、案例

宋儒耀教授1914年出生于辽宁海城。1939年毕业于华西协合大学牙学院（现四川大学华西口腔医学院），获牙医学博士学位；1943年留学美国，1948年获宾夕法尼亚大学医学科学博士学位。获得博士学位回国后，任华西大学牙学院教授、华西大学口腔医院院长。

1950年抗美援朝开始，当时要求大西南组织一支整形外科援朝手术队，宋儒耀教授受命担任队长，并迅速组建起了一支10人的手术队。他率领志愿军援朝医疗队奔赴朝鲜战场，找到了自己的用武之地。当时的志愿军没有钢盔，颌面部损伤率很高。考虑到这点，宋儒耀、王翰章有针对性地准备手术器械。宋儒耀率领的这支医疗队一到前线，就开始为伤员进行整形手术，医治了大批志愿军战士，使他们恢复了容貌，在中国战伤史上翻开了整形外科的一页。中国人民志愿军卫生部为了表彰宋教授的功绩，特给他记大功一次，给其领导的医疗队记集体一等功。

他于1957年创建了当时世界上规模最大的整形外科专科医院——中国医学科学院整形外科医院。同年，他完成狗的断肢再植和自体肾脏移植，为我国最早开始这项研究工作的人。他把整形外科需要多次手术才能完成器官再造的传统方法改变为只需一次手术，即能完成全鼻、全耳、眼睑、唇、腭、阴茎、阴道、乳房等器官的再造，其再造的器官和多次手术的同样良好，这是整形外科历史上的一次革命。为此，他曾于1983年被美国面部整形与再造外科学院授予最高荣誉"金锯奖"。他还在整形外科多个领域发明、改进了多种手术的方法，如面部和手部大面积整张皮片移植；改进PICKRELL氏肛门括约肌再造；改进交腿皮瓣移植术；额肌部分移植治疗严重上睑下垂等。提鼻中隔肌和耳上动脉是解剖学上的新发现。在他的组织下，中国成功地举办了五次中国国际整形外科会议，为发展中国整形外科事业跻身于国际先进行列作出了突出贡献。

在唇腭裂治疗方面，他于1963年和1982年提出鼻底三角瓣手术（倒置的Tennison手术）以后，时常用该法修复单侧完全唇裂。他认为Simonart带及其遗迹是宝贵的上皮组织，不应该轻易将其抛弃，正好用它修复鼻小柱侧面的创面。于是在近中侧没有旋转组织瓣所产生的空隙，在外侧不需要推进组织瓣的新原则和根据这个新原则形成的新方法即成立，他于1993年在北京召开的唇腭裂研究会上提出此法。以后，又于1998年在*Plastic and Reconstructive Surgery*杂志和《中华整形与烧伤外科杂志》以鼻小柱侧面皮瓣修复法为题，发表此法，受到高度评价。他是中国第一位整形与颌面外科教授，也是在中国正式讲授唇腭裂修复术和用Langenbeck手术治疗腭裂的第一人。他于1965年仿照正常的发音机制，创出"上提手术"。此手术的特点是其咽后瓣的蒂部位于咽喉壁的两侧，保留了来自内侧的运动神经。他在实施手术时，又按照患者的年龄、腭部的情况和功能代偿的习惯等条件的不同，对上提手术作适当的改变，即一式、二式、三式、四式和五式手术。经过这些手术治疗的患者，在手术后大多都有一定的语言功能。宋儒耀教授的心中装着的，永远都是人民的健康。他为中国整形外科事业奋斗奉献了一生。不懈的努力和追求，永不停止的创新精神，为后人树立了光辉的典范。

## 三、专业知识

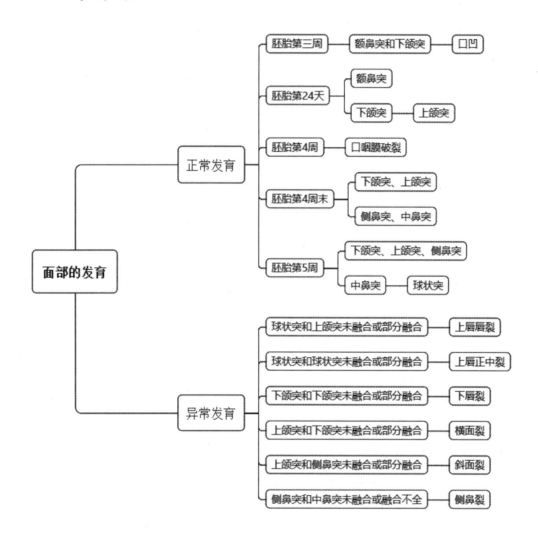

## 四、思政融入点

本案例通过讲解宋儒耀教授是如何把我国唇腭裂修复技术发展起来的事迹，引入科学家一直是我们学习的榜样这一主旨。因为他们对科学作出的贡献举世瞩目，给人们的生活带来了巨大的变化，更因为他们身上有着优秀的品格。

宋儒耀教授是唇腭裂治疗的先驱，在艰苦的环境中临危受命，在前线为大批志愿军伤员进行整形手术，使他们恢复了容貌，同时在中国战伤史上翻开了整形外科的一页，把中国的整形外科从无到有地逐步发展起来。

宋儒耀教授不满足止步于此，继续在自己的领域向更高难度手术发起挑战，一步步改进，一步步精进，在为患者提供更好服务的同时，也为发展中国整形外科事业跻身于国际先进行列作出了突出贡献。

我国的口腔医学起步比较晚，我们每个同学都有责任，为了我国的口腔医学发展发光发热，贡献自己的力量。我们要学习我们的前辈勇于奉献，不怕苦、不怕累的精神，学习他们敢于创新、敢于挑战的精神，在他们的带领下，我们才能少走很多弯路，在以后的道路上，踩在巨人的肩膀上向更高、更人性化、更全面的方向发展。

（张丽慧）

# 案例三　唾液腺的发育机制与组织再生

## 一、教学目标

### （一）教学目标

掌握唾液腺的发育过程。

### （二）思政目标

（1）培养学生对生物医学的兴趣和关注点，激发他们对研究进展的热情；

（2）培养学生的批判性思维和问题解决能力，使其能够科学地看待和研究唾液腺的发育机制及组织再生的问题。

## 二、案例

### （一）案例背景

唾液腺又称为涎腺，唾液腺肿瘤术后和头颈部的放疗常造成腺体的不可逆损伤，此外，某些自身免疫性疾病也常伴有唾液腺分泌功能的减退，如舍格伦综合征。以往对于唾液分泌功能损伤的治疗主要是使用唾液替代品或副交感神经激动剂。然而前者仅能减轻患者的不适感，并不能根治唾液分泌功能减退造成的口干，副交感神经激动剂如毛果芸香碱等虽可改善患者的症状，但其作用前提是有足够腺体存在，对于因肿瘤切除唾液腺后导致的唾液分泌功能损伤无明显疗效。因此，如何采用一种新型的方法从根本上恢复损伤唾液腺的正常功能是当今面临的重要课题。随着再生医学及干细胞技术的发展，涎腺再生慢慢成为近年来研究的重点。通过干细胞技术、基因工程以及组织工程学相结合的方法，再生出具有生理功能的唾液腺或分泌单位，使得从根本上治疗唾液腺损伤成为可能。

（二）案例内容

再生医学是指利用生物学及工程学的理论方法再生失去或功能损害的组织和器官，使其具备正常组织和器官的结构和功能。涎腺再生有可能永久恢复患者的唾液腺分泌功能，从而改善口腔健康和生活质量。

1. 干细胞治疗

涎腺干细胞是一种间充质干细胞，具有向外胚层、中胚层和内胚层组织分化的能力。涎腺干细胞这一概念是由 Eversole 等最早在 1985 年提出的，该学者认为闰管的基底细胞内存在干细胞，此种干细胞具有分化为导管细胞、腺泡细胞以及肌上皮细胞的能力。此后，2008 年 Rotter 等先后在人腮腺和小鼠颌下腺组织中成功分离获得了涎腺干细胞。同年，Lombaert 等将从小鼠颌下腺中分离出的唾液腺细胞在体外培养，观察到干细胞分化成导管细胞和产生唾液蛋白和黏蛋白的腺泡细胞。而后又将从体内分离得出的涎腺干细胞移植入小鼠体内，发现可改善放射后涎腺损伤小鼠的唾液分泌功能。

2013 年的一项基因谱系追踪实验进一步证实，涎腺干细胞可分化为多种细胞。这些包括腺泡、肌上皮细胞和导管细胞等，这表明了涎腺干细胞是唾液腺中的一种多效上皮干细胞。随着干细胞技术的发展，诱导性多潜能干细胞（induced pluripotent stem cell，iPSC）被越来越多的研究者关注。iPSC 是一种多能干细胞，通过体细胞重编程技术可由体细胞诱导产生（如尿液中的上皮细胞、角质形成细胞、真皮成纤维细胞等），来源广泛，易于获取。相比胚胎干细胞不存在伦理学争议。因为取自患者自身，从而避免了免疫排斥问题。iPSC 具有与胚胎干细胞相似的分化潜能，理论上可以诱导出所有类型的成体细胞，而且该种细胞具有某些特征遗传学记忆，有利于向其来源组织分化。鉴于如上所述诱导性多潜能干细胞的种种优势，其可能为以往涎腺再生研究领域所面临的问题提供一种新的解决途径。

2. 基因疗法

基因疗法是指通过载体将目标基因转染至细胞内来治疗疾病或纠正细胞功能障碍。水通道蛋白基因（Aquaporins，Aqp）家族与唾液腺分泌功能密切相关。目前有很多学者就水通道蛋白与唾液腺分泌功能的关系展开研究。部分研究已进行至一期临床试验，有

学者将水通道蛋白 -1（Aqp-1）通过腮腺导管逆行性注射的方式导入至 6 位恶性肿瘤放疗后分泌功能减退的病人腮腺内，观察到其中 5 位受试者唾液分泌功能改善，临床症状得到缓解。由于不同物种再生涎腺所涉及的信号通路也不尽相同，以及信号通路调控细胞的效果尚无统一标准，故目前涉及相关通路的研究多处于动物实验阶段。目前有很多研究证明多种基因及通路与唾液腺分泌功能相关，但基因治疗绝不仅仅是上调或抑制某个基因。涎腺分泌功能是多种因素相互作用的结果，目前学界多限于研究单个基因对分泌功能的影响，至于基因 - 基因、蛋白 - 基因以及某些小分子化合物对涎腺分泌的作用等机制研究鲜有报道，涎腺基因调控的原理还需进一步深入研究。

3. 组织工程学

组织工程学是一门将细胞生物学和材料科学相结合，进行体外或体内构建组织或器官的学科。基于组织工程学的器官再生已成为一种潜在的治疗器官衰竭的替代方法。涎腺再生是上皮和间充质共同作用的结果，唾液腺组织工程即利用一个生物相容的支架来模拟腺体的微环境。透明质酸水凝胶（HA）是一种三维支架，其"火山口"状的表面结构利于细胞黏附，可以与唾液腺细胞结合形成球状结构，增殖后形成更大的类似于腺泡的结构，镜下可观察到腺泡细胞在 HA 支架上极化，并能在体外长期维持，将体外培养的类腺体结构植入大鼠体内可响应神经递质信号，并可以分泌淀粉酶。成分为聚乳酸 - 乙醇酸（PLGA）的纳米纤维 PLGA 支架，结合静电纺丝技术可形成特殊的三维结构，其表面结构支持涎腺上皮细胞的附着、增殖和存活。此外，纳米纤维 PLGA 支架可促进腺体分支化结构形成，促进游离的腺泡细胞排列成分支的腺体结构。

随着材料学的发展，利用上述纳米材料制备的三维支架已成为近年来组织再生领域研究的热点。除此以外，一些学者尝试将体内组织脱细胞处理后制备成天然支架，用于组织再生的研究。Gao 等将大鼠下颌下腺细胞植入预先行脱细胞处理的下颌下腺中，发现脱细胞处理的颌下腺支架可以支持细胞黏附。Burghartz 等利用脱细胞的猪肠道基质（SIS-muc）作为支架，将唾液腺细胞导入支架内与微血管内皮细胞共培养，在体外获得了类腺体样结构，与传统 2D 培养体系相比其酶活性增加了 25 倍。通过上述研究可以得出，利用脱细胞处理的组织制备三维支架是一种良好的培养环境，可以使细胞获得良好的附着，达到与腺体结构相似的稳定架构，从而获得类似腺体的功能，此类方法可能成为日后唾液腺组织再生研究的热点。

综上所述，涎腺发育包括上皮细胞、间充质、内源性因子和外源性因子等多种因素的相互作用。了解涎腺发育的机制将有助于组织再生的研究。涎腺再生的研究需涉及生物工程学、组织工程学以及临床医学多学科共同努力，虽然目前一些关键技术鲜有用于临床治疗的报道，但其在动物实验及体外实验阶段的成果表现出了较理想的再生潜力。然而当前对于腺体基质、神经、血管和免疫系统的研究并不完善，日后可能还需进一步探寻以上因素在涎腺再生中的作用机制。涎腺再生可以从根本上治疗唾液腺功能损伤或丧失，恢复患者唾液分泌能力。随着相关技术的发展，涎腺组织再生将为涎腺分泌功能降低或完全丧失的患者提供一种更完美的治疗方案。

## 三、专业知识

唾液腺发育的开始是在将要发生唾液腺始基处的原始口腔上皮深部间充质的诱导下，基底细胞向间充质增生，形成一个芽状上皮团。此上皮团借基板与邻近密集的间充质细胞分隔。上皮团不断向间充质增生、延伸并形成较长的上皮条索。同时在条索周围的间充质细胞排列密集。此后上皮条索迅速增生并通过反复的上皮分叉的形式形成许多末端膨大的分支，呈树枝状。同时，分支周围的间充质不断增生，最后形成许多小叶状结构及未来腺体的被膜。在大唾液腺，约在胚胎第 6 个月，实性的上皮条索中央变空，形成导管系统。末端膨大的部分将形成腺泡。根据发育过程中的形态变化，可将发育分为 6 个阶段：

1. 间充质诱导口腔上皮形成上皮蕾

此期邻近口腔上皮的间充质诱导上皮增生，局部增厚形成上皮芽状突起，称上皮蕾。上皮蕾周围借基底膜与周围密集的间充质细胞分开。

2. 上皮索形成及生长

由于上皮蕾细胞的不断增生、延长，形成实性上皮条索，周围间充质细胞密集。两者之间可见基底膜。基底膜和周围的间充质组织对唾液腺的形态发生和分化起调节作用。

3. 上皮索末端分支

上皮索快速增生、延长，同时形成末端膨大的分支。

4. 上皮索反复分支腺小叶形成

此期上皮索末端继续发出分支，形成树枝状分支系统。随着分支的形成，间充质围绕某部分分支形成腺小叶。

5. 前期导管形成

上皮索中央出现腔隙。管腔首先出现在主导管，分支导管的近、远端，然后是中间部分，最后在末端膨大处出现腺腔。此时并无分泌颗粒出现。

6. 细胞分化

唾液腺形态发生的最后是功能性腺泡和闰管的细胞分化。在这个阶段，细胞分裂从整个上皮部分转至上皮条索终末膨大区。此区的细胞是干细胞，它们将分化为腺泡细胞和导管细胞。肌上皮细胞也来自于这些干细胞并与腺泡细胞同时发育。腺泡细胞的成熟根据分泌颗粒和细胞器的形态特点有所不同，浆液性腺泡和黏液性腺泡的发育也不同。上皮末端膨大区部分细胞最终分化为闰管细胞，成为腺泡细胞、导管细胞和肌上皮细胞的干细胞。

## 四、思政融入点

（1）讲解法：教师对唾液腺的发育过程、组织再生原理及研究进展进行讲解。

（2）直观演示法：教师展示唾液腺组织再生的实验研究数据和案例，帮助学生理解唾液腺组织再生的过程和应用。

（3）讨论法：组织学生进行小组讨论，分享对唾液腺组织再生研究进展的看法。

通过本案例，培养学生能够分析和解释涎腺的发育机制及组织再生的过程。

培养学生能够联系实际生活，理解涎腺组织再生在临床医学和生物医学工程中的应用及其意义。培养学生能够通过案例分析，深入探讨涎腺组织再生的研究成果和应用，理解生物医学研究的方法和过程。培养学生对生物医学的兴趣和关注，激发他们对研究进展的热情，引导学生分析和解释涎腺的发育机制及组织再生的过程，引导学生通过案例理解涎腺组织再生的研究成果、应用及其意义。

（翟莎菲，王诗维）

## 参考文献

[1] 光耀中华 止于至善——纪念宋儒耀教授诞辰 100 周年 [J]. 中国修复重建外科杂志 ,2014,28(11):1379.

[2] 两口育儿 . 孕期吃兔肉会导致宝宝兔唇？医生一句话戳穿谣言 , 奶奶听后自责 [EB/OL] (2019-08-1).https://www.sohu.com/a/334730703_829115.

[3] 刘师垚 , 刘嘉昱 , 陈丽先 , 等 . 我国唇腭裂患者及家属心理干预模式刍议 [J]. 实用口腔医学杂志 ,2023,39(03):390-395.

[4] 安阳 . 全面建设小康社会 " 母亲微笑行动 " 在践行 [J]. 中国美容整形外科杂

志 ,2020,31(10):573-575.

[5] 姚伟 , 朱博 , 董林环 , 等 . 国际微笑行动在唇腭裂患者中的实施效果观察 [J]. 齐鲁护理杂志 ,2017,23(2):65-66.

[6] 黄圣元 , 颜兴 . 涎腺的发育机制及组织再生的研究进展 [J]. 临床口腔医学杂志 ,2018,34(09):573-575.

# 第二章　牙的发育

## 一、教学目标

### （一）知识目标

（1）掌握牙胚的发生和分化：成釉器、牙乳头、牙囊的发育及牙板的结构，牙本质、釉质、牙髓、牙根及牙周支持组织的形成；

（2）熟悉恒牙的发育，牙的萌出和替换；

（3）了解口腔前庭的发生和发育。

### （二）能力目标

（1）能够阐述牙胚的形成及分化过程；

（2）能够阐述牙本质、釉质、牙髓、牙根及牙周支持组织的形成过程。

### （三）素质目标

（1）通过讲牙的发育，培养学生思考能力，把握局部和整体的关系，树立整体观；

（2）通过讲牙的萌出和替换，了解生命的奥秘，尊重科学，培养科学精神。

## 二、教学内容

（1）牙胚的发生和分化；

（2）牙体组织的形成；

（3）牙的萌出和替换。

# 案例一　宝宝出生就长牙，是喜还是悲？

## 一、教学目标

### （一）知识目标

（1）掌握牙板的结构。

（2）熟悉牙的萌出过程

**（二）思政目标**

通过对牙正常萌出的讲解，引出宝宝出生就长牙到底是喜还是悲，让学生自行判断。

人的一生有两副牙齿，乳牙的发育在胚胎期就已经开始了，现实生活中的现象又说明什么？是迷信吗？通过讲解，让学生理解科学的发展观，宝宝出生就长牙是可以存在的，不是迷信，用科学知识武装自己，学做新时代的年轻人。

# 二、案例

一个新生命的降生，本是一件很开心的事情，但有很多家庭在感受到喜悦的同时，也受到了惊吓。自家的宝宝出生时就长了牙齿，这到底是怎么回事？

家住枣庄市中区的罗女士在枣庄市妇幼保健院生下一对健康的双胞胎，但是这对刚刚出生的双胞胎兄妹一出生就有门牙，着实吓坏了妈妈罗女士。

罗女士赶紧去找医生，医生告诉她，婴儿一出生就萌出的牙齿叫做"诞生牙"，出现这种情况家长不必过度担心，诞生牙的出现对孩子的健康并无影响。临床上对非常松动的诞生牙，直接采取拔掉的方法。对于松动不明显，无严重不良影响的诞生牙可保留。听到医生的话，罗女士的心终于放到肚子里了。

小萍的孩子出生时，嘴里也长出了牙齿，但她就没有罗女士幸运了。小萍发现宝宝长了两颗门牙，也去找了医生，医生表示，没什么事，这牙齿只是早了几个月。但是宝宝奶奶看到有两个牙齿，觉得很不吉利，说要带孩子去拔掉。原来当地有一个迷信说法：如果胎儿刚出生就有牙齿，会克自己的亲人，特别是自己的父母。

小萍自然是不同意，孩子这么小，身体这么柔弱，怎么抵挡得住拔牙，可是她的心里也在怀疑，毕竟没见过刚出生就长牙的宝宝。

奶奶一直坚持说要去拔牙，不然到时候亲戚朋友看到会丢人的，小萍也不知道要怎么办。结果只能跟着奶奶去隔壁村一个名气很大的赤脚牙医那里，快速麻利地把宝宝的牙齿拔掉，拔完之后孩子撕心裂肺地哭个不停。

后面妈妈发现孩子黄疸一直不退，反应差，带到医院检查，发现宝宝得了败血症。万幸的是，经过医生的精心治疗，宝宝已经出院。

宝宝一出生嘴里就长牙，到底是喜还是忧呢？

宝宝的乳牙出生后6个月到12个月开始萌出。早一点的话，可能4月龄，晚一点可能到10月龄或者12月龄开始萌出。

婴儿一出生就萌出的牙齿叫诞生牙。由于萌出太早，多数牙根尚未发育，常常是软软的，并且松动。如果因极度松动影响婴儿吸吮母乳或有可能脱落而被婴儿吸入气管造成危险时，则应该及时拔除。如果不松动，则应该保留，因为该牙为正常乳牙，拔除后就不会再长，以后可能造成乳牙缺失。

还有一种出生就有牙齿的情况，俗称为"马牙子"，表现为多个白色牙齿状的硬点，这种不是真正的牙齿，而是在胚胎发育时期剩余的上皮堆积所形成的类似牙齿样的东西，并不是真正的牙齿组织，随着年龄增大会逐渐消失，无需特殊处理。

人的一生总共有两副牙齿，在胚胎期我们的牙就开始发育。如果遇到宝宝一出生就长牙，不要慌张，更不要迷信民间说法，自己随意为孩子处理，要及时到专业口腔医院就诊，让专业口腔医生来决定宝宝牙齿的去留，崇尚科学，相信科学，不要为自己的愚昧买单。

## 三、专业知识

牙的萌出是牙冠形成后向殆平面移动，穿过骨隐窝和口腔黏膜，达到功能位置的一个复杂的过程。

萌出过程分期如下：

1. 萌出前期

主要变化是牙根形成时，牙胚在牙槽骨中的移动。

（1）乳牙发育生长时，随着上下颌骨向近远中增长，殆向移动，侧向移动；

（2）骨组织吸收、增生；

（3）恒磨牙胚的萌出：

①上颌磨牙胚：先远中，后殆面；

②下颌磨牙胚：先近中，后殆面；

（4）上皮隔的位置确定牙根的位置，随着牙根的生长，牙冠逐渐移向口腔黏膜方向，牙槽突高度增加。

2. 萌出期

开始于牙根的形成，持续到牙进入口腔达到咬合接触。

（1）缩余釉上皮的作用：

①保护牙冠在萌出移动中不受损伤；

②分泌溶解酶，溶解结缔组织；

（2）隐窝骨冠部开放。

3. 萌出后期（功能性萌出期）

牙尖→口腔→与对牙完全咬合，易发生咬合异常。

在牙根尚未完全形成时，牙周附着不牢固，牙槽骨疏松。

## 四、思政融入点

宝宝一般长牙是从四个月开始，为什么有的宝宝一出生就长牙？在给学生讲解完牙的萌出后，让学生自己思考，这到底有没有可能？出生就长牙的孩子真的是不祥之兆吗？

牙的萌出分为好几个阶段，如果提前发育，有可能长出来，但长出来的牙齿是不是可以正常使用呢？可能还会有其他因素吗？一系列的问题，首先需要同学们对牙的发育一直到牙的萌出都特别熟悉，带着疑问去查询相关资料，在掌握本节课所学内容的同时，进一步拓展思维，引发学生的科学探索欲望。

破除迷信，用自己的知识去普及更多的身边人，同时培养他们进一步探索科学的能力，掌握科学的奥秘，做鉴别真伪的有心人。

# 案例二　牙髓干细胞的发展

## 一、教学目标

### （一）知识目标

掌握牙乳头的发育及牙髓是如何形成的。牙乳头在牙的发育中起到很重要的作用，掌握牙乳头可以形成哪些组织，了解牙乳头发展的过程。

### （二）思政目标

通过对牙乳头的讲解，让学生知道牙齿的牙本质和牙髓都来自牙乳头，在临床上很多技术都能用到，比如根尖诱导成形术，由此引出牙髓干细胞的发展。从发现牙髓干细胞到牙组织再生，科学的发展需要同学们去逐步探索，科学精神需要同学们逐步培养。

## 二、案例

干细胞被定义为可产生一种或多种特殊细胞类型的具有克隆性、自我更新性的原始细胞，在组织发育、维持稳态和修复受损组织等过程中均发挥重要作用。干细胞分为三大类：多能诱导干细胞、胚胎干细胞和成体干细胞。其中，成体干细胞包括间充质干细胞、造血干细胞、表皮干细胞、脂肪干细胞、神经干细胞、角膜缘干细胞和肝干细胞等。

间充质干细胞是具有多项分化潜能的多能细胞，存在于成人骨髓基质中，为纺锤形的成纤维细胞样细胞，具有复制为未分化细胞的能力，并且能够进一步分化为多种间充质来源的组织，包括肌肉、肌腱、脂肪、软骨和骨髓基质等。

2000 年，美国国立卫生研究院首席研究员施松涛教授带领团队首次在人第三磨牙牙髓中分离和鉴定了具有自我更新和多向分化特性的成体干细胞，并命名为牙髓干细胞，标志着以干细胞研究为基础的口腔再生医学正式开创。

牙髓干细胞具有多谱系分化的潜能，在适当的诱导条件下，可以分化为成牙本质细胞、脂肪细胞、软骨细胞和神经样细胞。

有研究将牙髓干细胞复合的羟基磷灰石/磷酸三钙支架移植到免疫缺陷鼠的真皮下，可以形成牙髓样组织和成牙本质细胞样管状牙本质，表明牙本质发生分化是在牙髓干细胞表型中建立的主要或默认程序之一。将从人脱落乳牙干细胞中提取的牙髓干细胞利用可注射支架材料重组胶原注入牙髓腔，不仅可以保持生命活性，还能够重建血管化的牙髓组织，并具有分化为成牙本质细胞的能力，这些细胞可以表达新的牙本质涎磷蛋白和牙本质基质蛋白。结合脐静脉内皮细胞的牙髓干细胞与重组胶原支架复合，可以进一步增强牙髓样组织的血管化和血管生成。

金岩团队与施松涛教授团队合作，在干细胞聚合体有效促进牙髓组织再生的临床前研究基础上，注册开展了国际首个牙髓再生的随机对照临床试验，最终历经多年研究率先实现了干细胞介导的具神经血管化的人体全长牙髓功能性再生，于 2018 年发表于 *Science Translational Medicine* 杂志，为临床牙髓坏死疾病提供了新的治疗策略，是口腔再生医学领域发展的里程碑事件，评为当年度中国医药生物十大进展之一。

我国学者的研究已率先在国际上实现基于干细胞聚合体的牙髓功能性再生和工程化全牙再生，研发了人牙髓干细胞药物并开展了多个牙周炎或牙周骨缺损再生的临床试验，更将口颌系统干细胞拓宽应用于复杂系统性疾病的治疗。

日本学者 Nakashima 等也招募了 5 例不可逆性牙髓炎患者，进行了 DPSCs 原位移植治疗，取得了一定的牙髓再生效果。

从第三磨牙中提取的牙髓干细胞在完全间充质成脂培养基中培养可以获得脂肪细胞，这些细胞 Oil-Red-O 阳性染色，表达早期和晚期脂肪细胞特异性基因，反转录聚合酶链反应验证得到过氧化物酶体增殖物激活受体 A2 和转录因子 AP2 的表达，进一步证明了牙髓干细胞的成脂活性。牙髓干细胞的脂肪分化潜力为心脏代谢性疾病、糖尿病、肥胖相关疾病等不同研究领域的发展提供了新的契机。

Mata 等研究表明，在软骨形成培养基中培养牙髓干细胞和原代分离的兔软骨细胞，可以检测到胶原蛋白 II 和聚集蛋白聚糖的表达。将两种细胞分别与 3% 藻酸盐水凝胶复合后，植入软骨损伤的兔模型中，术后 3 个月可以观察到两组均存在软骨再生，牙髓干细胞组软骨再生强于原代软骨细胞组。骨和软骨分化谱系可以为骨 / 软骨相关疾病的治疗领域提供有效的替代治疗方法。

牙髓干细胞可在体外表达神经生长因子、脑源性神经营养因子和神经胶质细胞源性神经营养因子信使 RNA，进而促进多巴胺能神经元的活性和表型特征，并保护多巴胺能神经元免受体外神经毒素 6- 羟基多巴胺的侵害。在碱性成纤维细胞生长因子和表皮生长因子的诱导下，牙髓干细胞可以神经球样细胞的形式生长，分化的牙髓干细胞显示出神经元样的形态，表达胶质纤维酸性蛋白、神经丝和 β III - 微管蛋白。

碱性成纤维细胞生长因子是牙髓干细胞神经源性分化的重要生长因子，在存在碱性成纤维细胞生长因子的情况下，牙髓干细胞的神经球大小增加，神经源性标志物表达上调，然而，成纤维细胞生长因子受体抑制剂能够消除碱性成纤维细胞生长因子诱导的牙髓干细胞神经元分化。牙髓干细胞的神经分化有助于帮助研究许多神经退行性疾病，如阿尔茨海默病、帕金森病、脑卒中、脊柱脊髓损伤、周围神经损伤等，移植的牙髓干细胞能够通过神经营养机制保护并减少神经元损伤，干细胞移植可能成为恢复神经功能的有效治疗方法。

牙髓干细胞在再生医学领域有巨大的应用潜力，并已用于很多研究。所谓"再生"，是指组织或器官完整恢复其结构和功能稳定状态的精细调控过程。口腔再生医学的核心是通过利用外源植入干细胞或激发组织内源干细胞的自我更新与多向分化能力，在生物活性材料和因子的支持下，重建或恢复受损或病变的口腔颌颅面部组织和器官的形态与功能，达到治疗口颌系统疾病、恢复口颌系统健康、改善患者生存质量的目的。

口腔再生医学作为一门创立仅 20 年的新兴学科，其理论已经迅速通过实践验证并在临床转化方面取得了重要成果。随着 3D 打印技术的进步和创新，在支架引导下的牙髓干细胞向骨骼、软骨、脂肪组织或神经组织分化，进一步分化成特定组织或器官，为多种疾病创造出新的替代治疗方案，可能在未来的再生医学中产生无限的应用前景，牙髓干细胞的研究使组织工程和再生医学领域均向前迈进了一步。

## 三、专业知识

### （一）牙乳头

牙乳头细胞为未分化间充质细胞，有少量微细的胶原纤维分散在细胞外间隙。在钟状期，被成釉器凹陷部包围的外胚间充质细胞更多，并出现细胞的分化。在内釉上皮的诱导下，牙乳头外层细胞分化为高柱状的成牙本质细胞。这些细胞在切缘或牙尖部为柱状，在牙颈部细胞尚未分化成熟，为立方状。

牙乳头在牙发育中有重要作用。现已证明，牙乳头是决定牙形状的重要因素。例如，将切牙的成釉器与磨牙的牙乳头重新组合，结果形成磨牙；与此相反，切牙的牙乳头与磨牙成釉器重新组合，结果形成切牙。牙乳头还可以诱导非牙源性的口腔上皮形成成釉器。

### （二）牙髓的形成

牙乳头是产生牙髓的原始组织，当牙乳头周围有牙本质形成时才称作牙髓。

（1）来源：牙乳头；

（2）牙髓细胞：牙乳头未分化间充质细胞分化；

（3）时间：牙根全部形成后；

（4）对萌出的影响：牙根形成→牙乳头细胞增生→产生压力，有助于牙齿萌出。

## 四、思政融入点

牙髓干细胞是由牙乳头发育而来的，而牙乳头是牙发育早期的三大组成成分之一。我们的口腔事业起步比较晚，我们的研究是一步步发展过来的，从最基本的牙乳头可以形成什么，到后来的间充质干细胞。我们在不停地研究，不停地创新，从发现牙髓干细胞属于间充质干细胞，去研究干细胞的作用和功能，再到研究牙组织再生，我们在一步步往前走，在用科学的理念创造口腔事业的明天。

科学精神是科学的灵魂，是以求实和创新为核心诉求，引领和推动科学研究不断创新的正能量。科学精神也是中华民族精神的重要组成部分，其内涵既包括锲而不舍的执着与坚持，也包括继承与创新。

口腔科学一直在发展，年轻的一代应秉承实事求是，坚持创新，为口腔学的发展贡献自己的一份力量。

也要看到，我国科技创新能力还不够强，仍有不少"卡脖子"难题亟待解决，迫切需要更好发挥科技是第一生产力的关键作用。进入新发展阶段，我国经济社会发展和民生改善更加需要科学技术解决方案，占领全球新一轮科技竞争制高点，也更加需要完善科技创新体系，加快实施创新驱动发展战略，努力实现高水平科技自立自强。必须坚持创新在我国现代化建设全局中的核心地位，健全新型举国体制，强化国家战略科技力量，提升国家创新体系整体效能。集聚力量开展原创性引领性科技攻关，塑造新引擎，培育新动能，推动中国式现代化行稳致远。

（张丽慧）

## 参考文献

[1] 王开元. 枣庄：龙凤胎带牙出生惊了爹妈 [EB/OL] (2015-01-07).http://sd.dzwww.com/sdnews/201501/t20150107_11684802.htm.

[2] 刘恬. 女婴一出生就有两颗牙　原是产妇过量补钙导致胎生牙 [EB/OL] (2013-10-08).https://hn.rednet.cn/c/2013/10/08/4264059.htm.

[3] 夏亮，江文欣，邹多宏. 牙髓干细胞多项分化潜能的研究及应用进展 [J]. 医学综述，2022, 28 (11): 2086-2091.

[4] 隋秉东，刘觐瑜，金岩. 我国口腔再生医学的学科发展、应用现状与思考 [J]. 实用口腔医学杂志, 2023, 39 (04): 417-425.

# 第三章　牙体组织

## 一、教学目标

### （一）知识目标

（1）掌握釉质的组织结构及釉质结构的临床意义；牙本质的组织结构、反应性改变；牙髓的组织结构、增龄性变化及牙髓组织结构的临床意义；牙骨质的分类、组织结构及牙骨质结构的临床意义；

（2）熟悉釉质的理化特性；牙本质的理化特性、神经分布、感觉、渗透性；牙骨质的理化特性；

（3）了解牙本质液、牙本质的渗透性和敏感性；牙髓中血管、淋巴管及神经的分布。

### （二）能力目标

（1）能够描述牙釉质、牙本质、牙髓、牙骨质的组织结构；

（2）通过临床病例讨论，构建学生的牙体疾病诊疗思维，锻炼其临床决策能力。

### （三）素质目标

（1）通过临床上的病例，引导学生发现问题、解决问题，用科学的态度对待每一个临床问题，促使学生精益求精，培养其与时俱进、富有创新意识的科学素养；

（2）通过讲解釉质的临床意义，引出国家目前的儿童防龋政策，为适龄儿童免费涂氟、窝沟封闭，提升民族自豪感。

## 二、教学内容

（1）釉质；

（2）牙本质；

（3）牙髓；

（4）牙骨质。

# 案例一　嘴叼八仙桌的跳菜者

## 一、教学目标

### （一）知识目标

掌握釉质的理化特性。

### （二）思政目标

通过介绍民间特有的跳菜艺术，引出嘴叼八仙桌的跳菜者。这项民间艺术存在已久，我们的牙真的这么厉害吗？平时的一些咬瓶盖的习惯，是不是也可以？通过学习牙釉质的相关知识，让同学们辩证地去看待事情，学会思考。

## 二、案例

我国彝族的跳菜艺术是民间特有的一种上菜文化，2008年跳菜被列入第二批国家级非物质文化遗产名录。

大理南涧被誉为"中国民间跳菜艺术之乡"，逢办乡间宴席，引菜人和抬菜人随着欢快的节拍，跳着优美的彝族舞步，诙谐幽默而又惊险刺激地布局摆菜……这融舞蹈、音乐和饮食于一体的上菜礼仪，是南涧彝家人向尊贵的客人献上的一种独特的舞蹈——南涧跳菜。从2008年随滇菜进京，到2015年入英国皇宫表演，再到2016年春晚的惊艳亮相，南涧跳菜再次成为云南人的骄傲。

跳菜，顾名思义就是"跳着舞上菜"，俗称"抬菜舞"；也有雅称，叫做"奉盘舞"。据南涧的跳菜老人们说，跳菜起源于原始母系社会，盛行于唐朝民间，是古时候彝族人敬奉帝王在宫中表演的一种舞蹈艺术，后来才慢慢流传于民间。

跳菜者头上顶着托盘，手上还撑着托盘，还有人嘴里竟咬着一张八仙桌，桌上摆了好几个装满菜的大碗。在忽高忽低、忽急忽缓的音乐声中，跳菜大师们一前一后、一摇一晃，根据音乐节拍，迈着轻柔而敏捷的步子，还能不断地跳着舞蹈。这一幕真是惊险刺激，现场的人们发出雷鸣般的掌声和呼喊声。

嘴叼八仙桌跳菜并不是一件容易的事情。嘴叼八仙桌，这到底是如何做到的呢？据表演者说，这需要跳菜者的牙要好，而且需要长期的训练。在一开始的练习中，先在八仙桌上放一碗水，不能让水洒出来，不断训练，再慢慢增加重量，控制方向。这跳菜的训练过程，像极了武侠电影里那些功夫小子一步步苦练，最终走向一代宗师的过程。

那我们的牙齿有这么大的承受力吗？我们牙齿最外面的牙釉质，是人体中最硬的组织，其硬度约为洛氏硬度值296。这怎么比较呢？如果按照莫氏硬度来算，钻石：10，刚玉：9，水晶：7，牙釉质：6~7，不锈钢：5.5，人骨：3，黄金：2.5~3，指甲：2.5；皮肤：1.5。而莫氏硬度指的是一种矿物质可以刮伤另外一种矿物质的能力，是由德国矿物学家莫氏制定的专门鉴定矿物硬度的标准，以数字1~10由低到高作为等级标准。

从这个比较数字可以看到，我们牙齿的硬度比不锈钢、骨要强很多，在慢慢加力的情况下，咬重东西是可以做到的。但按照牙釉质的组成来说，96%~97%是羟基磷灰石，木强则折，牙釉质可以承受较大力量，但很容易折裂，所以临床上如果牙齿某个点咬硬物，很容易发生牙隐裂。

那我们的牙齿是不是可以一直这么去咬重物呢？答案是否定的。我们的牙釉质在切牙切缘处有2 mm厚，在磨牙牙尖处有2.5 mm厚，如果牙釉质厚度一旦被磨损掉，就到了牙本质，牙本质的洛氏硬度值只有68，接近牙釉质的1/5。如果用牙本质去咬硬物，牙齿可能很快就被磨耗，出现牙髓炎等问题！

我们的牙齿具有很强的硬度，可以用来嗑瓜子、啃骨头甚至咬桌子，为什么会这样？我们要学会在生活中发现问题，用科学的方法寻找其中的答案。

## 三、专业知识

牙釉质的理化特性如下所述：

1. 无机物：96%（重量比）

主要成分为羟基磷灰石，晶体分子式为$Ca_{10}(PO_4)6(OH)_2$，其余为碳酸钙、磷酸镁、氟化钙，少量元素铁、锌、镁、铅、氟等会与羟磷灰晶体混合，成为釉质一个组成部分。

2. 有机物：＜1%

为蛋白质和脂类。蛋白质主要有釉原蛋白、非釉原蛋白和蛋白酶。

（1）釉原蛋白：

①富含脯氨酸、亮氨酸、组氨酸和谷氨酸的极性分子；

②调控釉质晶体成核及生长；

③在釉质发育基质分泌期中的量可达到90%，且主要分布于晶体的间隙中，而在成熟的釉质中则基本消失。

（2）非釉原蛋白：

①性质和作用不清，包括釉蛋白、成釉蛋白和釉丛蛋白等；

②与羟基磷灰石有很强的亲和性；

③存在于釉质分泌早期至釉质成熟后期的柱鞘、釉丛等部位；

④促进晶体成核和影响晶体生长形态的作用。

（3）蛋白酶：

①金属蛋白酶主要参与釉原蛋白和非釉原蛋白分泌后的修饰与剪接；

②丝氨酸蛋白酶主要在釉质成熟期分解晶体之间的釉原蛋白等基质蛋白，为釉质晶体的进一步生长提供空间。

## 四、思政融入点

嘴叼八仙桌跳菜，在外人看来就是一项杂技，充满了惊险刺激。平时生活中还有很多用嘴，也就是用牙来完成的动作，比如用牙咬啤酒瓶盖，用牙咬核桃等等。这些动作，在许多人看来都是习以为常的事情。但我们的牙真的能承受这些力量吗？这就需要我们运用所学知识，用辩证的方法去正确看待。

牙齿最外面的牙釉质是人体中最硬的组织，按照莫氏硬度值来算为 6~7，比不锈钢还要硬，这个硬度是完全可以咬硬物的。但按照牙釉质的组成来说，96%~97% 是羟基磷灰石，这样咬硬物很容易发生牙隐裂。而且牙釉质的厚度是有限的，不能无限制地去用它咬硬物，否则会很快被磨掉。我们要学会用辩证的态度去看待一切事物，才能更游刃有余地利用好它。

# 案例二 小窝沟，大健康

## 一、教学目标

### （一）知识目标

掌握釉质的组织结构及釉质的临床意义。

### （二）思政目标

通过窝沟封闭来引发同学们思考：窝沟封闭的必要性及其意义，免费的窝沟封闭是不是降低了儿童的患龋率，进而激发学生对科研的兴趣，去有意识地关注一些身边小事，同时提高学生的爱国意识，增强民族自豪感，学做口腔健康卫生的宣传者及守护者。

## 二、案例

一到每年的 6 月左右，很多小学生家长都会收到老师的通知：带着孩子到指定的口腔医疗机构去做免费的窝沟封闭。这会不会是骗人的？会不会就是为了赚钱？刚开始很多家长会持怀疑的态度，随着各个地区陆续开展免费窝沟封闭活动且时间越来越长，大家已深信不疑，家长会主动带孩子去口腔医院做窝沟封闭。

免费窝沟封闭是国家的惠民项目，对符合适应证的儿童免费进行窝沟封闭，有助于降低儿童龋齿发病率，是国家的重大公共卫生项目。

窝沟封闭又称点隙窝沟封闭，是指不去除牙体组织，在𬌗面、颊面或舌面的点隙窝沟涂布一层树脂或玻璃离子材料，保护牙釉质不受细菌及代谢产物侵蚀，达到预防龋病发生的一种有效防龋方法。

近年来，我国儿童患龋齿率呈上升态势。第四次全国口腔健康流行病学调查显示，3~5 岁年龄组儿童乳牙列龋病的患病状况呈上升趋势，5 岁儿童患龋率为 71.9%，龋均 4.24 颗，未治疗率达到 96.0%；比 10 年前上升了 5.8%。12 岁儿童恒牙患龋率为 38.5%，比 10 年前上升了 9.6 个百分点。青少年儿童龋患者中 90% 是𬌗面与颊舌面的窝沟龋患。

虽然发病率高，但好在龋病完全可以防得住，这便是窝沟封闭。这项技术是在不损伤牙体组织的前提下，将高分子树脂材料涂于窝沟处，阻止致龋菌及酸性代谢物对牙体的侵蚀，从而达到预防龋齿的目的。封闭的是哪颗牙齿呢？其实是"六龄齿"恒磨牙。"6 岁左右孩子萌出最早的恒磨牙，上下左右各一颗，咀嚼功能最强大，但因为咀嚼面上会有凹凸不平的窝沟，是细菌和食物残渣积聚的地方，容易发生龋病。另外，由于'六龄齿'萌出时间早，很多家长会忽略掉它们的存在，以为会在孩子换牙的过程中换掉，但其实'六龄齿'是不换的。因此，只要'六龄齿'出了问题，那么影响将是终身的。"因此，6~8 岁是做窝沟封闭的最佳年龄，这也是为什么会选择一二年级的学生。不过窝沟封闭并非一劳永逸，需每年定期检查一次材料是否有磨损和丢失。

龋齿降低率是评价窝沟封闭防龋效果的金标准。Wendt 对第一恒磨牙窝沟封闭进行了为期 20 年的临床观测，认为窝沟封闭的防龋作用对第一恒磨牙意义深远。李彩等对我国 1980 年至 2005 年间窝沟封闭防龋临床研究文献进行了 Meta 分析，文献中包括了 7304 名试验对象，平均样本量为 406 名。分析表明，行窝沟封闭防龋的牙齿发生龋坏的危险性（RR）较低，仅为未采用窝沟封闭防龋的牙齿的 0.19，95% 可信区间为 0.16~0.22，结论是窝沟封闭预防窝沟龋的性能非常可信，有效降低窝沟龋齿的发生率。

窝沟封闭实施以来，已经帮助了数以万计的孩子，是一项利国利民的大好事。窝沟封闭可以降低龋病的发病率，但龋病的预防才是我们的重点。龋病的分级预防包括一级预防、二级预防和三级预防。一级预防是针对病因的预防，从控制龋病的危险因素入手，预防龋病的发生；二级预防强调的是在龋病的早期进行有效的控制，防止龋病的危害扩大；三级预防是进行龋病的功能修复。从预防的角度讲，其中一级预防，即针对病因的预防，从控制龋病的危险因素入手，是龋病预防的重点。其次是二级预防，做到龋病的早期控制。一级控制包括菌斑控制、控制糖的摄入和使用糖代用品、增强牙齿抗龋能力。三级预防是比较被动的。

客观事实已经让我们认识到口腔疾病不可能被完全消灭，只要口腔疾病没有从人类健康中被消除，对口腔疾病的预防就不应该停止。21 世纪是预防医学的世纪，我们要做口腔健康宣传的使者，为提高我国全民口腔健康贡献自己的力量。

## 三、专业知识

1. 牙釉质的组织学结构

（1）釉柱：釉质的基本结构，是贯穿釉质全层的细长的柱状结构。

（2）光镜下：

①纵剖面观：长柱状结构，直径 4~6 μm，可见许多间隔横纹；

②横剖面观：鱼鳞状结构；

③走行方向：窝沟处呈放射状，牙颈部呈水平状；

④表面与深部的径：表面较深部宽大。

2. 釉牙本质界与釉质最初形成时相关的结构

（1）釉牙本质界：釉质与牙本质的交界面，由许多弧形小凹连接而成，小凹突向牙本质，晶体大小方向排列不一。

（2）釉梭：起始于釉牙本质界伸向釉质的纺锤形结构。（发生早期）实质为成牙本质细胞的胞浆突的末端穿过基底膜进入成釉细胞，以后牙釉质将其包埋。（牙尖、切缘）磨片上有机物分解代之以空气，为黑色。

（3）釉丛：起自釉牙本质界，草丛状的黑色条纹，高度约为釉质厚度的三分之一。含有机物、多釉质的薄弱区，形成于托姆斯突形成和釉质沉积阶段，有可能与釉质和牙本质之间的黏着有关。

（4）釉板：垂直于牙表面的薄层板状结构，磨片上呈板状裂隙，可以终止于釉质内、釉牙本质界。形成原因：局部釉质成熟缺陷，并不是真正的裂隙，钙化不全，含有机物多。

3. 与釉质周期生长有关的结构

（1）横纹：釉柱上与釉柱长轴垂直的线，代表釉质每天形成的速度。横纹处矿化程度低，故牙轻度脱矿时横纹较明显。

（2）釉质生长线：

①光镜下：深褐色、有规律排列的线纹；在横磨片上呈同心圆状排列，在纵磨片包绕牙尖呈环形排列，近牙颈部呈斜形排列；

②电镜下：有机物多，晶体排列不规则；

③形成机理：釉质周期性的生长速率改变所形成的间歇线，代表 5~10 天釉质沉积的速度。

（3）新生线：在乳牙和第一恒磨牙的磨片上，常可见一条加重了的生长线，这是由于乳牙和第一恒磨牙的釉质一部分形成于胎儿期，一部分形成于婴儿出生后，由于环境改变，该部位的釉质发育一度受到干扰，故称为新生线。电镜下可见该部位晶体的密度减低。

4. 与釉柱排列方向相关的结构

（1）无釉柱釉质：在近釉牙本质界和大多数的恒牙和乳牙的表面 20~100 μm 看不到釉柱的结构，电镜下可见扁六棱柱晶体互相平行。

（2）施雷格线：是由于釉柱规则性排列方向改变而产生的折光现象，用落射光观察牙纵磨片时，在釉质的内五分之四处可见宽度不等的明暗相间带。

（3）绞釉：釉柱的形成并不完全是直线，内三分之二弯曲，在牙齿切缘及牙尖更为明显，该结构即绞釉，这种结构可增加釉质对咀嚼的抵抗力而不易劈裂。

## 四、思政融入点

6~8 岁的适龄儿童要做免费的窝沟封闭，这个事已是众所皆知。为什么要做窝沟封闭，这就需要同学们掌握牙齿本身的结构，从中找到答案。窝沟封闭的效果可靠吗？这需要同学们自己去查询相关文献，或者自己去做调查研究，在平常的生活中刨根问底，寻找到属于自己的答案。

我们国家的发展越来越快，综合国力也越来越强，从脱贫攻坚到看病没有那么难，从新冠疫情，我们可以免费测核酸，甚至免费治疗，这些都是我们切身体会到的、国家给我们的实实在在的好处。窝沟封闭只是其中一项利国利民的大好事，同学们应该为我们的国家感到由衷的自豪，为我们是中国人感到骄傲。

口腔疾病越来越多，大众的预防意识还不是很好，只要口腔疾病还存在，我们对口腔疾病的预防就不应该停止。积极进行口腔宣传，我们每一个学生都责无旁贷。

# 案例三　可乐牙，不可乐

## 一、教学目标

### （一）知识目标

掌握釉质的理化特性。

### （二）思政目标

通过了解可乐牙，让同学们分析我们的釉质是由什么组成的，是不是可以肆无忌惮地去破坏它，正常的牙釉质结构怎么使用才可以更长久。我们的牙齿预防保健是一项长久的事业，科学对待，多做宣传，让更多的人去更好地了解口腔知识。

## 二、案例

23 岁的王先生，这两天有点不淡定了，他发现自己的牙面上出现了很多坑坑洼洼的小洞，担心自己牙齿的王先生赶紧去找了医生。医生仔细检查了王先生的牙齿，发现王先生几乎每一颗牙齿上都有大小不等的缺损，牙面上布满了斑点和斑块，有些发黑或发黄，还有些牙齿龋损严重变成残根残冠，镊子一夹就碎；多颗牙有冷热刺激痛和咬合痛，甚至好几处牙龈长包。医生仔细询问了解到，原来从两年前开始，王先生每天喝两到三瓶可乐，生活中可乐代替水，最终导致牙齿患上了酸蚀症，即俗称的"可乐牙"。

喝可乐会导致牙齿变成可乐牙吗？是不是医生在危言耸听？王先生不太确定，又连续咨询了好几个医生，才真正意识到问题所在。

原来我们平时喝的碳酸饮料的 pH 值较低，也就是比较酸，人们在喝碳酸饮料的时候，口腔内的 pH 值也会变低，而牙齿表面的硬组织在较强的酸性条件下会溶化。如果偶尔喝几瓶碳酸饮料，那么问题并不大，因为唾液可以使口腔内的 pH 值保持相对稳定，让下降的 pH 值在短时间内恢复正常，当 pH 值恢复正常后，牙齿表面因溶化而产生的钙、磷等会发生再矿化，使牙齿表面重新硬化。然而，如果一个人将碳酸饮料当水喝，那么其口腔内的 pH 值就会持续保持在一个较低的水平，导致溶化的牙齿表面无法再矿化，进而使牙齿受到实质性的损伤，引发酸蚀症。

研究数据显示：一个 12 岁的孩子，如果经常喝碳酸饮料，牙齿被腐蚀损伤的风险就会提升 59%；而每天喝 4 杯以上这类饮料，他们牙齿的受损概率就会增加两倍半。一个 14 岁的孩子，喜欢喝碳酸饮料，那么牙齿的损伤风险就上升两倍多；假如每天喝碳酸饮料超过 4 杯，那么他们牙齿损坏的概率就要增加到 5 倍以上。这份数据是对上千名青少年调查后得出的。数据还显示，在 12 岁的孩子中，有 76% 的人平时喝碳酸饮料；而在 14 岁的孩子当中，喜欢喝碳酸饮料的人达到 92%；所有被调查的对象中，每天喝碳酸饮料超过 3 杯的人达到 40%。

"酸蚀症在嗜好喝碳酸饮料而不注意保护牙齿的人群中普遍存在"，浙江省杭州市绿城口腔医院邵现红指出，"酸蚀症以前只发生于长时间接触盐酸、硝酸等物质的特殊行业的工作人员中，而现在则主要与大量喝碳酸饮料且不注意保护牙齿密切相关"。

那么，如何才能避免患上酸蚀症呢？湖北省武汉市汉口医院口腔科副主任张复兰在接受长江网采访时建议大家，尽量多饮用白开水，少喝碳酸饮料；在喝碳酸饮料时最好用吸管；喝完碳酸饮料后要用清水漱口，半小时后再刷牙，刷牙时最好使用含氟牙膏，以提高牙齿抵御酸蚀的能力。

"值得注意的是，喝完碳酸饮料后不要立即刷牙"，江苏省南京市中西医结合医院口腔科主任周俊波提醒，"喝完碳酸饮料后立即刷牙会使牙釉质受到更大的损害。如果已经患上酸蚀症，应尽快咨询专业口腔医生，并根据医生建议接受修复治疗"。

可乐牙，并不可乐。注重生活小常识，宣传口腔小知识，让可乐成为调节生活中的小佐料，而不是成为我们的噩梦。

## 三、专业知识

牙釉质的理化特性如下所述：

（1）釉质是人体最硬的组织，淡黄色、半透明，由 96%~97%（按重量）的无机物、少量的有机物（蛋白质、脂类）和水组成。主要成分为羟磷灰石晶体，其余为碳酸钙、磷酸镁、氟化钙，少量矿物质元素、铁、锌、镁、铅、氟等会与羟磷灰晶体混合，成为釉质一个组成部分。

（2）无机物含量高，人体内最硬，易折裂。

（3）磨牙的牙尖、切牙的切缘厚，颈部薄。

（4）颜色与牙釉质矿化程度有关。

（5）有代谢，但代谢缓慢。

## 四、思政融入点

夏天来了，喝杯冰镇可乐，是再爽不过的事情。相信很多人都会有这个想法。像王先生因为长期喝可乐，而不得不去医院治疗的，恐怕也不是少数。喝可乐为什么会导致牙齿溶解？这就要从我们的牙齿理化特性上找原因了。

牙齿的主要成分是羟磷灰石晶体，其中还含有很多碳酸氢根离子，可乐属于碳酸饮料，两者在一起会发生化学反应，也就是发生牙体硬组织的溶解。面对生活中常见的问题，我们要学会运用所学知识正确解答疑惑，而且及时向身边人普及相关知识，争做口腔防御小卫士。

生活中还有哪些容易被我们忽视，却可能会发生危害的事情？带着好奇去寻找问题，学会抽丝剥茧，发现生活中的小惊喜。

（张丽慧）

## 参考文献

[1]  吴琼.惊艳世界！云南百人齐跳菜技艺惊人 嘴叼八仙桌是如何做到的？[EB/OL] (2017-12-04). https://m.dbw.cn/gdnews/system/2017/12/04/057858281.shtml.

[2]  王鑫鑫.重大调整！免费窝沟封闭今后需家长带孩子自行就医！6月15日起可线上预约,79家定点医疗机构提供服务 [EB/OL] (2022-06-01). https://www.toutiao.com/article/7104219348671300103/?channel&source=search_tab&wid=1699864591192.

[3]  董子一.把碳酸饮料当水喝？小心患上"可乐牙"[EB/OL] (2020-05-06). http://shipin.people.com.cn/n1/2020/0506/c85914-31698236.html.

[4]  易茗.喝可乐,牙不乐 [J].初中生世界,2012,(25): 25.

[5]  李友余.儿童乳牙龋病的研究进展 [J].科技视界,2022,(25): 15-17.

# 第四章　牙周组织

## 一、教学目标

### （一）知识目标

（1）掌握牙龈组织结构，牙周膜的组织结构、功能、增龄性变化，牙槽骨的组织结构、生物学特性；

（2）熟悉牙龈的表面解剖；

（3）了解牙周膜结构对功能的适应性，牙周组织的血管神经分布。

### （二）能力目标

能够理解结构与功能密切相关，在一定条件下牙周膜、牙槽骨可发生功能适应性改建。

### （三）素质目标

（1）结合固有牙槽骨的组织结构特点，理解影像上骨硬板表现为白色阻射线，进而了解骨硬板消失的临床意义；

（2）培养学生多学科交叉思维习惯。

## 二、教学内容

（1）牙龈；

（2）牙周膜；

（3）牙槽骨。

# 案例一　牙周膜干细胞与干细胞研究

## 一、教学目标

### （一）知识目标

掌握牙周膜的组织结构特点。

**（二）思政目标**

了解牙周膜干细胞的生物学特性和研究进展。理解牙周膜干细胞在牙周组织再生和修复中的作用。培养学生的科学精神和社会责任意识，激发其对口腔医学的兴趣和热情。

## 二、案例

**（一）案例背景**

牙周膜干细胞是一种具有强大增殖和分化能力的干细胞，在牙周组织再生和修复中具有广泛应用前景。为了更好地推进口腔生物学的思政教学工作，培养学生的科学精神和社会责任意识，本案例将探讨牙周膜干细胞的研究新进展及其在口腔生物学中的应用。

**（二）案例内容**

干细胞是一种既具有自我更新能力，又具有多分化潜能的细胞。20世纪60年代，蒂尔和麦卡洛克首先提出了多功能干细胞的概念，1981年，科学家成功分离和培养出了小鼠的胚胎干细胞。1988年，美国科学家汤普森第一次分离出了人类胚胎干细胞。1998年，美国两个研究小组证实了人类胚胎干细胞在体外培养成功。2007年，日本人山中伸弥发现，成熟的体细胞可以通过重新编程，被诱导成为多功能干细胞。干细胞研究已经成为生物医学领域的热点和前沿方向之一，是再生医学时代重要的基础。

再生医学是研究组织受到创伤或缺损后如何促其再生和恢复功能的学科。目的是利用生物学手段，促进机体的修复与再生，或构建组织与器官以维持、修复、再生或改善损伤器官与组织的功能。再生医学的发展为人类带来巨大希望，一些难以解决的疑难疾病如心血管疾病、自身免疫性疾病、糖尿病、恶性肿瘤、阿尔茨海默病等，以及先天性遗传缺陷和组织损伤都有了治疗上的新希望。近年来有关再生医学的内涵也在不断扩大，包括组织工程、细胞和细胞因子治疗、基因治疗、微生态治疗等。组织工程可视为再生医学的分支学科，其要素为细胞、支架和细胞因子。随着工程概念的扩展，凡是能引导组织再生的各种方法和技术均可列入组织工程范畴，所以组织工程与再生医学并没有严格区分。目前有许多学者进行牙再生的研究，并已经获得了一些进展。人造牙根的研究在动物实验中已经获得成功，该项研究仍是热点。基因治疗也是再生医学的基础，通过基因工程技术，将治疗基因整合到干细胞，再将干细胞移植于患者体内，由于细胞能自我复制更新，这样就能在体内持久地发挥作用。干细胞及其衍生技术的临床应用，可以再造人体正常甚至年轻的组织器官，替代病变或衰老的器官，从而恢复正常功能。

间充质干细胞凭借其多向分化能力和免疫调节作用而受到广泛关注，也成为了众多难治性疾病的治疗新策略。诸多间充质干细胞临床试验已经证明了安全性和有效性，全球正在进行的间充质干细胞临床试验超过一千项，全球获批上市的干细胞药物中超过一半以上是间充质干细胞治疗产品。目前已有不少学者开展牙髓再生的探索，中国人民解放军空军军医大学利用乳牙干细胞自组装的细胞聚合体技术，用脱落乳牙干细胞成功实现了全牙髓组织的功能性再生。牙周膜干细胞在牙周组织再生和牙髓修复中也具有广泛应用前景。近年来，关于牙周膜干细胞的研究取得了许多进展。

一方面，牙周膜干细胞具有强大的增殖和迁移能力，能够促进牙周组织的再生。研究证实，牙周膜干细胞在适宜的条件下，可以分化为成牙本质细胞、成牙骨质细胞以及牙周膜成纤维细胞等牙周组织细胞，进而促进牙周组织的再生。另一方面，牙周膜干细胞具有免疫调节作用，可以抑制炎症反应和促进组织修复。研究显示，牙周膜干细胞能够调节炎症因子表达，抑制炎症反应和促进组织修复。牙周膜干细胞还可以通过调节信号通路，促进组织再生和修复。此外，关于牙周膜干细胞的治疗策略也取得了进展。例如，通过基因工程方法可以增强牙周膜干细胞的增殖和分化能力，提高牙周组织再生的效果。同时，通过与其他细胞或生物材料联合应用，可以进一步优化牙周膜干细胞的治疗效果。

总之，牙周膜干细胞的研究新进展为牙周组织再生提供了新的思路和方法。未来，需要进一步深入研究牙周膜干细胞的生物学特性和作用机制，以便更好地应用于临床治疗。

## 三、专业知识

牙周膜同其他结缔组织一样，由纤维、基质和细胞组成。细胞包括成纤维细胞、牙周膜干细胞、成牙骨质细胞、Malassez 上皮剩余、成骨及破骨细胞等；细胞间质由胶原纤维束和黏多糖、糖蛋白、糖脂等构成的基质充填。牙周膜干细胞是存在于牙周膜中的一种未分化的间充质干细胞，具有自我更新及多向分化潜能，不仅能够维持牙周组织的稳态，而且参与牙周组织的再生。

## 四、思政融入点

（1）牙周膜干细胞的生物学特性与增殖分化能力：通过图文并茂的方式，介绍牙周膜干细胞的来源、特点及增殖分化能力，让学生了解这种干细胞的独特性和潜力。

（2）牙周膜干细胞与牙周组织再生：阐述牙周膜干细胞在牙周组织再生中的重要作用和应用，包括促进牙周组织再生、调节免疫反应等方面的研究进展。

通过案例分析、小组讨论等方式，让学生了解牙周膜干细胞的研究和应用对于口腔医学、全民健康和社会发展的意义，培养学生的社会责任意识。

通过本案例的学习，学生能够全面了解牙周膜干细胞的生物学特性和研究进展，理解其在牙周组织再生和修复中的作用。同时，通过培养科学精神和增强社会责任意识，激发学生对口腔医学的兴趣和热情。

# 案例二　扎扎实实打好基础对人生的重要性

## 一、教学目标

### （一）知识目标
掌握牙周组织的功能。

### （二）思政目标
通过事故报道分析，加深理解扎扎实实打好基础对工作和人生成长的重要性。

## 二、案例

2021 年 6 月 19 日 12 时 37 分，郴州市汝城县卢阳镇发生一起居民自建房坍塌事故，造成 5 人死亡，7 人受伤。据事故调查报告显示：这次事故的直接原因是坍塌房屋地基土承载力不满足规范要求，且房屋整板基础上部受拉区未配置钢筋；因毗邻房屋拆除和开挖地基，改变了原基土的侧向约束，促使地基变形，地基承载力单侧降低，导致整板基础断裂；加之该房屋为单跨砖混结构，高宽比较大且上部结构开间方向刚度差，当整板基础断裂后失稳倾覆，导致瞬间坍塌。

地基不好可能会导致建筑物、桥梁、道路等基础设施出现安全问题，从而引发重大事故。建筑物地基承载力不足或地基不均匀沉降导致建筑物坍塌，造成严重的人员伤亡和财产损失事件不少。例如，中国河南省汤阴县一座大型商场在 1995 年因地基承载力不足导致坍塌，造成 28 人死亡、10 人受伤的惨剧；美国佛罗里达州一座高速公路桥梁在 1987 年因地基不均匀沉降导致垮塌，造成 27 人死亡、14 人受伤的惨剧；中国河南省三门峡市一处高速公路在 2000 年因地基承载力不足导致沉陷，造成多辆汽车损坏和人员伤亡的惨剧。

万丈高楼，是靠一砖一瓦从平地一点一点积累起来的。做人和建筑楼房一样，只有把基础打好，方能屹立不倒。建筑楼房靠的是地基、钢筋混凝土；做人，则靠的是吃苦，靠的是养"德"，基础打好了，人生必定自信、从容。房怕根基不稳，人怕得势忘本，厚德方能载物。古人有云：修身，齐家，治国，平天下。修身永远排在第一位，做事先做人，做人一定要把基础打好，基础打好了，纵然历经风雨，自然屹立不倒。

厚德博学，精益求精，这是西安医学院的校训，是我们做人的标杆。君子处世，应像天一样，自我力求进步，刚毅坚卓，发奋图强，永不停息；大地的气势厚实和顺，君子应增厚美德，容载万物！"德不配位，必有灾殃"。一个人的德性配不上自己的地位，这个人必然会有灾难。做人，最先想到的应该不是拥有什么，而是问问自己能够承受什么，担当什么。人有三个基本错误是不能犯的：一是德薄而位尊，二是智小而谋大，三是力小而任重。一个人的德行浅薄，却占着高高的位置；智力有限，却自作聪明地谋划大事；能力有限，却自不量力地承担重任。孔子说，这三种情况，很少有不遇到灾祸的。

"滥竽充数"讲述了战国时期的一个故事：齐宣王让人吹竽，一定要三百人一起吹奏。南郭先生不会吹奏却请求给齐宣王吹竽，齐宣王对此感到很高兴，用粮食来供养他。齐宣王死后，齐潲王继承王位，他也爱听吹竽，但喜欢听独奏，于是便让乐师挨个演奏给他听。南郭先生听说后便逃走了，因为纸是包不住火的。滥竽充数这个成语用来比喻没有真才实学的人混在行家里面充数，或是用不好的东西混在好东西里充数。南郭先生也成了滥竽充数者的代名词。这则寓言告诉人们：做人要实事求是，脚踏实地，自己必须有真的才学，弄虚作假是经不住时间考验的，终究会败露。种树者必培其根，种德者必养其心！

实事求是方为真，脚踏实地才是道。《道德经·第七十一章》中讲到：知不知，上。不知知，病。夫唯病病，是以不病。圣人不病，以其病病，是以不病。

老子的意思是：知道自己无知，是一种很高尚的修养，而不知以为知，就是毛病了。老子对自以为是、自作聪明的人提出了严厉的批评。圣人之所以没有病，是因为圣人能够知道自己的缺点和不足，并努力加以改正，长此以往就没有什么毛病了。做人一定要谦虚，时刻抱有一种空杯心态，因为只有空的杯子才能装进水去。《三国演义》里，诸葛亮正在为孟达事泄被杀而懊恼不已，这时有探马来报，司马懿派张部引兵出关，来扰我师。诸葛亮闻报大惊，环视左右问："谁敢去守街亭？"参军马谡见诸葛亮吃惊的样子，感觉很是好笑，心想那司马懿有什么可怕的，便说："末将愿往。"诸葛亮看着马谡，不放心地说："街亭把着要冲，地方虽小，干系却很大，如果街亭有失，我大军便完了，你虽深通兵略，无奈此地一无城池，二无险阻，把守极难呀！""丞相勿虑，再难也得有人把守，末将自幼熟读兵书，精通兵法，又跟在您身边南征北战，耳濡目染，难道还守不住小小的街亭吗？""司马懿非等闲之辈，先锋张郃乃有万夫不当之勇，你能对付了他们吗？"马谡听了不高兴，嘴一撇说道："哼，休说他司马懿张郃了，便是曹睿亲来又有什么可怕的？若有差错，杀我全家好了。"这次请命的过程中，马谡有点过高估计自己的能力，可以说根本没有掂量自己几斤几两，所以才有了街亭之败，诸葛亮挥泪斩马谡！马谡力小，而取重任，害了大军，也害了自己。

荀子说："不积跬步，无以至千里。不积小流，无以成江海。"无论做什么事情，都得从基础做起，若能不断地努力，哪怕每天进步一点，微不足道的一点点，只要有恒心，坚持做下去，总会有所收获。想做大事，想有大的担当，就必须把基础打好，把自己的本领修炼到家，所谓"台上一分钟，台下十年功"正是此道理。李时珍是明朝时期的著名医学家，他花费了27年时间编写了《本草纲目》一书，该书被认为是中国医学史上的重要著作之一。李时珍之所以能够取得如此高的成就，是因为他从小就接受了扎实的医学教育，并对植物学和药物学进行了深入的研究。他还进行了大量的临床实践，从而不断提高自己的医学水平。所以，基础很重要，人千万不能自己欺骗自己，一定要对自己有一个正确的认识，否则，难看的、受伤的只能是自己。不要急功近利，更不要拔苗助长，打好做人的基础，则万事可期，万事可成！

## 三、专业知识

牙周膜的组织结构使牙能够附着于牙槽骨，并抵抗咀嚼力。牙周膜主要具有以下四大功能。

（1）支持功能：牙周膜的主要纤维一端埋入牙骨质，一端埋入牙槽骨，将牙固定在牙槽窝中。同时它还有保护作用，可缓冲外力的冲击，保护其中的血管神经及牙根免受外力的损害。牙周膜一旦受到损害，无论牙体如何完整，牙最终会因失去附着而松动，以致脱落。

（2）感觉功能：牙周膜中有丰富的神经和末梢感受器，对疼痛和压力、轻叩和震动都有很敏锐的感觉。神经系统的传导和反射，支配着颌骨、肌肉和关节的运动，因此牙周膜有调节和缓冲咀嚼力的功能。

（3）营养功能：牙周膜中丰富的血供，不仅滋养牙周膜本身，也滋养牙骨质和牙槽骨。

（4）形成功能：牙周膜不断地进行更新，牙周膜干细胞的自我更新和多向分化潜能有益于维持牙周组织内环境的稳定，使其处于良好的功能状态。成骨细胞和成牙骨质细胞不断地形成新的牙骨质和牙槽骨，新生成的牙周膜纤维被埋在其中，以保证牙和牙周膜的正常附着联系。

## 四、思政融入点

牙周组织作为牙支持组织的重要性表现为以下几个方面：

（1）牙周组织是牙齿坚固的支架：它紧密地固定在颌骨内，使牙齿能够用力咀嚼食物。

（2）牙周组织提供营养和支撑：牙周组织中的血管和细胞可以向牙齿提供营养，同时也可以维持牙齿的稳定。

（3）牙周组织对口腔健康的影响：牙周组织的健康状况对整个口腔健康都有影响。如果牙周组织受到侵害，可能会引发牙周病，如牙周炎等，这些疾病会进一步影响口腔健康。

通过图文并茂的讲解、案例分析等方式，让学生了解牙周组织的结构、功能及在口腔健康中的作用，引导学生明白只有通过扎实的基础学习和临床实践经验的积累，才能在医学领域取得卓越的成就。

（翟莎菲）

# 案例三　口腔种植学的奠基人——Branemark

## 一、教学目标

### （一）知识目标

掌握牙槽骨的组织结构、生物学特性。

### （二）思政目标

牙缺失会影响患者的美观、发音、咀嚼等功能，怎么很好地解决牙缺失问题，我们的先辈一直在探索。Branemark教授在研究中，误打误撞找到了和牙槽骨可以紧密结合的材料，由此开创了口腔种植学的时代。研究是一个长期的过程，需要不断保持好奇心，不断付出努力，才能找到我们需要的答案。

## 二、案例

在生活中，常由于龋坏、牙周病、外伤等原因导致牙齿缺失，更有甚者会导致牙列缺失。

随着牙齿的脱落,患者丧失了牙齿对食物的切割和研磨作用,影响口腔对食物的初步消化,加重胃肠消化负担,同时患者的发音功能也受到了影响,特别是齿音和唇齿音。牙列缺失患者由于失去了牙齿对面下 1/3 高度的维持和对唇颊软组织的支撑,出现面下 1/3 高度变短、软组织塌陷、皱纹加深、口角下垂等面容苍老改变。这些改变会严重影响牙齿原有的咀嚼、美观、辅助发音、生理刺激等功能,会对患者身心带来很大影响。

早在古代的欧洲、中东、中美洲,人们就试图使用各种同种或异种材料,包括人和动物的牙齿、雕刻的骨头和贝壳等,植入颌骨来替代缺失的牙齿,都不是很理想。后来人们尝试采用人工材料制成多种形状的种植体,通过植入骨内或骨外来修复缺牙或为牙修复体提供支持。但这些种植体因不能满足复杂的口腔环境要求,出现了大量的脱落。

1953 年,瑞士哥德堡医科大学 Branemark 教授试图将钛合金的植体植入骨头中。Branemark 将钛金属制成的光学窥管植入到兔子的胫骨和腓骨,进行活体显微观察。实验结束时,植入的窥管与其周围的骨组织牢固地结合在一起,无法取出。Branemark 将这一现象称为骨结合,并开始研究利用该现象,尝试将种植体种入口腔内。在光镜下观察,骨结合表现为,正常改建下的骨组织与种植体之间直接接触,没有任何非骨性组织位于其间,这种结合能够承担由种植体向骨组织持续传导和分布负荷的功能。在骨结合现象发现之前,种植体通过机械固位的原理行使功能,通常采用叶片状种植体或穿下颌骨种植体的形式加强固位力。骨结合理论建立之后,模拟天然牙根的柱状或根形成为种植体的标准形态。基于此项研究结果,Branemark 教授创立了全新的骨结合理论,即人体活的骨组织与钛种植体之间发生牢固、持久而直接的结合。该理论的确立在种植体领域掀起了革命性的变化,奠定了现代口腔种植学的基础。

1982 年在多伦多召开的牙科种植大会上,Branemark 教授向与会者展示了世界第一例成功种植牙临床病例,获得了与会者广泛的关注和称赞。接下来,Branemark 教授及其团队又开展了广泛的研究,发表 200 余篇关于纯钛种植体的论文和专著,并据此确立了种植外科手术的基本流程。特别是 Branemark 教授首次研制并应用的两段式、根型螺纹状 Branemark 种植体,更是获得了迅速且广泛的认可,成为种植体的新标准。

他因对人类健康做出的杰出贡献,曾两次被提名为"诺贝尔奖"候选人,1992 年获得被称为"迷你诺贝尔奖"的瑞典社会医学 Soederberg 奖。2010 年,他正式成为中国人民解放军空军军医大学(第四军医大学)名誉教授,并将他珍藏的在种植研究过程中的各类发明和研究器材等 962 件珍贵物品无偿永久地捐献给第四军医大学的中国口腔医学博物馆。2011 年获欧洲发明人终身成就奖。2014 年 12 月 20 日,现代口腔种植学之父

Branemark 教授因病医治无效，在他的家乡瑞典哥德堡去世，留下他的家人、他的朋友和他的同事们在世界各地沉痛哀思。

如果没有 Branemark 教授的付出、研究发现以及创建的"骨结合理论"，就无法奠定口腔种植技术的理论基础，世界仍可能还在等待着钛种植体的来临。自20世纪中叶后，人们不仅可以植入钛种植体，而且可以达到良好的骨整合条件。基于他的理论，颌面外科及正畸领域同样适用。他创新的骨整合理论被验证成立，因此提高了全世界数以百万计的人的生活品质，为人们所铭记。如果没有他，数千万缺牙患者可能还在使用难看而笨拙的活动假牙，而不是美观、舒适、耐用的固定种植牙。口腔种植现已成为解决缺牙问题的革命性技术。他改变了人类的生活方式，促进了无数人的口腔健康和全身健康！

## 三、专业知识

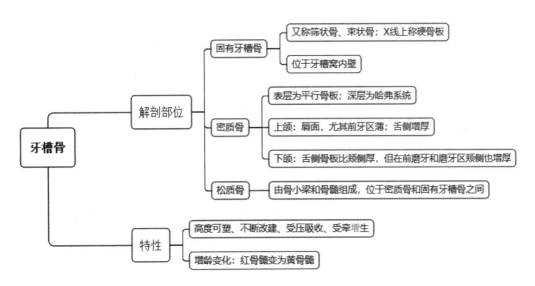

## 四、思政融入点

牙槽骨由固有牙槽骨、密质骨和松质骨组成，而我们的牙齿通过牙周膜和牙槽骨紧密相连。人的一生只有两副牙齿，恒牙缺失后，就不会再有新牙长出。缺牙后的牙槽骨会很快吸收，什么东西可以替代我们的牙齿继续行驶功能呢？ Branemark 教授和他的团队在一次偶然的机会中发现纯钛与机体生物相容性很好，纯钛与兔子的胫骨产生了异常牢固的结合，于是提出了"骨结合"的概念，即在负重的种植体和有生命的骨组织之间一种直接牢固的结合。骨结合理论的提出为口腔种植学的形成奠定了基础，实现了牙种植的第一次飞跃。

偶然机会就获得了成功，是因为 Branemark 教授太幸运了吗？不是，每一个偶然成功的背后都是他们无数次的坚持，即使幸运得到数据，如果没有足够的专业知识，也是枉然。坚持自己的理想，始终保持自己的好奇心，持之以恒，终有一天可以到达胜利的彼岸。

（张丽慧）

## 参考文献

[1] 用心在牙. 口腔种植学之父瑞典的 Branemark 教授的种植牙之路 [EB/OL] (2015-02-02). https://www.sohu.com/a/860319_112029.

# 第五章　口腔黏膜

## 一、教学目标

### （一）知识目标

（1）掌握口腔黏膜的基本组织结构，口腔黏膜的分类及结构特点；

（2）了解口腔黏膜的功能和增龄变化。

### （二）能力目标

（1）咀嚼黏膜中硬腭黏膜的组织构成，与游离龈移植和结缔组织移植供区的取材特点相对应；

（2）引导学生将理论和实践相结合的能力。

### （三）素质目标

培养学生对黏膜分类及结构特点与功能的归纳分析能力。

## 二、教学内容

（1）口腔黏膜的组织结构；

（2）口腔黏膜的分类及结构特点；

（3）口腔黏膜的功能和增龄变化。

# 案例一　舌苔与疾病的研究

## 一、教学目标

### （一）知识目标

（1）特殊黏膜的组织结构；

（2）舌乳头的分类特点。

### （二）思政目标

培养学生的科学精神和医学伦理意识，激发对中医诊断的兴趣和热情。

## 二、案例

### （一）案例背景

舌苔是中医诊断疾病的重要依据之一，通过观察舌苔的质地、颜色、形状等，可以判断人体的生理状况和疾病类型。为了让学生更好地理解舌苔与疾病的关系，培养其科学精神和医学伦理意识，本案例将探讨舌苔与疾病的相关知识及其在疾病诊断中的应用。

### （二）案例内容

舌苔是黏附在舌乳头上的可见层，由死亡的上皮细胞、血液代谢物、细菌、真菌、鼻后区域和牙龈的分泌物以及唾液组成。与口腔其他部位相比，舌苔的表面明显特征容易发生微生物群的定植、生长和增殖。舌外周上皮细胞为角化的层状上皮，含有细纤维细胞质，可为分解的表面细胞和细菌形成舌苔提供更大的表面积。嵌入在层状口腔上皮细胞中的味蕾结构是 50~100 个特殊感觉细胞的聚集物，是负责感知食物和饮料中的味觉化合物。与舌尖相比，舌头后部的味蕾被更厚的上皮包围，而舌苔主要位于舌背后部的中央三分之一处。因此，舌苔形成的主要调控因素是舌上皮细胞的过度增殖、分化和凋亡。口腔菌群不平衡不仅可诱发多种口腔疾病，还可导致多种系统疾病，如胃肠道疾病、肿瘤、糖尿病、心血管疾病和神经系统疾病。口腔微生物群有可能作为生物标志物，是诊断各种疾病的有利工具。

口腔细菌经常参与口腔疾病的发生，如口臭、牙周病和龋齿等。微生物降解含硫和无硫氨基酸导致口腔异味，这些氨基酸来自脱落的人类上皮细胞和白细胞碎片中的蛋白质，或存在于牙菌斑块、唾液、血液和舌苔中。而口臭的主要原因是挥发性硫化合物（VSCs），它来源于舌苔上的细菌。这些 VSCs 中大约 90% 为甲基硫醇、硫化氢和二甲基硫。研究表明黄腻舌苔硫化物浓度中总 VSC 和硫化氢浓度值与胃链球菌、非真杆菌和杆菌呈显著正相关。许多研究报道了口臭患者钩端毛菌丰度增加，与硫化氢浓度呈正相关。

舌苔与胃肠道疾病也有关系，口腔微生物可下移至胃部。口腔和胃微环境通过唾液和摄入的食物联系在一起，然而，它们表现出与这 2 种生理生态位独特的微环境生态位相关的独特微生物菌群。胃微生物群的整体组成会被异位口腔细菌定植与驻留微生物的相互作用而影响。口腔细菌在浅表性胃炎和胃癌患者中对胃黏膜的定植是常见的，而幽门螺杆菌感染状态可以影响这一过程。在某种程度上，舌苔微生物群可以帮助辨证，定义治疗方法、指导草药处方和确定疾病预后。疾病的生理病理状况可通过舌苔体现出来，舌苔厚腻是消化道肿瘤最常见的舌象表现。此外，一项研究表明，舌苔微生物中的链球菌、普雷沃氏菌等微生物可能与胃癌的发生有关。有报道表明，来自口腔的细菌在胃癌中富集，因此一些人推测这种癌症可能起源于口腔。这些口腔微生物也作为潜在的无创生物标志物提供价值，可用于监测特定的胃癌。微生物群与人体健康相关，可以影响肿瘤细胞的增殖。舌苔可以直观体现人体的生理病理状态，通过研究舌苔微生物群与肿瘤的关系，对疾病的早期诊断具有借鉴意义。

随着技术手段的进步，微生物的研究已进展到基因层面，如常用 454 焦磷酸测序、Illumina HiSeq/MiSeq 高通量测序、ABI 固体测序和半导体测序（IonTorrent）等技术手段进行 16s RNA 基因测序，分析微生物群种类以及运用宏基因组学进行微生物群落生态位划分和遗传标记等。此外，培养组学的应用使得受技术手段限制未经鉴别的新微生物群得以被认知。目前舌苔菌群的研究中，大多采用 16s RNA 基因测序技术进行菌群的分类。在中风患者的舌苔研究中，我们可以运用基因测序技术测定中风患者舌苔菌群，通过对比舌苔菌群治疗前后的丰度变化，找寻中风患者舌苔微生物群中潜在的生物标记物。

在中医理论中，舌苔随着身体状态的改变而变。由于中医缺乏良好的生物标志物研究，简单地区分各种舌苔状态并不能完全反映其诊断价值。舌苔微生物可作为系统性疾病非侵入性的生物标志物。因此，寻求具有良好设计的进一步研究可以找到更好的方法体现舌诊的价值。某些疾病如胃溃疡、胃炎、结肠炎、各种癌症等，早期诊断需要进行胃镜和/或切除病变组织进行病理检查，是一种侵入性手段，对病人造成不必要的损伤。舌诊在某种程度上可作为一种替代诊断方法。口腔微生物群不仅在口腔、胃肠道和神经系统中起作用，而且对癌症患者舌苔菌群的研究发现，早期患者舌苔含有某些特有菌群，具有一定的诊断价值。

综上，舌苔不仅具有诊断价值，还可以作为一种癌症检测的筛查工具，而且它还反映了疾病的亚组，这可能有助于监测疾病的进展，可作为一种临床辅助诊疗工具。

## 三、专业知识

舌背黏膜呈粉红色。上皮为复层鳞状上皮，无黏膜下层，有许多舌肌纤维分布于固有层，故舌背黏膜牢固地附着在舌肌上而不易滑动。舌体部的舌背黏膜表面有许多小突起，称舌乳头。每一个乳头内部都有一个由固有层形成的轴心，称初级乳头。初级乳头的固有层继续向上皮伸入，形成许多大小不等、数目不定的更小的突起，称次级乳头。丝状乳头数目最多，遍布于舌背，舌尖部最多。丝状乳头体积较小，高 1~3 mm，尖端多向后方倾斜，末端具有毛刷样突起。乳头表面有透明角化上皮细胞。上皮的浅层细胞经常有角化和剥落现象。如角化上皮剥落延迟，同时与食物残渣、唾液、细菌等混杂，附着于乳头表面即形成舌苔。舌苔的色泽、分布、厚薄、干腻等变化可反映一些全身状况的改变，临床上是中医辨证论治的重要依据。除舌苔外，当丝状乳头萎缩时，舌面光秃。如在舌苔剥脱使舌背呈地图样时称地图舌。丝状乳头在青年时期最发达，至老年渐变平滑。

### 四、思政融入点

（1）舌苔的形成：介绍舌苔的形成过程，让学生了解舌苔的基本概念和重要性。

（2）舌苔与疾病的关系：通过图文并茂的方式，阐述不同疾病的舌苔表现，让学生了解舌苔与疾病之间的联系。同时，引导学生了解中医诊断的原理和方法，加深对中医理论的认识。

（3）科学精神和医学伦理意识的培养：通过案例分析、小组讨论等方式，让学生了解舌苔诊断的科学性和客观性，培养科学精神。同时，引导学生了解医学伦理意识在中医诊断中的应用，树立尊重生命、关爱健康的价值观。

# 案例二　口腔黏膜的"假癌症"

## 一、教学目标

### （一）知识目标

认识轮廓乳头、菌状乳头的基本结构。

### （二）思政目标

培养学生的同理心和关爱他人的品质，能够关注他人的口腔健康状况并给予帮助。

## 二、案例

家住河北的王女士 50 岁出头，对着镜子检查牙齿，不经意间发现舌头下面有个奇怪的"肉揪"，用手摸摸，是软的，轻轻拉扯，还有些疼，以为是上火了。可过了两个星期那东西还在，这让王女士有些担心了，别是什么不好的东西。她吃饭、喝水也变得小心翼翼。几经辗转，王女士来到北京口腔医院。医生看了，说她这是人人都有的正常口腔结构。王女士将信将疑："人人都有？那我以前怎么没发现呢？"在门诊中，经常有患者像王女士一样以为口腔里长了可怕的东西——这些长相怪异的东西自己从来都没有见过，但是为什么医生说它们是正常结构且与生俱来呢？"医生，我嘴里的这个东西真的不是口腔癌吗？"让我们一起来认识一下那些容易被当成"坏东西"的口腔正常结构。

（1）舌下肉阜：舌下肉阜位于口底舌系带两侧，长得像两个小山丘，软软的，仔细看上面还有个孔。它们是口腔里面专门分泌口水的下颌下腺的开口。有的人在口水分泌多的时候，有时一抬舌头，一股小喷泉就从这两个小山丘的开口处"滋"出来了。不信，你来挤挤看啊！

（2）舌下皱襞：舌下皱襞是位于口底舌下肉阜两侧的稍微矮一点的"一排丘陵"。它们也是分泌口水的出口，但是跟舌下肉阜不一样，它们主要负责舌下腺的分泌。

（3）舌下伞襞：舌下伞襞乍一看还挺可怕，它们是位于舌系带两侧长得像两溜"肉揪揪"的东西。经常有朋友还以为自己的舌下伞襞是"尖锐湿疣"或者肿瘤。

（4）腮腺导管：腮腺导管开口也是两个，一边腮帮子上长一个。一般长在上面最后的几个大牙对着的腮帮子的位置。它们是腮腺的导管开口。口干的病人，挤压腮腺的导管开口是不会有多少口水从里面流出来的。

（5）切牙乳头：请读者跟我来做一个动作，用舌尖来舔一下上面两个门牙中间的牙床，有没有舔到一个小的突起？这可不是小肿物，它的学名叫"切牙乳头"，它里面藏着切牙孔神经呢，这个神经管着上腭前部的感觉。

（6）轮廓乳头：有不少细心的人发现自己舌根长了大疙瘩，自此以后终日惶恐不安，甚至吃饭都觉得碍事了。用手摸摸它们更害怕：这可不是一两个疙瘩，好像有好多个呢。其实这些大疙瘩是有学名的，叫"轮廓乳头"，它们是舌根部感知味觉的器官，里面有大量的味蕾。一般有10个左右，呈"人"字形排列。它们的确是与生俱来的，可不是新长的肿物。

（7）菌状乳头：有些人突然发现了舌背上的小红点，尤其舌尖怎么这么红，仔细一看有好多小红点，"好像原来没有啊。"你又说错了，其实这也是与生俱来的器官，它们的学名叫"菌状乳头"，里面也有味蕾，能够感知味觉。它们主要分布在舌尖部，舌侧缘和舌背也有一些，所以舌尖部显得红一些。

（8）叶状乳头：舌的两侧长着一些平行分布的舌乳头，叫叶状乳头。有些人担心它们裂开了，实际上它们排列得像暖气片一样，或者像手风琴的风箱一样，根本没有裂开。不信的话你吃点儿好吃的试试，如果真的裂口了，吃东西的时候会疼的。

（9）舌扁桃体：不少有恐癌心理的人看到了舌根这些像小葡萄一样的舌扁桃体都吓得够呛，虽说它们不疼不痒，但是怎么长相那么可怕啊！疙里疙瘩，还红红的。其实它们是位于舌根部的淋巴组织。如果有咽炎，有可能咽部的炎症引流到舌扁桃体，造成舌扁桃体红肿。平时大家不要总是伸舌头看，反复的牵拉刺激同样有可能会引起舌扁桃体发炎。

需要注意的是，这些其貌不扬的小东西都是我们口腔里正常的生理结构，一直默默无闻地发挥着各自的作用。它们讨厌烟草和酒精，也不太喜欢辛辣刺激的食物。如果有一天它们忽然肿大、变色，或是嘴里起了溃疡，那可要提高警惕了，超过两个星期还没有好转，就需要尽快请口腔黏膜医师诊断了。

## 三、专业知识

（1）菌状乳头：数目较少，分散于丝状乳头之间，位于舌尖和舌侧缘，色泽较红，呈头大颈细的圆形突起状，上皮较薄，表层无角化，固有层血管丰富，因而呈红色。有的菌状乳头的上皮内可见少数味蕾，有味觉感受作用。当多个菌状乳头增生、肿胀、充血时，舌表面似草莓状，称草莓舌。当菌状乳头、丝状乳头均萎缩，致使舌乳头消失呈光滑的片状、平如镜面时，称光滑舌或镜面舌。

（2）轮廓乳头：在舌乳头中体积最大，数目最少，8~12个，沿界沟前方排成一列。该乳头呈矮柱状，每个乳头的四周均有深沟（轮廓沟）环绕，轮廓沟外的舌黏膜稍隆起，形成乳头的轮廓结构。此乳头表面上皮有角化，但乳头的侧壁即轮廓沟壁上皮无角化，其上皮内有许多染色浅的卵圆形小体，称味蕾。在轮廓沟底附近的舌肌纤维束间有较多纯浆液腺，即味腺。味腺导管开口于轮廓沟底，其分泌物的冲洗可清除食物残屑，溶解食物，有助于味觉感受器发挥味觉感受作用。

## 四、思政融入点

（1）导入新课：通过提问导入，了解学生对舌背黏膜菌状乳头的了解情况。

（2）讲授新课：教师讲解舌背黏膜菌状乳头的结构与功能，引导学生了解其在口腔健康中的作用。

（3）巩固练习：教师提供一些真实的口腔疾病案例，学生分组进行讨论，并分享自己的讨论结果。教师给予评价和指导。

（4）归纳小结：教师总结学生的讨论结果，并引导学生思考如何将所学知识应用到日常生活中，从而培养学生的口腔健康意识，提高他们对自身和他人的尊重和关爱。

# 案例三　一组超感细胞的发现

## 一、教学目标

### （一）知识目标

理解味蕾的基本结构和功能，包括味蕾的生理结构、功能及其在味觉感知中的作用。

### （二）思政目标

培养学生对味觉科学的探究精神和科学态度，鼓励他们主动学习和探索味蕾的奥秘。

## 二、案例

味蕾使得食物从单纯的能源变成了回味无穷的佳肴。现代研究者们在小鼠的味蕾上发现了一组超感受细胞，在五种味蕾能尝到的味道中，其中四种——苦、甜、酸、咸——它们都能捕获到。这一发现十分惊人，因为味觉细胞一般被认为是十分专一的，它们只能够探测一到两种味道。一些已知的味觉细胞只能对一种化学物质做出反馈，比如具有甜味的三氯蔗糖或是具有苦味的咖啡因。但是最新的发现暗示了味觉感知还存在着更加复杂的工作原理。

德巴吉亚·杜塔·巴尼克（Debarghya Dutta Banik）是一位神经生理学家。他与同事关闭了小鼠对某味道专一性较高的味觉细胞的感知能力，随后他们很惊讶地发现其他细胞对此味道做出了反应。他们将这些细胞从小鼠的味蕾中取出，并让它们感受了不同的化学物质，最终发现了一组能够感受不同种类味道、由多种化学物质组成的细胞。研究团队将结果报道在了《PLOS 遗传学》（*PLOS Genetics*）期刊上。"我们从来没想到会有任何味觉细胞群能够对如此多不同的化合物做出反应。"印第安纳大学医学系的杜塔·巴尼克说道。

然而味觉细胞并不独自对味道做出反应，味觉的产生是大脑和舌头共同工作的结果。因此，科学家们扫描了小鼠的大脑，以研究当这些能感受多种味觉的细胞缺乏传输信息所用的一种关键蛋白时，大脑是否还能够收到苦味、甜味或咸味的信号。杜塔·巴尼克在纽约州立大学布法罗分校完成了这项研究，实验观察显示，缺乏这种蛋白，大脑就无法获取味觉信息。在实验中，尽管鼠类对苦味十分厌恶，但这些小鼠如喝水一样豪饮苦味溶液。当这些感受多种味觉的细胞的信号传输被切断后，大脑似乎也感受不到来自味觉专一性更高的细胞发送的信号，比如来自一些感觉苦味的细胞的信号。所以，味觉信息的传递可能需要这些能感受多种味觉的细胞和其他的细胞共同工作。

来自纽约州立大学布法罗分校的神经生理学家凯瑟琳·梅德勒（Kathryn Medler）说："这些新发现的细胞的存在完全颠覆了人们对味蕾工作机制的理解。"梅德勒说，失去了正常工作的味觉细胞，生命将变得极其乏味，味觉对生存而言极其重要。随着年龄增长或经历了化疗之后，人的味觉会衰减，人会失去食欲并且变得营养不良。正常的味觉功能也能保护我们免于食用变质和有毒的东西。梅德勒表示，由于小鼠和人类的味觉工作机制相似，解开这种新细胞的工作机制或许可以帮助科学家让失去味觉的人恢复味觉。这项研究的长期意义十分深远。"斯提芬·罗珀（Stephen Roper）如是说。他是迈阿密大学科勒尔盖布尔斯分校的神经生理学家，并未参与此项研究。他接着说，"研究这些细胞如何感知味觉，以及信息如何在这些细胞、味蕾以及大脑间传递，或许在未来能够使人们编辑味觉信号"。

## 三、专业知识

味蕾是味觉感受器，为位于上皮内的卵圆形小体，长约 80 μm，厚约 40 μm。主要分布于轮廓乳头靠近轮廓沟的侧壁上皮，他处如菌状乳头、软腭、会厌等上皮内亦可见味蕾分布。

## 四、思政融入点

（1）通过提问导入，引导学生思考味蕾的结构和功能，以及味觉在人体中的作用和调控机制。

（2）培养学生对人体科学的兴趣和爱好，激发他们对人体奥秘的好奇心。

（3）培养学生的批判性思维和问题解决能力，鼓励他们在面对问题时积极思考、勇于创新。

# 案例四  肥胖"杀死"味蕾

## 一、教学目标

### （一）知识目标

理解味蕾减少对肥胖的影响及可能的原因。

**（二）思政目标**

引导学生关注自身健康,养成良好的饮食习惯和生活方式,注重平衡饮食和适量运动。能够通过案例分析,深入探讨肥胖与味蕾减少的研究成果和应用,理解科学研究的方法和过程。培养学生的批判性思维和问题解决能力,使其能够科学地看待和研究肥胖与味蕾减少的问题,不盲目接受或传播未经证实的观点和信息。

## 二、案例

当我们看到电视节目上身材发福的美食家时,常常会羡慕他们能尝遍天下美食。但最新的研究却发现,肥胖的人连品尝美食的能力可能都不及普通人。康奈尔大学的科学家发现,肥胖会导致小鼠味蕾减少、味觉下降,并且揭示了这一现象背后的分子机制。

肥胖一直是世界公共健康界的重要问题之一。在美国,三分之一的人为超重所困扰。一系列并发症都与肥胖有关,包括心血管疾病、糖尿病、中风,甚至癌症。然而,对肥胖的干预却任重道远,即使把肥胖的坏处一一列举出来,人们还是无法拒绝不健康食品。造成肥胖的因素不胜枚举。我们知道,吃得多自然容易变胖,但这背后的复杂机制仍未被完全揭示。一种盛行的观点是,很多人变胖是因为他们比普通人更难以抵御食物的诱惑。但在康奈尔大学的食物学家 Dando 看来,问题并没有这么简单:"有一个因素往往被人们所忽视,那就是味觉的改变。"

人们喜欢吃好吃的,很大程度上要归功于多巴胺。当我们吃东西,尤其是高脂肪、高糖的美食时,会增加下丘脑中多巴胺的分泌,进而产生满足感。在过往研究中,科学家发现肥胖人群对味觉的感知与健康人群是不一样的——体重增长会降低对甜、酸、咸等一系列味觉的敏感度。因此,肥胖的人需要摄入更多食物,用于补偿被削弱的反馈系统、获得与普通人同等的快感。反之,减肥可以逆转这一味觉减弱现象,说明肥胖与味觉之间的关联具有双向性。

虽然此类味觉减弱现象已经被实验反复论证过,但其背后的机制却一直是个未解之谜。在最新的 *PLOS Biology* 期刊上,Dando 及其团队为我们揭示了肥胖影响味觉背后的机制。他们发现,肥胖引发的慢性弱炎症反应会减少小鼠舌头上味蕾的数量,从而影响味觉的灵敏度。

味蕾细胞的替换周期很快,平均寿命只有 10 天。为了研究肥胖对味蕾的影响,研究者给小鼠投喂了两种不同的饲料:一组是脂肪含量为 14% 的正常饲料,而另一组则是脂肪含量高达 58% 的催肥饲料。不出意料,在连续喂食 8 周后,食用催肥饲料的实验组小鼠体重超出了对照组三分之一有余。而与此同时，研究人员发现，肥胖小鼠的味蕾也比正常小鼠少了四分之一，虽然单个味蕾的大小以及三种细胞的比例没有明显差异。味蕾的周期性替换受两种机制控制：一方面是细胞内基因控制的自主凋亡，另一方面是特殊的祖细胞发展出的新味蕾细胞。两者达到平衡，保证味蕾数量的稳定。然而，研究者们在肥胖小鼠体内发现，这两项机制同时发生了改变：味蕾细胞自主凋亡的速率上升了，而祖细胞分化成新味蕾的速率则在下降。这或许可以解释，为何肥胖小鼠的味蕾会比普通小鼠少 25% 之多。

为了验证是肥胖导致小鼠味觉下降，还是食物中的脂肪本身杀死了味蕾细胞，研究人员设计了一项巧妙的试验：他们选取了具有抗肥胖基因的小鼠，同样投喂高脂肪的催肥饲料。结果，这批小鼠没有出现味蕾减少的现象。这一现象说明，味蕾减少的根本原因是体内脂肪组织的堆积。研究团队还揭示了味蕾减少背后的分子机制。肥胖一直与慢性弱炎症反应有关。脂肪组织能产生包括 TNF-α 在内的促炎细胞因子。这项研究发现，肥胖组的小鼠味蕾附近 TNF-α 的水平有显著提升。相比之下，不能产生 TNF-α 的转基因小鼠哪怕被投喂高脂肪饲料，也没有出现味蕾减少的现象，只有体重在增加。研究者们在健康苗条的小鼠舌部注射了 TNF-α 之后，也观察到了它们的味蕾减少，虽然这些小鼠的体重还保持着原来的水平。"综合这些结果，我们知道，长期高脂肪饮食带来的脂肪组织增加会导致弱炎症反应，而弱炎症反应正是干扰味蕾细胞周期更替的元凶。"Dando 解释说。

当然，在现阶段，研究人员还无法确认这一现象在人体中同样会出现，而 Dando 表示，这正是团队接下来的工作目标："这项研究成果可能会为未来肥胖人群的味觉恢复性治疗指引新的方向。"如果这一结论在人体中同样成立，我们将面对一个很糟糕的反馈机制：当一个人开始发胖，他的味蕾数量减少、对美食的敏感度下降，这会让他摄入热量更高的食物，反过来加剧肥胖。所以，为了避免陷入这个让你不断长胖的漩涡，也为了能尝到更美味的食物，最简单的办法就是，从一开始就不要长胖。所以，为了尝到更鲜美的味道，请控制好你的体重。

## 三、专业知识

味蕾是上皮分化成的特殊器官。其基底部位于基底膜之上，表面由角质形成细胞覆盖，中央形成圆孔即味孔通于口腔。光镜下，构成味蕾的细胞有两种，即亮细胞和暗细胞。前者较粗大；后者较细长。细胞长轴与上皮表面垂直。近味孔处的细胞顶部有指状细胞质突起，称味毛。电镜下味蕾由 4 种细胞构成。Ⅰ 型为暗细胞，胞质电子密度大，顶端胞质含致密颗粒，约占味蕾细胞的 60%。胞质顶端有 30~40 个微绒毛。Ⅱ 型细胞为亮胞质细胞，微绒毛少，顶端胞质终止在味孔内，占味蕾细胞的 30% 左右。Ⅲ 型细胞约占味蕾细胞的 7%，形态似 Ⅱ 型细胞，但无微绒毛。细胞顶端钝圆，近味孔。Ⅳ 型细胞位于味蕾基底部，称基底细胞，占味蕾细胞的 3% 左右。神经末梢从味蕾基底部进入味蕾，可一直分布到近味孔处，与 Ⅰ 型和 Ⅲ 型细胞有化学突触形成，与其他细胞无化学突触形成，因此 Ⅰ 型和 Ⅲ 型细胞可能是味细胞。味蕾细胞与周围上皮细胞之间由连接复合体封闭。

## 四、思政融入点

（1）讲解法：教师对味蕾组织结构进行讲解。

（2）直观演示法：教师展示相关的研究数据和案例，帮助学生理解肥胖与味蕾减少的关系及影响。

（3）讨论法：组织学生进行小组讨论，分享对肥胖与味蕾减少的研究成果和应用的看法。

（4）案例分析法：通过具体的案例分析，帮助学生深入理解肥胖与味蕾减少的关系及预防和改善的方法。引导学生能够分析和解释肥胖与味蕾减少的关系，包括影响因素、作用机制等。

引导学生能够联系实际生活，理解预防和改善肥胖与味蕾减少的方法及其意义，并将其应用到日常生活中的饮食选择和健康行为上。引导学生能够通过案例分析，深入探讨肥胖与味蕾减少的研究成果和应用，理解科学研究的方法和过程。培养学生对健康科学的兴趣和关注，激发他们对科学研究的热情，鼓励他们积极参与健康生活方式的实践。培养学生的探究精神和团队合作意识，鼓励他们积极思考、勇于创新，不断探索解决肥胖与味蕾减少等健康问题的新途径。能够批判性地看待和研究肥胖与味蕾减少的问题，不盲目接受或传播未经证实的观点和信息。

（翟莎菲）

## 参考文献

[1] 宋莹莹，王荣亮，郭飞飞，等.不同疾病舌苔的微生物菌群和功能差异研究 [J]. 江西科学 ,2023,41(01):45-49+173.

[2] 于世凤 . 口腔组织病理学 [M].7 版 . 北京 : 人民卫生出版社 ,2012.

[3] 高岩 . 口腔组织病理学 [M].8 版 . 北京 : 人民卫生出版社 ,2020.

[4] 付洁 . 教你认识口腔里的多汁 " 肉肉 "[EB/OL] (2019-1-11). http://health.people.com.cn/n1/2019/0111/c14739-30516710.html.

[5] DUTTA BANIK D, BENFEY E D, MARTIN L E, et al. A subset of broadly responsive type III taste cells contribute to the detection of bitter, sweet and umami stimuli[J]. PLoS Genet, 2020, 16(8):e1008925.

[6] WILKE. 发现超感味觉细胞 : 酸甜苦鲜 , 一胞安排 ? [EB/OL] (2020-10-22). https://m.thepaper.cn/newsDetail_forward_9663213.

[7] 张清越 . 胖子吃饭也许并不香 : 新研究发现 , 肥胖或致味蕾减少 25% [EB/OL] (2013-3-21). http://wenhui.whb.cn/zhuzhan/kjwz/20180321/192894.html.

# 第六章　唾液腺

## 一、教学目标

### （一）知识目标

（1）掌握唾液腺的一般组织学结构、大唾液腺及小唾液腺的组织学特点；

（2）熟悉唾液腺及小唾液腺的分布；

（3）了解唾液腺的功能及增龄性变化。

### （二）能力目标

能够依据抽象的平面组织形态想象立体的结构组成。

### （三）素质目标

从肌上皮细胞的染色研究对功能的免疫组化染色验证，培养学生实事求是、勇于探索的科研素养。

## 二、教学内容

（1）唾液腺的一般组织学结构；

（2）唾液腺的分布及组织学特点；

（3）唾液腺的功能与增龄性变化。

# 案例一　人类"新器官"的发现：管状唾液腺

## 一、教学目标

### （一）知识目标

掌握唾液腺的分布和功能，认识唾液腺在人体中的重要作用。

### （二）思政目标

（1）帮助学生树立正确的健康观念，增强健康意识；

（2）培养学生的探究能力和科学思维，提高综合素质。

## 二、案例

人类对自身解剖结构的研究历史已有数千年，时至今日，科学家似乎已经对人体解剖学了解得非常透彻。数十个器官、数百块骨头和结缔组织连接在一起，组成了复杂的人体。通过现在的核磁共振、X射线、内窥镜等技术，我们可以知道我们身上有哪些器官，这些器官在哪个位置发挥怎样的功能，但是仍然有一些器官躲在隐秘的角落。在任何一本现代解剖学书籍中，都会介绍唾液腺有三种主要类型：其一是位于耳朵附近的腮腺；其二是位于下颌下方的下颌下腺；第三种是位于舌头下方的舌下腺。研究作者之一、荷兰癌症研究所的医生兼研究员 Vogel 说："现在，我们认为存在第四种。"相关研究结果发表在《放射治疗与肿瘤学》（*Radiotherapy and Oncology*）杂志上。

Vogel 和同事们通常研究的是前列腺癌患者的数据，一开始并没有准备寻找这些神秘的唾液腺。但对研究肿瘤学的研究人员和医生而言，唾液腺结构十分重要。Vogel 指出，每组唾液腺每天会分泌近 1 L 的唾液，这能"让你享受到生活中的很多事情"。唾液能润滑口腔，使我们更容易说话和吞咽；唾液能将食物中美味的化学物质运送到能感觉到这些滋味的微小细胞中；唾液甚至具有原始的治疗能力，能够对抗细菌，加速伤口愈合。

这个新的人体器官是偶然发现的，Vogel 他们正在用称为 PSMA PET/CT 的高级扫描仪器检查前列腺癌患者，与放射性葡萄糖注射液搭配使用时，此诊断工具可突出显示体内的肿瘤。在仔细读取一组扫描图时，研究人员注意到头部有两个很不寻常的结构。这是两个扁平、细长的腺体，长约 4 cm，不显眼地挂在连接耳朵和喉咙的管状结构上。研究人员对这些图像感到十分困惑。他们首先查看了 100 份历史上的扫描图像，还对两具尸体进行组织解剖，发现这些腺体与位于舌头下方的已知唾液腺有相似之处。这些新腺体还连接着较大的引流管，可能暗示着它们正在将液体从一个地方输送到另一个地方。

为了证明这是否是人体增生结构，或者说这是个例，研究人员之后对两具尸体（一男一女）的解剖检查也发现了这个唾液腺。研究人员在论文中解释说："据推测它可能含有大量浆液性结构，对鼻咽或者说口咽具有生理作用，就比如说吞咽等等。"新发现的唾液腺体长约 3.8 cm，位于一块软骨上。相比之下，人类最大的唾液腺长 5.8 cm。

那么为什么之前一直没有该腺体呢？因为这个唾液腺在颅底下方，医生在解剖的时候也不会注意到这个地方。而且只有最新的 PSMA PET/CT 成像技术才能检测到这个唾液腺，超声、CT 和 MRI 扫描等技术的可视化功能都无法检测到。研究作者之一、荷兰癌症研究所的放射肿瘤学家沃特·沃格尔说："这个位置并不容易进入，你需要非常灵敏的成像技术才能检测到它。"人体其他较大的唾液腺通常靠近皮肤表面，可以很容易通过解剖发现，但这组新的唾液腺隐藏在头骨底部，就不那么容易找到了。根据这组腺体所处的位置，研究人员将其命名为"咽鼓管腺"（tubarial glands），因为腺体十分靠近咽鼓管圆枕（torus tubarius）。

为了更进一步验证研究猜测，作者对大体进行了解剖分析。通过对 723 位患者的数据进一步进行分析，发现该区域的放射强度与口腔干燥症及吞咽困难显著相关。这个现象可能可以解释为何放疗常会出现口腔干燥和吞咽困难的副作用。

近代解剖学从维萨里 1543 年出版的《人体的构造》诞生至今已经接近 500 年，我们依然可以发现新器官，可见我们对这个世界知道的还是太少，这也是生命科学的魅力所在。美国罗格斯大学的病理学家瓦莱丽·菲茨休没有参与这项研究，但她表示，这项研究的规模较小，所研究的患者人数也有限。"看起来他们可能取得了一些发现，"她说，"如果这是真的，那可能就会改变我们看待与该区域有关疾病的方式。"美国杜克大学的放射肿瘤学家伊冯·莫厄里表示，即使该发现没有直接的治疗应用，她也非常震惊，"到了 2020 年，我们还能在人体中发现一种新的结构。"

美国宾夕法尼亚大学的放射科医生阿尔文·哈桑哈尼表示，他不太愿意将这种结构称为"新器官"。除了已知的三组大唾液腺外，在人体的口腔和喉咙内壁上，还散布着大约 1000 个小唾液腺。它们更加"娇小"，更难以通过成像或扫描找到。哈桑哈尼博士认为，荷兰研究人员可能只是偶然发现了一种更好的成像，将一组未得到充分重视的小腺体呈现在我们眼前。瓦莱丽·菲茨休和伊冯·莫厄里认为这项新发现非常有价值，但他们都呼吁进行更多的研究，以获得更丰富的数据。"只有一组临床数据是远远不够的，"莫厄里说道。菲茨休表示，这项研究的患者群体多样性也不足。研究人员最初检查的患者组别完全由前列腺癌或尿道癌患者组成，而且 100 名受试者中只有一名女性。她希望能在未来的研究中看到更多的平衡。

在这项研究中使用的扫描成像技术被称为 PSMA PET/CT（正电子发射体层摄影术 / 计算机体层摄影术），也被专门用于确定这些患者中肿瘤的生长。研究人员称，只有更新的 PSMA PET/CT 成像技术才能检测到这些唾液腺的结构，这超出了超声波、CT 和核磁共振（MRI）扫描等技术的可视化能力。

## 三、专业知识

唾液腺包括三对大唾液腺，即腮腺、下颌下腺、舌下腺以及分布于口腔黏膜下的小唾液腺，如唇腺、颊腺、舌腺和腭腺等。唾液腺腺泡分为浆液性腺泡、黏液性腺泡和混合性腺泡。三种腺泡分别由细胞形态呈锥形或三角形，具有合成分泌功能的浆液细胞和黏液细胞组成。所分泌的唾液经闰管、分泌管和排泄管等排泄至口腔。唾液腺的肌上皮细胞多突起，具有收缩功能。围绕浆液细胞、黏液细胞和闰管细胞分布，有助于分泌物的排出。

## 四、思政融入点

1.唾液腺组织学的思政教学内容

（1）唾液腺的构造和功能：通过讲解唾液腺的构造和功能，让学生了解唾液腺在人体中的重要性和作用。同时，可以引导学生思考和探究唾液腺的功能与人体健康的关系，培养学生的科学思维能力。

（2）唾液的成分和作用：唾液的成分和作用是唾液腺组织学的重要内容之一。通过讲解唾液的成分和作用，让学生了解唾液在消化、口腔卫生等方面的作用，同时可以引导学生思考和探究唾液成分与人体健康的关系，培养学生的探究能力。

（2）唾液腺疾病的预防和治疗：唾液腺疾病是常见的疾病之一，通过讲解唾液腺疾病的预防和治疗，让学生了解如何预防和治疗这类疾病，同时可以引导学生思考和探究治疗方法和预防措施，培养学生的社会责任感。

（4）科学研究的方法和意义：通过探究管状唾液腺的奥秘，让学生感受到科学研究的重要性，培养科学态度。通过讲解科学研究的方法和意义，让学生了解科学研究的重要性，同时可以引导学生思考和探究科学研究的方法和意义，培养学生的科学思维和科学精神。

（5）生命意识和社会责任感：通过讲解唾液腺的构造和功能，让学生认识到生命的复杂性和珍贵性，同时可以引导学生思考和探究健康与生命的关系，培养学生的生命意识和健康意识，增强社会责任感。

通过以上几个方面的内容，可以帮助学生全面了解唾液腺组织学知识，同时培养学生的科学思维、探究能力和社会责任感等综合素质。

2.教学步骤

（1）引入：通过实例或问题引入唾液腺的概念，激发学生的学习兴趣。

（2）学习内容：讲解唾液腺的构造、特点、位置和作用，让学生了解人体构造和生理功能。

（3）探究学习：引导学生探究管状唾液腺，培养学生的探究能力和科学精神。

（4）思考与讨论：让学生思考唾液腺对人体健康的重要性，讨论如何预防和治疗管状唾液腺疾病，培养学生的思考能力和社会责任感。

（5）总结与拓展：结合唾液腺的基本知识和思政元素，拓展学生的知识面，培养学生的综合素质。

3.评价与反馈

（1）知识掌握情况：通过提问、测试等方式评价学生对唾液腺基本知识的掌握情况。

（2）思政元素体现情况：通过观察、交流等方式评价学生在学习过程中对思政元素的体现情况。

（3）学习态度与能力：通过学生的表现和反馈评价学生的学习态度和能力，鼓励学生积极参与学习，提高综合素质。

# 案例二 唾液腺：新冠病毒的"蓄水池"和"受累者"

## 一、教学目标

### （一）知识目标

掌握唾液腺的一般组织结构，熟悉唾液腺的功能。

### （二）思政目标

（1）通过唾液腺的案例，引导学生关注人体器官保护和疾病预防，培养健康的生活方式；

（2）培养学生的生命科学意识和探索精神，提高对生物医学的兴趣；

（3）培养学生的团队合作精神和沟通能力，提高综合素养。

## 二、案例

### （一）案例背景

在COVID-19疫情中，唾液腺成为了新冠病毒的"蓄水池"，同时也成为了病毒传播的"受害者"。本文将探讨唾液腺在这场全球大疫情中的角色。

（二）案例内容

1.唾液腺是新冠病毒的"蓄水池"

检测新冠病毒主要是利用咽拭子取得鼻咽部黏液，进行病毒核酸检测。这是因为，咽部容易聚集较多的病毒，采用咽拭子检出率高。然而，取咽拭子会引起被检测者不适、诱发其咳嗽或打喷嚏，从而增加检测人员感染的风险。越来越多的科研人员研究唾液中的病毒含量，以确定唾液是否可作为检测 SARS-CoV-2 感染的替代来源。多数研究证实，唾液中可检测出大量病毒。基于此，日本已于 2020 年 6 月 2 日首先批准经唾液检测新冠病毒。此外，香港一家医院的研究人员对 12 例新冠肺炎患者的唾液进行分析，其中 11 例唾液标本中检测到新冠病毒，3 例唾液标本培养出活病毒，提示唾液中存在的新冠病毒可能具有传播性。唾液 90% 由大唾液腺分泌，10% 由小唾液腺分泌。唾液中可检测出新冠病毒，并可培养出活病毒，提示唾液腺有被感染的可能。然而，唾液标本不仅包含大、小唾液腺分泌的唾液，而且还包含通过鼻咽部或气道内纤毛清扫作用从肺部排出的分泌物。为了排出呼吸道分泌物的污染，科学家直接从唾液腺导管开口处采集唾液，结果新冠病毒核酸检测呈阳性，提示唾液腺感染新冠病毒。有些临床病例也提示，唾液中的新冠病毒可能来源于唾液腺：首先，患者唾液中可检测出大量新冠病毒，甚至多于口咽部病毒载量；其次，恢复期以及咽拭子核酸检测阴性时，也出现唾液核酸检测阳性的病例。此外，唾液腺表达丰富的血管紧张素转换酶 2（angiotensin-converting enzyme 2，ACE2），小唾液腺 ACE2 的表达含量甚至高于肺部。转录组数据分析显示，ACE2 在唾液腺中表达，这是唾液腺感染新冠病毒的先决条件。新冠病毒与 SARS-CoV 具有相同的受体，且传染性更强，在严重急性呼吸综合征（SARS）流行时期，SARS-CoV 已被证明可以感染猕猴唾液腺导管的上皮细胞。一例接受手术治疗的舌侧缘鳞癌患者，术后 2 天出现新冠肺炎症状，经鼻咽拭子确诊新冠病毒感染。值得注意的是，研究人员对该患者术中切除的原发灶、下颌下腺和淋巴结标本进行 RNA 提取和检测，在下颌下腺标本中也发现了 SARS-CoV-2 的 RNA，提示新冠病毒对唾液腺的感染。

关于新冠病毒感染唾液腺的途径，有两种观点。其一，唾液腺是病毒的被动宿主，病毒由呼吸道进入人体，然后感染唾液腺、心血管、消化系统和泌尿系统等。其二，越来越多的证据支持新冠病毒直接入侵并定植于唾液腺。新冠病毒与 SARS-CoV 具有高度相似的基因序列，并且与 SARS-CoV 侵入人体的方式一样，即 S 蛋白与宿主细胞 ACE2 受体结合，然后由特异性跨膜丝氨酸蛋白酶（TMPRSS2）介导新冠病毒进入细胞内，从而快速复制并扩散到机体器官。

2. 新冠病毒感染后唾液腺的病理生理改变

有学者将 SARS 感染机体的进展分为 2 个阶段，第 1 阶段为病毒复制和细胞溶解，导致发热、肌痛和其他系统症状，淋巴细胞受到 SARS-CoV 攻击，导致外周血淋巴细胞计数减少；第 2 阶段为过度免疫反应引起的组织损伤，与 COVID-19 的临床特征相似。基于 SARS-CoV 与新冠病毒基因序列高度相似，受体一致，推测新冠病毒与唾液腺上皮细胞上的 ACE2 受体结合，与之融合后在唾液腺细胞中复制，然后在感染第 1 阶段裂解。

随着免疫病理生理的进展，细胞因子导致唾液腺组织和导管进一步免疫损伤。例如，有一例新冠病毒核酸阳性患者，其首发临床表现为急性非化脓性腮腺炎。随着免疫反应的减弱，炎症损伤将通过肉芽和纤维形成进行修复。

3. 新冠病毒感染后唾液腺功能的改变

唾液腺发生以上病理生理学变化，会引起一定的功能改变。一是唾液腺分泌功能障碍，调查显示，除了肺部症状外，约半数新冠肺炎患者会有口干、味觉减弱等临床症状，提示唾液腺受病毒感染后，分泌功能减弱。后期随着免疫反应减弱，受损的唾液腺组织通过成纤维细胞增殖和纤维结缔组织增生进行修复，而增生性纤维瘢痕可引起导管狭窄、使唾液腺分泌不畅。二是唾液腺流量减少，对唾液腺导管的冲刷作用减弱，病原体容易从口腔逆行进入导管，造成唾液腺逆行性感染。三是唾液腺导管容易发生涎石症，原因包括导管周围纤维增生，使导管收缩不足；唾液冲刷作用减弱，增加了无机盐沉积在导管壁上的可能性。因此，新冠病毒感染唾液腺后，给唾液腺造成不可逆的组织病理学改变，唾液腺的各项功能会逐渐受到影响，成为新冠病毒的"受累者"。

综上所述，唾液腺存在 ACE2 受体，可被新冠病毒感染，并且分泌出带有新冠病毒的唾液，或可成为新冠病毒的"蓄水池"；唾液腺被感染的同时，也会产生一系列病理改变，对唾液腺功能造成一定的不可逆性损害，成为新冠病毒的"受累者"。美国疾病控制和预防中心现在已经将最近出现的味觉丧失（味觉减退/味觉障碍）列为 COVID-19 的早期症状。因此，口腔医务人员在接诊口干、味觉改变症状患者时应该提高警惕，考虑到患者被新型冠状病毒感染的可能性，做好防护。

## 三、专业知识

1. 唾液腺的一般组织学结构

唾液腺由实质和间质两部分组成，实质由基本分泌单位、肌上皮细胞和皮脂腺组成。基本分泌单位包括腺泡与导管系统。腺泡包括浆液性腺泡、黏液性腺泡和混合性腺泡。

导管系统由闰管、分泌管（纹管）和排泄管三部分组成。闰管和分泌管位于小叶内，排泄管穿行于小叶间。间质即由纤维结缔组织形成的被膜与小叶间隔，其中含有血管、淋巴管和神经。

2. 唾液腺的功能

唾液腺最主要的功能是产生和分泌唾液。一般情况下唾液的主要功能为润湿口腔黏膜和食物便于吞咽。通过溶解、分解和悬浮食物进而刺激味蕾；通过高浓度的 $HCO_3^-$ 离子缓冲口腔成分；通过 α- 淀粉酶的消化作用，分解碳水化合物为含 1~4 个糖苷键的寡糖，便于在食管和胃中继续消化；通过溶菌酶裂解某些细菌如金黄色葡萄球菌中的胞壁酸以调控口腔中的菌群。唾液中的钙和磷为新萌出牙的矿化和牙釉质早期龋的修复所必需。唾液中的蛋白以获得性薄膜作为保护罩覆盖在牙表面。唾液中的免疫球蛋白和其他抗菌成分阻止细菌引起的牙破坏。头颈部肿瘤经放射线照射治疗的患者，因唾液分泌减少而发生猖獗龋。治疗某些心脏病的抗副交感神经药物也可以减少唾液的分泌而引起龋的发生。

## 四、思政融入点

1. 教学步骤

（1）导入新课：通过真实案例导入，引导学生了解新冠病毒感染者的唾液中存在病毒，引出唾液腺的作用和重要性。

（2）讲解内容：通过多媒体资源，让学生了解唾液腺的基本结构和功能，以及新冠病毒在唾液腺中的生存和繁殖情况。

（3）小组讨论：分组探讨唾液腺成为新冠病毒"蓄水池"的原因和影响，以及唾液腺作为病毒传播"受累者"的角色和影响。

（4）案例分析：通过分析真实案例，让学生了解如何采取有效的预防措施，减少病毒传播的风险。

（5）总结评价：通过小组展示和评价，总结本节课的学习效果和收获，强调正确的价值观和健康观念在生活中的重要性。

2. 教学方法

（1）多媒体教学：利用图片、视频等多媒体资源，让学生直观了解唾液腺的结构和功能，以及新冠病毒在唾液腺中的生存和繁殖情况。

（2）小组讨论：分组探讨相关问题，培养学生的批判性思维和科学探索精神。

（3）案例分析：通过分析真实案例，让学生了解应对策略和预防措施，提高实际应用能力。

（4）教师引导：教师适当引导和启发，帮助学生解决问题和学习新知识。

（翟莎菲，王诗维）

# 案例三　俞光岩——重症干眼症患者的福音

## 一、教学目标

### （一）知识目标

（1）掌握唾液腺的一般组织学结构；

（2）掌握三大唾液腺的组织学特点；

（3）熟悉唾液腺及小唾液腺的分布；

（4）了解唾液腺的功能。

### （二）思政目标

通过引入俞光岩教授的事迹，让同学们都要像俞教授一样时刻保持好奇心，勇于探索。

## 二、案例

干眼症是指由多种因素所导致的、以眼睛干涩为主要症状的泪液分泌障碍性眼病。常见症状包括眼睛干涩、容易疲倦、眼痒、异物感、痛灼热感、分泌物黏稠、怕风、畏光、视物模糊、视力波动、对外界刺激很敏感；有时眼睛太干，基本泪液不足，反而刺激反射性泪液分泌，而造成常常流泪；较严重者眼睛会红肿、充血、角质化、角膜上皮破皮而有丝状物黏附，这种损伤日久则可造成角结膜病变，并会影响视力。重症干眼症患者非常痛苦，一点眼泪都没有，眼睛畏光、怕风、干疼，需要不停地点眼药水，一些患者甚至产生轻生的念头。一直以来，重症干眼症的治疗都是个世界性难题。

北京大学口腔医学院口腔颌面外科教授俞光岩给重症干眼患者带来了希望。俞光岩教授的主要研究方向是唾液腺疾病诊治，起先主要是唾液腺肿瘤的研究，一次偶然的机会，俞教授关注到干眼症患者群体，便决定致力于为重症干眼症患者解决痛苦。

20世纪50年代，苏联专家提出腮腺导管转移的方法，但因腮腺分泌受神经支配，进食时大量流泪，这个方法不得已作罢。80年代后期，欧洲专家首先采用血管化下颌下腺移植来治疗重症干眼症，将下颌下腺连同血管和导管游离以后移植到颞部，用移植下颌下腺分泌的唾液替代泪液，部分解决了重症干眼症的治疗难题。1998年，俞光岩和他的团队在动物实验的基础上，将该技术应用到临床。但是传统的治疗技术容易出现术后并发症。在移植后早期，腺体出现休眠期，液体分泌减少，可能导致导管阻塞；移植后远期，移植腺体分泌过多，可能造成泪溢。腺体移植手术成功只是完成了干眼治疗的一半，另一半则是术后移植腺体分泌功能的调控。针对这些临床问题，俞光岩和他的团队进行了临床与基础紧密结合的转化医学研究。

移植后的下颌下腺因为失去神经支配，分泌机制发生改变。前三个月会出现休眠期，液体分泌少，产生导管阻塞的风险，找到打开移植腺体分泌的"阀门"非常重要。人在吃辣椒的时候唾液和泪液的分泌明显增多。根据日常生活中的经验，俞光岩让病人口含辣椒水，通过测试发现辣椒确实会增加移植腺体的分泌，而这正是辣椒中的主要成分辣椒素发挥的作用。

此后俞光岩找学生帮忙从国外引入含有辣椒素的霜剂，这种霜剂原本是用于膝关节炎止痛的，俞光岩将其用于移植腺体表面皮肤涂抹，移植腺体分泌增加，休眠期移植腺体分泌减少的问题得到缓解。与此同时，他们还发现与唾液分泌相关的M受体激动剂卡巴胆碱对促进失神经支配唾液腺分泌有更强的作用，通过动物实验和临床研究，这一发现得到证实。临床研究结果表明，移植腺体进入休眠期后，没用辣椒素时分泌液很少，用药后通常能达到每5分钟5 mm以上；而卡巴胆碱作用更强烈，注射后眼泪就哗哗地流出来了。研究数据显示，没有采取干预手段前，导管阻塞的发生率为18%，用了这些干预方法后下降为6%。休眠期问题解决后，俞光岩及其团队发现，腺体移植后远期还可能会出现泪溢的现象。

传统的下颌下腺移植手术都是下颌下腺整体移植，"但实际上，眼睛湿润不需要那么多的分泌液。如果下颌下腺功能正常，三分之一的下颌下腺就够用了。"俞光岩介绍。对于下颌下腺移植以后出现的泪溢，传统的处理方法是进行二次手术，切除部分腺体，减小腺体体积，减少泪液的分泌量。为避免二次手术，俞光岩提出了"部分下颌下腺移植技术"，对于容易发生术后泪溢的患者，在移植手术的时候，就去除部分腺体，这样因泪溢而进行的二次手术率从80%下降到30%。

经过临床研究发现，运动增加和温度升高都会导致移植腺体分泌过多。俞光岩和他的团队发现，腺体局部注射肉毒毒素，可以在一段时间内减少移植腺体的分泌，解决因夏季气温高腺体分泌过多的问题；移植腺体表面局部涂抹改良的阿托品凝胶，可以在数小时内减少腺体分泌，解决短期运动时腺体分泌过量的问题。

在重症干眼症的治疗过程中，俞光岩和他的团队不断探索，针对腺体移植后出现的不同情况，摸索并制定了一套较为完善的应对策略，形成临床处理常规，让手术成功率和患者满意度均有显著提升。

## 三、专业知识

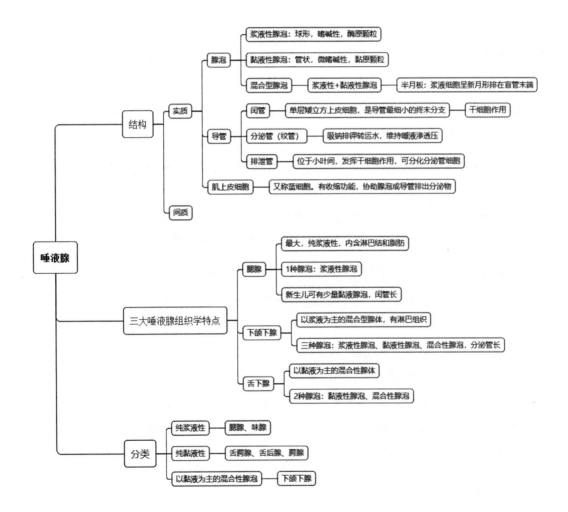

## 四、思政融入点

唾液腺的基本功能是分泌唾液，可有几个人曾想过用它来代替泪腺呢？俞教授及其团队致力于研究唾液腺移植治疗重症干眼症，在面对一个个问题时不停地找方法，找突破口。也正是俞教授这种精益求精的精神，使得我们的重症干眼症患者看到了曙光，看到了希望。俞教授时时刻刻把患者放在首位，医者仁心。

俞教授认为，医生是一个很高尚的职业，患者把健康乃至生命交给我们，是对我们的高度信任，我们不能辜负患者对我们的信任。无德不为医，为医必厚道。俞教授在以身作则的同时，还希望能把知识技术毫无保留地传给学生们。同时，俞教授认为更重要的是医德的传承，他希望学生能以病人为中心，为病人考虑。由此可见，医德的传承和医疗技术的传承是一样重要的。

（张丽慧）

## 参考文献

[1] VALSTAR M H, de BAKKER B S, STEENBAKKERS R J H M, et al. The tubarial salivary glands: a potential new organ at risk for radiotherapy[J]. Radiother Oncol, 2021, 154: 292-298.

[2] 医学顾事 . 发现人类新器官：管状唾液腺 [EB/OL] (2020-11-9). https://k.sina.com.cn/article_5895622040_15f680d98020010kpk.html.

[3] 新浪科技 . 新的器官？荷兰研究者在鼻咽后部发现此前未知的唾液腺 [EB/OL] (2020-10-21). http://news.jstv.com/a/20201021/1603270337441.shtml.

[4] 高岩 . 口腔组织病理学 [M].8 版 . 北京：人民卫生出版社 ,2020.

[5] 张卓宇，撒国良，魏泽全，等 . 唾液腺：新型冠状病毒的 " 蓄水池 " 和 " 受累者 "[J]. 中国口腔颌面外科杂志 ,2020,18(06):486-489.

[6] 俞光岩，宿骞，张艳，吴立玲 . 唾液腺疾病与全身系统性疾病的相关性 [J]. 北京大学学报 ( 医学版 ), 2023, 55 (01): 1-7.

[7] 郑志祖，刘璐，张依琳 . 用 " 口水 " 替代 " 泪水 "，师徒两代致力解决重症干眼症难题 [EB/OL] (2022-08-20). https://cj.sina.com.cn/articles/view/5044281310/12ca99fde02001vmf6.

# 第二篇　口腔病理学

# 第七章　牙发育异常

## 一、教学目标

### （一）知识目标

（1）掌握牙结构异常；

（2）熟悉牙形态异常；

（3）了解牙体数目异常和大小异常、牙其他异常。

### （二）能力目标

在临床诊疗过程中能辨别常见的牙发育异常。

### （三）素质目标

通过学习牙发育异常的常见病因，培养学生在诊疗过程中科学规范进行宣传和操作的严谨态度。

## 二、教学内容

（1）牙数目异常和大小异常；

（2）牙形态异常；

（3）牙结构异常；

（4）牙其他异常。

## 案例一　预防龋病与氟中毒：氟化物，天使还是恶魔？

### 一、教学目标

#### （一）知识目标

让学生了解氟牙症的成因、症状、病理表现和危害。

#### （二）思政目标

（1）培养学生关注民生问题、积极参与社会实践的意识；

（2）提高学生运用思政理论分析问题的能力。

## 二、案例

### （一）案例背景

某地属于我国的高氟地区，当地居民氟牙症患病率较高。氟牙症给当地居民的生活带来诸多不便，影响了他们的口腔健康和心理健康。同时，氟牙症还可能导致当地儿童生长发育受到影响，影响他们的学习和生活。

### （二）案例内容

说起"氟"，很多人对它又爱又恨，因为它是一把双刃剑。很多人谈"氟"色变，一个重要的原因就是慢性氟中毒，氟中毒的一个主要的临床表现就是氟斑牙。

氟牙症（dental fluorosis）又称斑釉牙，是牙齿发育时期人体摄入氟量过高所引起的特殊型牙齿釉质发育不全，临床主要表现为釉质出现着色的斑块和缺损，严重影响患者的口腔健康和生活质量。饮用水是摄入氟的一个最大来源，水氟摄入是按人的年龄、气候条件以及饮食习惯而综合决定的。所以饮水高氟区是氟斑牙的高发区。在高氟地区，由于饮用水源中含有过量的氟化物，导致许多儿童和青少年患有氟牙症。早在三国时期，著名的"竹林七贤"之一嵇康就在他的《养生论》中描述过一种特殊的地域现象，叫"齿居晋而黄"；山西人也就和这笔记记载在一起，形成了世界上对氟牙症最早的认知历史。

氟化物预防龋病，是20世纪口腔预防医学对人类最伟大的贡献之一。氟广泛地存在于自然界中，是人体健康所必需的一种微量元素，适量的氟化物可通过降低釉质脱矿和促进釉质再矿化以及对微生物产生作用而达到预防龋病的目的。

氟化物防龋可以分为全身应用和局部应用。其中全身应用最经典的方法是调节饮水中的氟化物浓度；牙齿局部应用氟化物，用一种含氟的物质，对每一颗牙齿表面进行氟化处理。这是一种预防龋齿非常有效的方法，它早在国外就开展多年，已成为一种常规的儿童牙齿保健方法。几种常用的局部用氟物品包括含氟牙膏、含氟漱口水、含氟凝胶、含氟泡沫与含氟涂料等。牙齿涂氟，就是将带有果味的氟化物涂到牙齿表面，氟化物可抑制口腔中的细菌生长，同时阻止它们对牙齿、齿缝中的残余食物进行发酵，很短的时间就让牙齿表面形成了保护层，像面膜一样。婴儿牙齿萌出后至6岁乳牙，患龋风险较高。考虑到年龄太小的孩子难以配合，我国《儿童口腔保健指导技术规范》建议3岁开始涂氟，每年2次，龋高危儿童可以增加涂氟次数。

### （三）讨论问题

（1）涂氟安全吗，会不会氟中毒？

目前针对幼儿涂氟的材料是果味氟保护漆，涂果味氟保护漆是目前唯一推荐在临床中使用的介入性预防方法。其优点是：氟浓度适宜、味道容易被儿童接受、仅需 60 秒就能在牙面形成保护膜，不会担心有多余的氟被儿童吞咽，因此涂氟治疗安全有效，不会造成孩子氟中毒。

（2）涂氟会不会造成氟斑牙？

氟斑牙与饮用水中氟含量过高有关，饮水的适宜氟浓度一般应保持在 0.7~1.0 mg/L。在牙齿发育期长期饮用高浓度氟化饮水，会引起氟斑牙，而定期定量局部外用氟化制剂则不会造成氟斑牙。

## 三、专业知识

氟斑牙的临床表现可有很大不同。病变轻者牙釉质上出现无光泽的白色斑点、斑块或条纹；中等程度者病变区呈黄色、棕色、黑色，可伴有程度不同的牙釉质形成障碍，牙面上出现不规则凹陷；再严重病例，窝状凹陷相互融合，牙正常形态丧失。

形态学观察氟斑牙牙面显示，发育不全使釉面横纹中断，在发育缺陷区牙面上可见清楚的釉柱末端。镜下可见牙釉质矿化不良，尤其是在釉柱之间及有机物较多的薄弱处。但牙釉质表层过度矿化，釉柱方向不规则，釉牙本质界的弧形结构较正常牙更加明显。表层钙化良好，其深入的表层下区存在弥漫性的矿化不良。

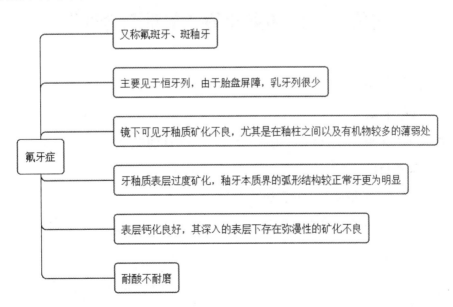

氟牙症
- 又称氟斑牙、斑釉牙
- 主要见于恒牙列，由于胎盘屏障，乳牙列很少
- 镜下可见牙釉质矿化不良，尤其是在釉柱之间以及有机物较多的薄弱处
- 牙釉质表层过度矿化，釉牙本质界的弧形结构较正常牙更为明显
- 表层钙化良好，其深入的表层下存在弥漫性的矿化不良
- 耐酸不耐磨

## 四、思政融入点

### （一）教学内容

（1）氟牙症的成因和症状：当地氟牙症患病率较高的原因，如含氟水源、土壤等。

（2）氟牙症的危害：影响居民口腔健康、心理健康和生长发育等方面。

（3）国家政策及应对措施：国家对高氟地区居民的关注，提供免费治疗、改水降氟等措施。

（4）思政理论分析：从人民群众利益、民生问题和国家政策等方面进行分析。

### （二）教学过程

（1）教师通过讲解、演示等方式让学生了解氟牙症的成因、症状和危害。

（2）学生分组讨论，分析当地氟牙症患病率较高的原因，以及氟牙症对居民生活的影响。

（3）学生结合国家政策及应对措施，讨论如何解决氟牙症问题，保障人民群众的生活和健康。

（4）学生运用思政理论分析氟牙症问题，培养关注民生问题、积极参与社会实践的意识，提高运用思政理论分析问题的能力。

（5）讲授氟斑牙时，注意培养作为临床医生除了应有的诊疗能力外还需要具备的严谨科学的科普精神，做好预防保健工作。

# 案例二　四环素牙的"前世与今生"

## 一、教学目标

### （一）知识目标

了解四环素牙的病因、特点、形态，掌握四环素牙的病理改变。

### （二）思政目标

（1）培养学生的健康意识和责任感；

（2）培养学生的诚信和道德观念。

## 二、案例

### （一）案例背景

四环素牙是一种常见的口腔疾病，主要是由于孕妇在怀孕期间服用了四环素类药物导致的。四环素牙的症状包括牙齿变色、缺损和脱落等，严重影响患者的口腔健康和生活质量。近年来，随着医疗技术的不断发展，四环素牙的治疗方法也不断改进，但预防仍然是最重要的措施。

### （二）案例内容

在以唇红齿白、笑容爽朗为美的今天，如果还有人坚持笑不露齿，很可能并不是出于对传统的认可，而是源于一口丑牙。或许是无奈继承了亲代的遗传基因，导致牙齿不整齐。或许是孩提时期贪吃甜食疏于护理，落下蛀牙、龋齿等口腔疾病。又或许是一种既非先天因素也非个人主动造成的特殊牙病——四环素牙。四环素牙形成初期呈黄色，在阳光照射下会呈现出明亮的荧光黄。之后则像浸染过黄灰色染缸一样，逐渐由黄色转变为棕褐色或浅灰色。而且牙齿颜色深浅不一，通常表现为前牙比后牙显色深、乳牙比恒牙显色深。目前在医学治疗上也只能改善，暂无法完全复原。四环素牙给患者留下了不美好且难以磨灭的个人印记，同时也给他们长期以来的生活和工作造成了极大的困扰。三四十年前，我国医疗体系正值市场化改革与发展阶段，在取得一些成绩的同时难免也走了不少岔路。例如大部分地方性医疗机构未针对患者的病症用药，一概采用抗生素予以治疗。抗生素曾经如同"万能药"般存在于家家户户的备用药箱里，造成延续将近二十年的抗生素大规模滥用现象，而当时的主角正是四环素类抗生素。

自四环素在1948年开始应用于临床治疗后很快也被引入中国。四环素对当时许多难以治愈的疾病都展现出十分惊人的治疗成效。比如通过蚊蝇传播的恶性疟疾，患者在服用四环素药物4天后即可明显好转；当年击溃拿破仑大军的斑疹伤寒也终于在100多年后问世的四环素应用下得到预防与治疗；它还可用于兽医临床上治疗肠道多种病原菌的感染，显著提升了畜禽存活率和畜牧业的经济效益。如此神奇的药物，其作用机理其实并不复杂。它与特定病菌内核糖体专一性结合，从而阻碍菌体蛋白质的合成过程，抑制病菌的增殖或致使病菌死亡。四环素抗菌谱覆盖面广，价格低廉，疗效显著。在20世纪60年代进入中国市场后得到人们近乎疯狂的追捧与依赖。然而四环素治愈光环背后的魔鬼也很快露出了真面目。早在四环素面世之初，法国微生物学家安德就对这种药物心存质疑。1956年，他给妊娠期的哺乳动物注射用氚标记的四环素，追踪发现四环素竟可以突破胎盘屏障到达胎儿的骨骼中。虽然这一发现让生物学家们大吃一惊，但当时并没有证据表明这种机制是否有害。后来贝维兰特等人通过进一步实验证明了四环素会抑制骨骼的形成。尤其在牙发育时期容易影响牙组织的钙化，也就表现为牙着色和发育不全。这时四环素的副作用初现，才开始引起医学界的警惕与研究。四环素对牙的主要影响是着色。在牙发育矿化期即怀孕中后期、婴儿期和 8 岁以下，服用的四环素族药物可被结合到牙组织内使牙着色。这是因为四环素族药物进入人体后容易在牙本质和牙釉质中形成坚固的四环素钙复合物。

四环素另一项恶行是使牙釉质发育不全。这与牙釉质本身的结构有关，在牙釉质严重发育不全而完全丧失时，着色的牙本质明显外露；牙釉质如果轻度发育不全，丧失透明度而呈白垩色时，则可遮盖着色的牙本质，反而使牙色接近正常。而四环素族本身有颜色（如四环素呈浅黄色，去甲基金霉素呈镉黄色，土霉素呈柠檬黄色），在日光或紫外线下也会促使四环素降解变色。虽然在四环素问世不足十年就有国外科学家逐渐探明其治愈背后的深渊，并发出警告，但我国直到 20 世纪 70 年代中期出现较大规模的青少年恒牙变色案例，部分一线城市医疗机构才开始聚焦于其滥用危害。随即开展借鉴国外四环素研究经验的学习，和基于本地病患的药物引发牙齿病变的关系调查。1980 年，大连市口腔医院联合大连市第三人民医院进行了局部青少年人群中四环素药物诱发牙齿病变的普查与分析，推算出易患病人群的年龄分布。这一结果的得出晚了二十年，也酿造了我国六七十年代出生的一代人的悲剧。我国对于其他种类抗生素的预防意识也是在出现了大规模的疾病现象之后才开始觉醒的。其实早在抗生素时代到来之初，其发现者弗莱明就已预示到它隐藏的风险。"当任何人都可以在商店买到青霉素的时候，也许就是麻烦到来之时。"亚历山大·弗莱明在接受其所发现药物的诺贝尔奖时如此警告。

20 世纪 80 年代后，随着抗生素滥用问题恶化，我国卫生行政部门和医药监管部门采取了积极的举措。比如颁布法规严格规范抗生素的销售，加强抗菌药物不良反应的监测，同时加大对群众基础医药知识的科学普及。在各方各界的努力下，21 世纪以来我国抗生素滥用问题得到有效控制。然而历史总会重复上演。人们躲过了直接用于人体本身的抗生素处方药，却逃不过从食物中间接摄入的抗生素。饲用抗生素被添加到畜禽饲料中能提高种畜的抗病能力和食欲，同时也催生了恶果。从药理上说，动物食用的抗生素可以通过代谢排出体外。但动物死亡后则无法再进行代谢，多余的抗生素就会滞留在体内造成兽残。人处于食物链顶端，食用大量含有兽残抗生素的食物并在体内富集，在不知不觉中成为了隐形受害者。本以为丑陋的四环素牙终于灭绝，近几年一则新闻又重新让这个让人厌恶的名词出现在大众眼前。一位孕妇怀孕期间谨慎小心地未服食任何药物，所生的婴儿却长出黄黄的四环素乳牙。罪魁祸首竟然就是平日吃的肉类制品和蛋类制品。食物中的残留四环素进入孕妇体内，再经由胎盘传递到胎儿中，致使婴儿无辜患病。一个本该纯净的生命还没降临世上就已经遭受到四环素的荼毒，不禁令人唏嘘。这也促使我们反思以四环素为代表的抗生素群对人类影响之深远。当年科学家以天使之心制造的药物却同时拥有恶魔的一面。肇始于科学，亦当谋断于科学。未来科学一定也有办法控制甚至消除这一半的恶魔。

## 三、专业知识

在牙发育期，全身性应用四环素可导致药物在牙硬组织和骨组织中沉积形成四环素牙。受累牙萌出时呈亮黄色，暴露于光线后四环素氧化，颜色逐渐变深，呈棕褐色或深灰色，颜色的转变缓慢，并受阳光促进，故前牙的唇面颜色先变深。在受累牙的磨片上，沿牙本质生长线有黄色的色素条带，四环素还可沉积于牙釉质和牙骨质，但牙釉质中有四环素条带者少。

四环素色牙的变色程度受摄入四环素的剂型、剂量、时间和患者年龄的影响。只有在牙的发育期摄入四环素才可导致四环素牙。四环素可通过胎盘屏障，如果在胚胎29周至胎儿出生之间任何时候摄入药物，可导致乳牙的变色。而从出生至8岁之间摄入四环素，可导致恒牙变色，故在此期间特别要注意慎用四环素。如果在婴儿早期摄入四环素，色素沉积于近釉牙本质界的牙本质，此时牙面外观着色较深。如果在牙冠已形成后摄入药物，四环素局限于牙根，临床上看不到变色。

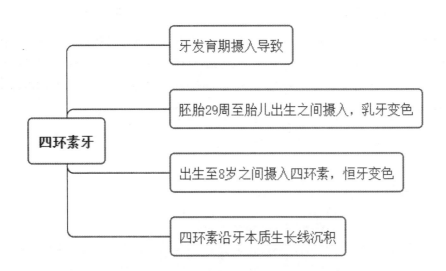

## 四、思政融入点

**1. 引入话题**

介绍四环素牙的背景和危害，引导学生了解该疾病的严重性和预防治疗的重要性。

**2. 专业知识讲解**

讲解四环素牙的成因、病理表现。

**3. 案例分析**

介绍一些四环素牙的案例，介绍四环素牙在孕妇中的影响，引导学生关注弱势群体的健康问题，培养他们的社会责任感和同情心。引导学生分析原因、讨论预防和治疗方案，培养他们的分析问题和解决问题的能力。讲授四环素牙时，引导同学们注意规范诊疗行为，合理用药，综合考虑医源性伤害，培养爱伤意识。通过组织小组讨论或案例分析，培养学生的团队合作和沟通能力，提高他们的综合素质。介绍四环素牙的成因和研究进展，引导学生理解科学思维和方法，培养他们探索和发现问题的能力。通过讲解医生职业道德和患者知情同意权等知识，培养学生的诚信和道德观念。最后，对本节课的知识点进行总结反思，培养他们的健康意识和责任感，同时强调诚信价值观在未来的学习和工作中的重要性。

（翟莎菲，王诗维）

## 参考文献

[1] 于世凤.口腔组织病理学[M].7版.北京：人民卫生出版社,2012.

[2] 高岩.口腔组织病理学[M].8版.北京：人民卫生出版社,2020.

[3] 癌图腾.四环素——杀戮病原菌的医学“功臣”,悄然成为了超级细菌的孵化器[EB/OL]
(2018-4-22).https://mp.weixin.qq.com/s?__biz=MzA3MTg1OTM3MQ==&mid=2649965094&idx-
=2&sn=5106c3a86db4cb4c8433e8734db75a46&chksm=8720cfe2b05746f425eb3f65a84c005d-
33c0691ec98e4d4d7af94140f7a33eaa54fb34f5744d&scene=27.

# 第八章 龋病

## 一、教学目标

### （一）知识目标

（1）掌握牙釉质龋、牙本质龋和牙骨质龋的病理变化，牙本质龋的发展过程；

（2）熟悉龋病的病因和发病机制中的四联因素学说；

（3）了解龋病的病因和发病机制中的其他学说。

### （二）能力目标

能够联系牙釉质龋和牙本质龋的发展过程，理解抽象的脱矿和再矿化的抽象概念在显微镜下的微观表现，培养学生具备见微知著的分析能力。

### （三）素质目标

以龋病发展过程为主线，感悟不同牙体组织形态特征对应的病理表现特点，培养学生具备理论联系实际的能力。

## 二、教学内容

（1）龋病的病因和发病机制；

（2）龋病的病理变化。

# 案例一　祖国医学对龋病的认识和防治

## 一、教学目标

### （一）知识目标

（1）了解龋病的病因和发病机制；

（2）掌握龋病的病理改变。

### （二）思政目标

（1）了解祖国医学对龋病的认识和防治方法；

（2）理解祖国医学的理论体系和思想方法；

（3）培养学生的民族自豪感和科学精神，激发对祖国医学的热爱和探索精神。

## 二、案例

### （一）案例背景

龋病是一种常见病、多发病，广泛存在于世界各民族中。世界卫生组织将龋病列为危害人类的三大疾病之一，任何年龄、性别、种族、地区、职业的人群均可受到龋病的侵袭。人类对龋病的认识历史悠久。我国的祖国医学很早就对龋病的认识和防治有所记载。祖国医学，即中国传统医学，拥有悠久的历史和独特的理论体系。龋病是口腔最常见的疾病之一，祖国医学对其有着深入的认识和丰富的防治方法。本案例将探讨祖国医学对龋病的认识和防治方法，培养学生的民族自豪感和科学精神。

### （二）案例内容

三千多年前的殷墟甲骨文（公元前 1324 年—公元前 1269 年）中就有龋病的记录，象形文字"虫"和"齿"合并组成"龋"字。公元前 475 年—公元前 221 年的战国时代，《黄帝内经》中提出用针刺的方法治疗龋病引起的疼痛。司马迁在《史记·扁鹊仓公列传》中记载了西汉名医淳于意（即仓公）以针灸法和苦参汤漱口治愈了齐中大夫的龋齿病。古时候的医疗以汤剂为主，针灸经穴为辅，治疗牙痛的方剂有不少，比如清胃散、玉女煎。清胃散主治胃火炽盛，上攻牙齿的牙痛，玉女煎主治胃阴虚牙痛。东汉名医张仲景曾在其著作《金匮要略》中提出缓解牙疼的药方："以雄黄、葶苈，上二味，末之，取腊日猪脂溶，以槐枝绵裹头四五枚，点药烙之。"这就是补龋齿的材料。

值得一提的是，古人早已经知道刷牙可以保护牙齿。牙刷还未发明之时，他们用手指蘸盐水或者草药，清洁自己的牙齿。到了宋朝时期，古人才发明出牙刷，即在一根小木棒上绑上一些牛尾毛。明朝人在此基础上进一步改良牙刷，将牛尾毛换成了清洁效果更强的猪鬃毛，这就是现代牙刷的雏形。

龋病在其他国家的发病历史也是很早的。如在英国发现的新石器时代（公元前 3000 年—公元前 2500 年）人的头颅上，有 2.9% 的头颅上见到龋齿。早期西方对龋病的治疗多是针对其继发病即牙髓病引起的疼痛，如有用缓泻剂、止痛药治疗牙痛的记载。唐代于公元 659 年颁行的药典《新修本草》中载："以白锡和银薄（即银箔）及水银合成之"，制成银汞合金，用以"补牙齿缺落"，"凝硬如银"，可见我国古代的牙科治疗技术非常先进。这是我国和世界上最早的银汞合金补牙术，欧洲直到 19 世纪才掌握银汞合金补牙术，比我国晚了 1000 多年。大诗人陆游在《岁晚幽兴》里说"卜冢治棺输我快，染须种齿笑人痴"，并且自己注释"近闻有医，以补坠齿为业者"，可见南宋时期已经有专门从事镶牙的医生了。那时候的镶牙技术有多高明呢？公元1137年（南宋绍兴七年）楼钥著《玫瑰集·赠种牙陈安上文》说道："陈氏术妙天下，凡齿之有坠者，易之一新，才一举手，便使人保编贝之美。""齿若编贝"是古人对牙齿的一种高度赞美，这位陈牙医能把假牙修复做到"保编贝之美"的程度，当时的镶牙技术之高明，可见一斑。

中国古人都是怎么看牙的？中国第一部医学典籍《黄帝内经》记载了很多药物的使用方法，也为治疗牙痛开出了第一味药物——花椒。《史记·扁鹊仓公列传》中关于仓公的记载说道："齐中大夫病龋齿，臣意灸其左大阳明脉，即为苦参汤，日嗽三升，出入五六日，病已。得之风，及卧开口，食而不嗽。"翻译一下，就是齐国中大夫得了蛀牙，哼哼唧唧快活不下去了，仓公为他针灸，并且调制了苦参汤，每天用三升漱口，过了五六天就不疼了。他的病因是睡觉时张着嘴，吃完饭还不漱口。仓公，本叫淳于意，是西汉的一名医家，《史记》记载了他的二十五例医案，称为"诊籍"，是中国现存最早的病史记录。华佗以外科手术闻名于世，并创造了麻沸散，这为口腔科手术奠定了基础。东汉末年，医圣张仲景就在《金匮要略》中提到关于治疗小儿龋齿痛的论述："小儿疳虫蚀齿方"，其处方为"雄黄、葶苈，右二味，末之，取腊日猪脂溶，以槐枝绵裹头，四五枚，点药烙之"。雄黄含有砷剂，张仲景应该是用它使牙髓失活，免除疼痛的。而欧洲用砷剂治疗牙髓炎时却已是19世纪的事儿了，可见我国古代的牙科治疗技术是先进的。

### 三、专业知识

细菌、食物、宿主共同作用于牙，导致牙无机物脱矿、有机物分解而形成龋。绝大部分龋由牙釉质龋开始，其组织病理形态以平滑面龋为代表，牙釉质中有机物含量非常少，故基本病理变化由脱矿和再矿化共同作用所致。牙本质中由于存在较多的有机物和牙本质小管，故牙本质龋中存在有机质分解，细菌沿牙本质小管侵入导致病变进展较快，病变中可同时看到无机物和有机物的变化。牙骨质也含有较丰富的有机质，发生牙骨质龋时无机物、有机物都发生改变，并且牙骨质较薄，故病变进展较快，很易导致牙骨质崩解。

### 四、思政融入点

（1）祖国医学对龋病的认识：介绍祖国医学对龋病的病因、病机和预防方法的认识。让学生了解祖国医学在龋病防治方面的独特见解和理论贡献。

（2）祖国医学的防治方法：阐述祖国医学提出的龋病防治方法，如饮食调理、药物治疗、口腔卫生习惯等。让学生了解祖国医学在龋病防治方面的具体措施和方法。

（3）民族自豪感和科学精神的培养：通过案例分析、小组讨论等方式，让学生了解祖国医学对龋病的独特认识和防治方法，培养民族自豪感。同时，引导学生了解科学精神和探索精神的重要性，激发对祖国医学的热爱和探索精神。

# 案例二　哲学规律在龋病病因学研究中的体现

## 一、教学目标

### （一）知识目标

了解龋病的发病机制。

### （二）思政目标

提高学生的哲学素养、科学素养和综合素质，培养具有创新精神和实践能力的优秀人才。

## 二、案例

### （一）案例背景

龋病是一种常见的口腔疾病，其病因复杂，包括细菌、口腔环境、饮食习惯等多种因素。在龋病病因学的研究中，哲学规律提供了重要的指导思想和方法论，帮助研究者深入探究龋病的本质和规律。

### （二）案例内容

1.唯物论在龋病病因学研究中的体现

唯物论认为物质是客观存在的，龋病的发生与发展也受到客观物质因素的影响。在龋病病因学中，细菌是导致龋病发生的重要因素之一。口腔中的变形链球菌、放线菌等细菌在适宜的条件下会黏附在牙齿表面，形成生物膜，进而产酸，导致牙体硬组织脱矿，形成龋洞。因此，唯物论在龋病病因学研究中表现为对细菌等客观物质因素的重视和研究。

2.辩证法在龋病病因学研究中的体现

辩证法认为事物之间存在矛盾和相互作用。在龋病病因学中，口腔环境与饮食习惯等是影响龋病发生与发展的重要因素。口腔环境的温度、湿度、唾液成分等都会影响细菌的生长和繁殖，而饮食习惯则会影响口腔环境的酸碱度和细菌的种类和数量。因此，辩证法在龋病病因学研究中表现为对各种因素之间相互作用的探究和分析。

3. 认识论在龋病病因学研究中的体现

认识论认为人类的认识是在实践基础上不断发展和深化的。在龋病病因学中，人们对龋病的认识经历了漫长的实践和研究过程。从最初的单一细菌因素到现在的多因素病因学模型，人们对龋病的认识不断深化。同时，随着科学技术的发展和应用，人们对龋病的检测和防治方法也不断改进和创新。因此，认识论在龋病病因学研究中表现为对实践的重视和对知识的不断深化和完善。

4. 否定之否定规律在龋病病因学研究中的体现

人类对龋病病因的认识是一个不断深入的过程，经历了古代、近代以及现代三个阶段。回顾整个龋病病因学的研究史，可以发现处处都体现了哲学中的否定之否定规律。每一种理论都经历了肯定—否定—否定之否定这三个阶段所形成的周期，一个周期的终点又是下一个周期的起点，由此循环往复，乃至无穷。

5. 科学发现的方法论在龋病病因学及发病机理研究中的体现

对龋病的病因学及发病机理的研究过程中体现着科学方法论问题，体现着对科学研究方法的哲学概括。在自然科学尚处于萌芽时期，亚里士多德依据古代天文学和几何学的研究方法提出过"归纳—演绎"程序用以表示科学认识的过程。他认为科学研究需从现象出发上升到一般原理然后再回到观察。这相当于从要解释的现象中归纳出解释性原理，然后再从包含这些原理的前提中演绎出关于现象的陈述。近代自然科学产生后，培根提出了经验归纳方法论，而笛卡儿提出了理性演绎方法论。这两种影响颇大的科学方法论流派虽然都有局部的合理性，但在总体上是失之偏颇的。综观 Miller 经典的化学细菌学说体系，从病因论的发展过程中，我们可以看出其体现着归纳—演绎方法论的基本点。它包含如下三个要点：

（1）科学研究开始于观察。在这一点上，Miller 学说体系中所获得的大量经验事实和科研观察结果是科学研究的基本素材，是科学发现的基本点。

（2）归纳方法是从经验事实中发现普遍原理的基本方法。虽然归纳方法本身是一种推理，但是通过改进归纳程序依然可得出有科学意义的结果。Miller 学说通过分析归纳得出细菌是龋病的始动因子。

（3）理论的确认是在演绎结论与经验事实的对照中实现的。通过对大量经验事实的归纳总结提出假说，即演绎结论，进而运用假说对经验事实进行解释，即理论的确认。

Miller 细菌病因论正是结合当时科学技术发展水平提出的，此后又不断得到新的现象和事实的验证。然而，Miller 学说在龋病发病机理的研究方面，则只看到细菌 "产酸脱矿" 这一表象，忽视了在这一表面现象下可能蕴藏着更不易被人理解和认识的其他因素及机理，不能解释许多新的现象和事实，表现出对自然现象解释的不完整性，即演绎结论与经验事实的非完全吻合，显示出理性演绎的不足。在这一点上，黄力子教授通过对新现象的分析，特别是生物电因素的参与对龋病造成的影响，结合多学科理论，从另一个全新的角度提出了 "龋病发病机理的生物电化学理论" 这一新假说。这一理论是在肯定 Miller 关于龋病化学细菌学说的病因论基础上，针对龋病这一特殊病变形式的发病机理所提出的新假说。假说在科学发展中有重要作用，它是推动科学进步不可缺少的思维形式。恩格斯说："只要自然科学在思维着，它的发展形成就是假说。" 由此可见，归纳和演绎正如分析和综合一样，是必然相互联系着的。不应当顾此失彼，失之偏颇。应当把每一个都用到该用的地方，而要做到这一点，就只有注意它们的相互联系，相互补充。因此在自然辩证法中，科学方法论是一个由各种方法相互补充的有结构的整体，它揭示各种研究方法的特点、适用范围及各种方法之间的联系。同时以实验和假说相结合为中心的辩证综合的方法论是科学方法论的基本理论。实验是证明因果性、必然性的有力手段，而假说则是自然发展的主要形式。一个新的事实被观察到了，它就使得过去用来说明和它同类的事实的方式不中用了，进一步的观察会使这些假说纯化。取消一些，修正一些，直到最后纯粹地构成定律。这样，通过实验收集事实，通过假说逼近本质，再通过实验检验假说，就成为科学方法论的主要环节。它对我们今后的科研工作有极大的启发。

## 三、专业知识

对龋病的病因、发病机制的研究经历了长期、复杂的探讨过程，相继有很多学者提出了各种学说。早期龋病病因理论大致可分为两大类，包括内源性理论和外源性理论。内源性理论认为龋病是由于牙内部的变化造成的，主要有体液学说、磷酸酶学说、结构论等。外源性理论认为龋病的发生主要是由外界因素所致，主要有化学酸学说、寄生腐败学说、蛋白溶解学说、蛋白溶解 - 螯合学说、化学细菌学说等。20 世纪 60 年代初，Keyes 提出了三联因素学说。其主要观点为，龋病是由细菌、食物、宿主三个主要因素相互作用产生的，即龋病发生要求有口腔致龋菌群的作用、蔗糖等适宜底物、敏感的宿主，在三种因素并存的前提下龋病才有可能发生。目前认为，龋病是由多种复杂因素所致的疾病，但细菌、食物、宿主三大因素是必不可少的。上述细菌和菌斑、食物、宿主三大因素构成了现代龋病发病理论的基本框架。由于龋病是一种慢性进行性疾病，从早期龋至临床可见的龋洞需要相当长的时间，所以即使致龋菌、可产酸的代谢底物、易感牙三者同时存在，龋病也不会立即发生，必须经过获得性薄膜沉积、菌斑形成、细菌代谢产酸并维持低 pH 一段时间以致脱矿等一系列过程。因此，在 20 世纪 70 年代，有学者在三联因素基础上增加了时间因素，提出了龋病病因的四联因素理论，目前已被人们广泛接受。有关龋病病因的研究还在不断深化，以期使其理论更加完善。

## 四、思政融入点

通过以上分析，我们可以看到哲学规律在龋病病因学研究中的重要性和体现。唯物论使我们关注客观物质因素的研究；辩证法使我们关注各种因素之间的相互作用；认识论则指导我们在实践中不断深化和完善对龋病的认识。这些哲学规律为龋病病因学的研究提供了重要的思想和方法论指导，推动了龋病防治工作的不断发展和进步。通过将哲学规律与龋病病因学研究的结合，让学生更加深入地理解唯物论、辩证法和认识论的基本原理，为今后的学习和工作打下坚实的理论基础。通过分析哲学规律在龋病病因学研究中的体现，引导学生掌握科学思维方式和研究方法，提高分析问题和解决问题的能力，培养创新意识和创新精神。通过学习哲学规律在龋病病因学研究中的体现，让学生认识到科学研究的重要性和科学精神的崇高，培养追求真理、实事求是、独立思考的科学素养，同时提高学生的思想道德素质和人文素养。通过将哲学规律与龋病病因学研究的结合，让学生在学习过程中感受到哲学与科学的相互促进和融合，培养学生的综合素质和能力，促进学生的全面发展。

# 案例三　显微镜的发明推动口腔医学发展

## 一、教学目标

### （一）知识目标

熟悉龋病的病因。

### （二）思政目标

提高学生的科学素养、职业素养和综合素质，培养学生的创新精神和实践能力。

## 二、案例

### （一）案例背景

显微镜的发明是科学史上的重要事件之一，它为人类打开了微观世界的大门。口腔医学作为医学领域的一部分，也受益于显微镜的发明，取得了长足的进步。本案例将探讨显微镜的发明对口腔医学发展的推动作用。

### （二）案例内容

1. 显微镜的发明

显微镜的发明者是荷兰眼镜制造商安东尼·范·列文虎克（Antonie van Leeuwenhoek）。他在 16 世纪末 17 世纪初制成了第一台显微镜，并开始用于观察微小的物体。据记录，列文虎克并没有接受过正式的科学训练，他是一个普通的酒商，但他对微观世界的探索充满了热情。他在荷兰代尔夫特的家中自制了一种单透镜显微镜，这种显微镜可以放大 300 倍以上，远超当时的其他显微镜。他用这种显微镜观察各种样本，发现了许多未知的微生物，成为了微生物学的奠基人之一。1675 年 9 月的一天，列文虎克在花园的水池里取出几天前下雨时积蓄的雨水，放到显微镜下观察，看到一滴水中有大量的小生物！接着，列文虎克又在河水、井水、脏水等处，以及肠道中发现了微生物。由此，列文虎克得出结论，我们的周围存在着一种用肉眼看不到的微生物。他还据此撰写了人类关于微生物的最早的专著——《列文虎克发现的自然界的秘密》。

列文虎克是磨制显微镜的主要实践者——他一生都在改进和实际磨制。最终，他把显微镜的放大倍数提高到 270 倍以上。他掌握了当时世界公认的最先进的磨镜片技术，一生亲自磨制了 550 多个透镜，装配了 247 台显微镜——保留下来的 9 台，现存于荷兰尤特莱克特大学博物馆。其中的一台放大倍数为 275 倍，分辨率为 1.4 μm；人们甚至认为他曾制造出放大倍数为 500 倍的显微镜。1680 年 2 月 8 日，英国皇家学会开会，第二任会长约瑟夫·威廉森亲自把列文虎克和他"造"与"用"显微镜的成果，介绍给到会的科学家。许多名人专程到代尔夫特来拜访他，他还被许多国家的科学机构吸收为会员或院士。

中国思想家梁启超在《梁启超家书》中说："只要在自己的责任内，尽力去做，便是第一等人物。"没有"高等文化"的列文虎克，从来都没有想当"第一等人物"。然而，他"尽力去做"，致力于每一个平淡无奇的细节的完善，而且一干就是一辈子，于是成了名垂青史的"第一等人物"！

列文虎克留给我们的一个思考是：为什么显微镜在 16 世纪末诞生以后的几十年中，有包括伽利略等"大腕"在内的群雄逐"镜"，但唯有"草民"列文虎克有如此石破天惊的发现，成为"显微镜之父"与荷兰的"国宝"？这就是工匠精神的结果！"细节决定成败"是一句著名的流行语。列文虎克精心打磨镜片的"细节"，让自己的显微镜登顶折桂，这一事实对此做了优雅的诠释。

2. 显微镜在口腔医学中的应用

（1）细菌学的建立。显微镜的发明为细菌学的建立提供了重要的工具。口腔中的细菌是导致龋病和牙周病等口腔疾病的重要因素。显微镜的发明使得科学家们能够观察到口腔中的细菌形态和结构，进而研究其与口腔疾病的关系。

（2）牙体硬组织的研究。显微镜也被广泛应用于牙体硬组织的研究。通过对牙齿的微观结构进行观察和分析，科学家们了解了牙齿的发育过程、组成成分和结构特点。这些研究为牙齿疾病的诊断和治疗提供了重要的理论基础。

（3）口腔黏膜病的研究。口腔黏膜病是一类常见的口腔疾病，其病因和发病机制尚不完全清楚。显微镜的发明为口腔黏膜病的研究提供了便利。通过对口腔黏膜的微观结构进行观察和分析，科学家们发现了口腔黏膜病的发生与发展和细胞凋亡、炎症反应等生物学过程的相关性，为口腔黏膜病的治疗提供了新的思路和方法。

习近平总书记指出："科技创新，就像撬动地球的杠杆，总能创造令人意想不到的奇迹。"党的二十大报告提出："必须坚持科技是第一生产力、人才是第一资源、创新是第一动力，深入实施科教兴国战略、人才强国战略、创新驱动发展战略，开辟发展新领域新赛道，不断塑造发展新动能新优势。"这深刻体现了我们党对科技推动生产力发展的规律性认识，进一步丰富发展了马克思主义生产力理论，为新征程上推进科技创新、实现创新发展提供了科学指引。

## 三、专业知识

目前大部分学者认为，口腔内并非所有细菌都可致龋，龋病是由特异性细菌即致龋菌引起的。20 世纪 60 年代，Keyes 等人分离出一链球菌株，它能使无龋仓鼠发生许多龋损，证实了致龋菌的存在。目前已明确，与龋病密切相关的细菌包括链球菌属、乳杆菌属、放线菌属等，链球菌属包括变异链球菌、远缘链球菌、血链球菌、轻链球菌等，乳杆菌属包括干酪乳杆菌、嗜酸乳杆苗、发酵乳杆菌等，放线菌属主要为黏性放线菌、内氏放线菌。致龋菌具有一些特征，如在龋患者口腔中数量较无龋者多、能导致动物的实验性龋损、具有产酸性和耐酸性、能合成细胞内多糖和细胞外多糖、具有牙面黏附能力等。细菌在牙面上以菌斑形式存在。菌斑是未矿化的细菌性沉积物，由细菌、唾液糖蛋白和细菌细胞外多糖（主要是葡聚糖、果聚糖）构成的菌斑基质组成，其中还含有少量脱落上皮细胞、白细胞、食物残渣等。组织学上，菌斑由菌斑 - 牙界面层、中间层、菌斑表层三层结构组成。菌斑 - 牙界面层也称基底层，紧贴牙面，最常见的结构为细菌呈扇贝样排列于获得性薄膜表面，获得性薄膜主要由唾液糖蛋白构成。中间层为菌斑的主要部分，由近基底层的致密微生物层和其表面的菌斑体部组成。致密微生物层为 3~20 个细胞深度的球菌微生物。菌斑体部为菌斑的最大部分，由多种微生物构成，丝状菌相互平行，与牙面垂直排列，呈栅栏状，其间穿插大量革兰阳性及阴性球菌、短杆菌。菌斑表层为菌斑最外层，结构较松散，由革兰阳性和阴性球菌、杆菌、丝状菌、细菌残渣、脱落上皮细胞等构成，丝状菌上可附着球菌，形成谷穗状结构，此层中细菌数量较少。

## 四、思政融入点

通过以上分析，我们可以看到显微镜的发明对口腔医学发展的推动作用。显微镜的应用使得科学家们能够观察到口腔中的细菌形态和结构，进而研究其与口腔疾病的关系；通过对牙齿的微观结构进行观察和分析，科学家们了解了牙齿的发育过程、组成成分和结构特点；通过对口腔黏膜的微观结构进行观察和分析，科学家们发现了口腔黏膜病的发生与发展和细胞凋亡、炎症反应等生物学过程的相关性。这些研究为口腔医学的发展提供了重要的理论基础和实践指导。

通过本案例的学习，我们可以得到以下启示：科学技术的进步对医学发展具有巨大的推动作用。显微镜的发明使得我们能够观察到微观世界中的细节和规律，进而推动了口腔医学的发展。因此，我们应该不断关注科学技术的发展动态，积极学习和掌握新的技术和方法，为医学研究和临床实践提供更好的支持和指导。同时，我们也应该认识到科学技术是一把双刃剑。在享受科学技术带来的便利和进步的同时，我们也应该关注科技可能带来的负面影响和潜在风险，积极采取措施加以防范和控制。

综上所述，"显微镜的发明推动口腔医学的发展"思政教学案例旨在让学生了解科学技术的进步对医学发展的推动作用，培养学生的科学素养和创新意识。通过案例的学习和分析，学生可以更好地理解科学技术的意义和价值，为今后的学习和工作打下坚实的基础。

# 案例四 文艺复兴对龋病研究的促进作用

## 一、教学目标

### （一）知识目标

熟悉龋病的病因。

### （二）思政目标

提高学生的认识水平，培养跨学科思维和合作精神，提高科学素养和医学伦理意识，促进学生的全面发展。

## 二、案例

### （一）案例背景

文艺复兴是指 13 世纪末在意大利各城市兴起，以后扩展到西欧各国，于 16 世纪在欧洲盛行的一场思想文化运动。其带来一段科学与艺术革命时期，揭开了近代欧洲历史的序幕，被认为是中古时代和近代的分界。文艺复兴运动中，人们开始摆脱中世纪以来的宗教束缚，追求个性解放，追求自由、平等和科学，这些思想为欧洲资本主义社会的产生和发展奠定了思想基础。文艺复兴以后，西方医学开始了由经验医学向实验医学的转变。因此亦可以说，文艺复兴是西方科技崛起之源。这场运动对欧洲的文化、科学和艺术产生了深远的影响，也促进了口腔学特别是龋病的研究。

### （二）案例内容

1. 文艺复兴对口腔学的关注

文艺复兴时期，欧洲的文化和艺术得到了极大的发展，人们对身体的关注也日益增加。在这一时期，艺术家们开始关注人体的细节和特征，包括口腔。这为口腔学的发展提供了重要的推动力。

2. 龋病研究的起步

文艺复兴时期，欧洲的医学研究得到了极大的推动。龋病作为当时普遍的口腔疾病，引起了医学家的广泛关注。艺术家们对牙齿的描绘和表现也促进了龋病研究的起步。

3. 龋病研究的发展

文艺复兴时期，欧洲的科学家们开始对龋病的病因进行探索。他们研究了牙齿的组成和结构，发现了龋病与口腔卫生、饮食习惯等因素的关系。这些研究为龋病的预防和治疗提供了重要的理论基础。

从文艺复兴运动中，我们可以获得以下启示：

（1）坚持文化创新：文艺复兴运动推动了欧洲文化艺术的繁荣，我们应该借鉴文艺复兴运动中文化创新的经验，推动中华文化的创新和发展，让中华文化走向世界。

（2）尊重个人价值：文艺复兴运动强调个人自由、平等和尊严，我们应该借鉴文艺复兴运动中尊重个人价值的经验，尊重每个人的权利和尊严，促进社会公平正义。

（3）推动科学进步：文艺复兴运动推动了欧洲科学技术的进步，我们应该借鉴文艺复兴运动中推动科学进步的经验，加强科技创新，推动中国科技事业的发展。

（4）坚持文化自信：文艺复兴运动推动了欧洲文化艺术的繁荣，我们应该借鉴文艺复兴运动中坚持文化自信的经验，弘扬中华文化，增强文化自信心。

## 三、专业知识

食物一方面可作为能量和营养素通过全身途径影响宿主和牙的发育，另一方面在口腔局部环境作为致龋微生物的底物影响龋病过程。食物的化学组成与其致龋性有很大关系，含糖量高的食物致龋力强，含维生素、矿物质多的食物有抗龋性。食物的物理性状也影响其致龋力，稠度大、附着性强的食物在牙面上滞留时间长，致龋力强。粗糙、纤维性食物咀嚼时对牙面有自洁作用，可减少龋病的发生。

蔗糖等碳水化合物作为细菌的代谢底物，一方面可为细菌的生存提供营养，另一方面其代谢产物为龋病的发生提供了条件。糖还可由细菌合成细胞内多糖和可溶性细胞外多糖，作为细菌能源储存形式。蔗糖显著地较其他糖的致龋性强，是由于它易于被细菌发酵产酸，可被葡萄糖基转移酶转化为细胞外葡聚糖以及易于形成可溶性细胞外多糖。人类食物中最常见的碳水化合物是蔗糖和淀粉。除蔗糖外，葡萄糖、麦芽糖、乳糖、果糖、山梨糖醇、木糖醇的致龋性依次降低。山梨糖醇和木糖醇是主要的非蔗糖性甜味剂替代物，为非致龋性糖，木糖醇不被口腔细菌发酵，而山梨糖醇发酵率很低。蛋白质对于发育阶段的牙有着显著的影响，如果此阶段蛋白质缺乏，发育不良的牙抗龋能力低。矿物质通过影响牙结构和细菌代谢影响龋病的发生。钙、磷对牙发育及抗龋性影响最大，牙发育期缺乏钙、磷，则减弱牙的抗龋力。饮食中的一些其他微量矿物质如钡、锶、钼、钒能减少龋病的发生，而硒可促进龋病的发生。饮食中缺乏维生素 A、B、C、D、K，均能降低牙的抗龋能力。

## 四、思政融入点

通过本案例的学习，我们可以得到以下启示：

（1）思想解放和文化艺术的繁荣可以促进医学的发展。文艺复兴时期，欧洲的文化、艺术和思想解放为口腔学特别是龋病的研究提供了重要的推动力。因此，我们应该在推动文化、艺术和思想发展的同时，也要关注医学的研究和发展，为人类的健康事业做出更大的贡献。

（2）医学的发展需要多学科的交叉和融合。文艺复兴时期，艺术家们对人体的关注和表现促进了口腔学的发展；艺术家们对牙齿的描绘和表现也促进了龋病研究的起步和发展。这表明了不同学科之间的交叉和融合可以带来新的思想和发现。因此，我们应该鼓励不同学科之间的交流和合作，为医学的发展提供更广阔的空间和更多的可能性。

综上，"文艺复兴对欧洲的口腔学特别是龋病的研究的促进作用"思政教学案例旨在让学生了解思想解放和文化艺术的繁荣对医学发展的促进作用，培养学生的跨学科思维和合作精神。通过案例的学习和分析，学生可以更好地理解不同学科之间的交叉和融合对医学发展的重要性，为今后的学习和工作打下坚实的基础。

# 案例五　格林·布雷克对牙科的重要贡献

## 一、教学目标

### （一）知识目标

熟悉龋病的病因。

### （二）思政目标

（1）探讨格林·布雷克在牙科领域的创新精神和对社会的深远影响；

（2）培养学生的批判性思维，让他们能够分析和评价格林·布雷克对牙科的贡献；

（3）激发学生的创新精神，让他们能够从格林·布雷克的贡献中获得灵感，为未来的医疗领域做出自己的贡献。

## 二、案例

### （一）案例背景

格林·布雷克是一位美国牙科医生，他在 20 世纪上半叶对牙科领域做出了重要的贡献。本案例将介绍格林·布雷克对牙科方面的主要贡献以及这些贡献对现代牙科产生的影响。

### （二）案例内容

1. 格林·布雷克的生平

格林·布雷克（Greene Vardiman. Black，1836—1915 年）出生于美国俄亥俄州的一个普通家庭，他的父亲是一位矿工。尽管家庭经济条件并不优越，但格林·布雷克从小就展现出了对学习的热情和才华。他在学校期间表现优异，获得了许多奖项和荣誉。后来，他考入了一所医学院并专攻牙科。布雷克一生为牙科奉献无数，研究了许多牙科方面重要的课题，包括脚踏式牙钻机、窝洞分类法、银汞充填牙齿、牙科教育等领域的贡献。他的调查和仔细研究使牙科学产生了惊人的进步。布雷克所确立的牙体修复原则使用了近一个世纪。布雷克博士还介绍了笑气的应用，使医生在治牙的时候不会给患者带来额外的疼痛。早在 19 世纪末，布雷克设想将窝沟封闭就能预防龋病。1909 年，布雷克在科泉市调查科罗拉多褐色着色现象，发现了氟斑牙的原因。在 1996 年 2 月 25 日，布雷克被正式纳入法国皮埃尔学院国际牙科名人堂，这项荣誉只授予该领域的顶级领导者。布雷克雕像至今仍矗立于芝加哥林肯公园。正是因为他的贡献，布雷克博士赢得了"美国牙医学之父"的头衔。

2. 格林·布雷克的贡献

（1）龋齿预防研究。格林·布雷克对龋齿的预防进行了深入的研究，他还建议使用氟化物来预防龋齿，这一方法至今仍在使用。

（2）牙周病研究。格林·布雷克对牙周病的病因和治疗方法进行了创新性的研究。他提出了"牙周病致病菌"的概念。

（3）口腔卫生宣传和教育。格林·布雷克不仅在学术领域做出了杰出的贡献，他还致力于口腔卫生宣传和教育。他通过撰写文章、发表演讲和制作宣传资料等方式，普及口腔卫生知识，提高公众对口腔健康的重视程度。

## 三、专业知识

菌斑并非由细菌随机沉积而成，其形成是一较为复杂的过程，包括获得性薄膜的形成、细菌的黏附和集聚、菌斑的成熟几个阶段。获得性薄膜也称唾液薄膜，是由唾液糖蛋白选择性地吸附于牙面而形成的生物膜，其厚度为 1~10 μm，在牙面清洁并抛光后 20 分钟内即可形成，1~2 小时内达到稳定。获得性薄膜形成几分钟至几小时后，就开始有细菌附着于其上。最初附着的细菌为球菌，主要为链球菌。以后，细菌集聚，成倍增长，24 小时之后，链球菌占菌斑菌丛的 95% 以上。链球菌在菌斑中作为主要的微生物维持 7 天。之后，随着菌斑生态环境的改变，菌斑内细菌开始调整，菌斑进入成熟阶段，厌氧丝状菌逐渐增多，特别是放线菌数量增加。至后期，菌斑由以球状菌为主变为由球菌、杆菌、丝状菌、螺旋体菌混合构成。

## 四、思政融入点

### （一）案例分析

通过以上分析，我们可以看到格林·布雷克对牙科方面的主要贡献包括龋齿预防研究、牙周病研究和口腔卫生宣传和教育。他的研究为现代牙科治疗提供了重要的理论基础和实践指导，为无数患者带来了福音。同时，我们也应该学习格林·布雷克不断探索、不断创新的科学精神以及关注民生、服务社会的奉献精神。

### （二）案例反思与启示

通过本案例的学习，我们可以得到以下启示：

（1）科学技术的发展对医学进步具有至关重要的作用。格林·布雷克通过对龋齿和牙周病的研究，为现代牙科治疗提供了重要的理论基础和实践指导。因此，我们应该关注科学技术的发展动态，积极学习和掌握新的技术和方法，为医学研究和临床实践提供更好的支持和指导。

（2）关注社会需求和服务民生，为社会做出更大的贡献。布雷克一生关注民生和社会服务，致力于提高公众的口腔健康水平，是我们学习的榜样。

综上，"格林·布雷克对牙科方面的重要贡献"思政教学案例旨在让学生了解科学技术的发展对医学进步的重要性，培养学生的科学素养和创新意识。通过案例的学习和分析，学生可以更好地理解牙科治疗的历史和现状，为今后的学习和工作打下坚实的基础。同时也可以让学生感受到科学家关注民生和社会服务的奉献精神，激励学生为社会的进步和发展做出更大的贡献。

# 案例六　"防微杜渐"的哲学道理在龋病病程中的体现

## 一、教学目标

### （一）知识目标

熟悉龋病的发展过程。

### （二）思政目标

帮助学生理解防微杜渐的哲学道理和重要性，培养批判性思维和预防为主的意识，提高问题解决能力，增强社会责任感和公共卫生意识，提高职业素养，锻造职业精神。

## 二、案例

### （一）案例背景

龋病是一种常见的口腔疾病，其病程发展通常是一个渐进的过程。本案例将通过分析龋病病程发展的过程，阐述防微杜渐的哲学道理和重要性。

### （二）案例内容

1. 龋病的起始阶段

龋病通常从口腔中的细菌开始。当口腔中的细菌与食物中的糖分结合时，会产生酸性物质，这些酸性物质会逐渐腐蚀牙齿。在这个阶段，如果采取措施（如刷牙、使用牙线等）来减少口腔中的细菌数量，就可以预防龋病的发展。

2. 龋病的进展阶段

随着酸性物质在牙齿表面发挥腐蚀的作用，龋洞逐渐形成。在这个阶段，患者可能会感到牙齿敏感或疼痛。此时，需要采取更积极的措施来治疗龋洞，以避免病情恶化。

3. 龋病的严重阶段

如果龋洞得不到及时治疗，病情会进一步恶化。在这个阶段，龋洞可能已经深入到牙本质，导致牙齿更加敏感或疼痛。严重的情况下，可能需要采取根管治疗等更为复杂的手术来治疗龋病。

由于龋从早期显微镜下可见的病变进展到临床可见的龋洞需要相当长的一段时间，因此随着病程的发展而由色泽变化到形成实质性病损的演变过程，体现出"防微杜渐"的哲学道理和重要性。

4. "防微杜渐"的成语故事

东汉时有个人叫丁鸿，在外面打仗的父亲病故后，按当时的规定，他承袭了父亲的官职。东汉和帝即位后，窦太后专权。她的哥哥窦宪官居大将军，任用窦家兄弟为文武大官，掌握着国家的军政大权。看到这种现象，许多大臣心里很着急，都为汉室江山捏了把汗，但大臣们谁也不敢向皇帝表奏。丁鸿很有学问，是一个直言不讳的人，对朝廷很忠诚，对经书极有研究，对窦太后的专权十分气愤，决心为国除掉这一祸根。几年后，天上发生日食，丁鸿就借这个当时认为不祥的征兆，对皇帝说："陛下，毁坏山崖、岩石的水，开始都是涓涓细流；参天蔽日的大树，开始也是刚露绿色的小枝。事物常常是由小而大、由隐而显的。可是人往往忽略了微小细碎的事情，而让它们发展成祸患。大将军窦宪倚仗太后的势力，包揽朝政，独断专行，连陛下您也不放在眼中，这不是朝廷的隐患吗？"和帝本来早已有这种感觉和打算，于是十天之后就革掉窦宪的官职，收缴了他的印缓，并将其赐死。

丁鸿在天上发生日食时，上书和帝指出窦家权势对于国家的危害，如果陛下能亲自整顿政治，从小地方着手，在祸患还在萌芽的时候消除它，这样就能够稳固汉室王朝，国泰民安。事实说明，丁鸿提出"防微杜渐"的主张是很正确的，也说明丁鸿是一个勇敢机智的英雄，为了国家的稳定，敢于同恶势力做斗争。成语告诉人们，在现实生活中，当灾难或错误的事情在萌芽状态的时候，就要加以防止，不让它发展下去，以免造成更大的危害。

5. 防微杜渐体现的哲学道理

防微杜渐体现的哲学道理是量变的积累会引起质变，量变是质变的必要准备，质变是量变的必然结果。质量互变规律告诉我们，在实践中重视量的积累，对于消极因素，要防微杜渐，对于积极因素，要不失时机地促使事物由量变到质变转化。质变和量变是相互渗透、相互依存、相互贯通的，在总的量变过程中有阶段性和局部性的部分质变，在质变过程中也有旧质在量上的收缩和新质在量上的扩张。量变引起质变，在新质的基础上，事物又开始新的量变，如此交替循环，形成事物质量互变的规律性，质量互变规律体现了事物渐进性和飞跃性的统一。

## 三、专业知识

龋病初期时，牙釉质表面脱矿，病变区透明度下降，微晶结构改变、破坏，牙釉质呈白垩色，继之病变区有色素沉着，呈黄棕色、棕褐色。以后，随着无机物脱矿、有机物分解的不断进行，牙釉质、牙本质结构崩解，龋洞形成。由于龋的病变过程进展缓慢，早期无明显症状，因此不易受到人们重视。病变进一步进展，出现龋洞时可引起疼痛。病变继续发展，波及深部组织可引起牙髓病、根尖周病、颌骨炎症等一系列并发症，严重影响患者的健康，给患者带来很大痛苦。

### 四、思政融入点

通过以上分析，我们可以看到龋病病程发展体现出了防微杜渐的哲学道理和重要性。防微杜渐是指在疾病发展的早期阶段采取预防和治疗措施，以避免病情进一步恶化。在龋病的起始阶段和进展阶段，采取简单的预防措施就可以有效地阻止病情的发展。然而，一旦进入龋病的严重阶段，治疗难度和成本都会显著增加。因此，防微杜渐的哲学道理和重要性在于早期预防和治疗，避免病情恶化带来的更大损失。

通过本案例的学习，我们可以得到以下启示：防微杜渐是哲学道理和智慧的体现。在日常生活中，我们应该注重细节和预防措施的实施；在疾病防治方面，要重视早期发现、早期治疗的重要性；在学习、工作和生活中，要善于发现问题的苗头并采取积极的措施加以解决。只有这样才能够更好地应对各种挑战和问题。同时也要认识到防微杜渐需要长期坚持和持续努力，只有通过持之以恒的努力才能够实现目标并取得成功。

综上所述，"龋病病程发展体现防微杜渐的哲学道理和重要性"思政教学案例旨在让学生认识到防微杜渐的重要性和价值以及在生活、学习和工作中的具体应用。通过本案例的学习和分析，学生可以更好地理解防微杜渐的哲学道理，并能够在今后的学习、工作和生活中更加注重细节和预防措施的实施，积极面对各种挑战和问题，取得更好的成果和发展。

# 案例七  大健康与龋病预防

## 一、教学目标

### （一）知识目标

了解龋病的危害、病因和预防方法，了解大健康理念的内涵和重要性。

### （二）思政目标

培养学生的大健康理念、预防意识和能力，提高公共卫生意识和社会责任感，促进职业素养和职业精神的培养，为建设健康中国贡献自己的力量。

## 二、案例

### （一）案例背景

随着人们生活水平的提高和健康观念的转变，大健康理念逐渐成为社会关注的焦点。龋病是常见的口腔疾病之一，对人们的身体健康和生命质量造成一定的影响。本案例将通过分析龋病预防的重要性，探讨在大健康理念下如何有效预防龋病的发生。

### （二）案例内容

党的十八大以来，习近平总书记始终把人民健康放在首位，不断推进健康中国建设，2016 年 8 月，习近平在全国卫生与健康大会上发表重要讲话，指出"要倡导健康文明的生活方式，树立大卫生、大健康的观念，把以治病为中心转变为以人民健康为中心，建立健全健康教育体系，提升全民健康素养"。

1. 大健康理念的介绍

大健康理念是指全面、协调、可持续的健康观念，强调的是预防和控制并重，注重身体、心理和社会的整体健康。大健康理念旨在通过改善生活方式和环境，提高人们的健康意识和能力，预防和控制疾病的发生和发展，促进人类健康水平的提高。大健康理念的核心是"预防为主，健康为先"。它强调预防的重要性，通过早期干预和健康管理，控制疾病的发生和发展，减少医疗负担和社会成本。同时，大健康理念还强调健康的生活方式和行为习惯的重要性，包括均衡的饮食、适量的运动、充足的休息、良好的心理状态等。大健康理念的应用范围广泛，不仅适用于个人健康管理，也适用于社会公共卫生领域。在公共卫生领域，大健康理念强调的是政府、医疗机构、社区、家庭等各方面的合作和协调，共同推进健康教育和健康促进、疾病预防和控制、医疗保障和医疗服务等各项工作。总之，大健康理念是一种全面、协调、可持续的健康观念，旨在促进人类的整体健康和生命质量。通过推广和实践大健康理念，我们可以提高人们的健康意识和能力，预防和控制疾病的发生和发展，为建设健康中国和实现可持续发展做出贡献。

2. 龋病的定义及危害

龋病是一种慢性进行性疾病，主要是由于口腔中的细菌与食物中的糖分结合，产生酸性物质，这些酸性物质会逐渐腐蚀牙齿，导致牙齿硬组织的破坏。

龋病不仅影响牙齿的功能和美观，还会对全身健康产生不良影响。严重龋病可能导致牙痛、肿胀、溢脓等症状，甚至会引起全身感染和并发症。

3. 龋病的预防方法

龋病的三级预防包括一级预防、二级预防和三级预防。

一级预防：①口腔健康促进。开展口腔健康教育，普及口腔健康知识，了解龋病发生、发展的过程，提高自我口腔保健的意识，制订营养摄取计划，养成良好的口腔卫生习惯。②控制及消除龋病的危险因素。对口腔内存在的龋病危险因素，应采取适当的预防措施。在口腔医师的指导下，适当限制食糖，进行窝沟封闭防龋，合理使用氟化物进行防龋，提供口腔卫生保健用品。

二级预防：早期诊断、早期治疗。定期进行口腔检查，必要时行 X 线辅助检查及其他早期龋检查方法，发现早期龋病，在检查诊断基础上做早期充填等治疗。

三级预防：①防止龋病的并发症。对龋病因没有得到及时治疗引起的牙髓炎、根尖周炎应进行恰当的治疗，阻止炎症向牙槽骨、颌骨深部扩展，对于严重破坏的残冠残根应拔除，防止牙槽脓肿及颌面化脓感染及全身感染。对不能保留的患牙应及时拔除。②恢复功能：对牙体缺损及牙列缺失者应及时修复，恢复口腔正常功能，保持口腔健康及全身健康。

具体的方法如下：

（1）刷牙：每天早晚刷牙，使用软毛牙刷，刷牙时间不少于 2 分钟，以清除牙齿表面的细菌和食物残渣。

（2）使用牙线：每天使用牙线清理牙缝间的食物残渣和细菌，以减少细菌在口腔中的数量。

（3）漱口：饭后漱口，用清水或淡盐水漱口，以清除口腔中的食物残渣和细菌。

（4）定期口腔检查：每半年或一年进行一次口腔检查，及时发现和处理口腔问题。

（5）控制糖分摄入：减少糖分摄入，尤其是频繁摄入含糖量高的食物和饮料，以减少口腔中细菌的能量来源。

（6）适龄儿童进行窝沟封闭：窝沟封闭是用高分子材料把牙齿窝沟填平后，使牙面变得光滑易清洁，细菌不易存留，从而预防窝沟龋。建议 6~9 岁进行第一恒磨牙的窝沟封闭。

（7）使用含氟／菌斑牙膏，定期涂氟：使用含氟牙膏刷牙是安全、有效的防龋措施；使用菌斑牙膏则能更准确地定位菌斑位置，确保刷牙干净到位。还可以每半年到医院接受一次牙齿涂氟，预防龋病。

4.龋病预防的重要性

龋病预防对于维护身体健康和生命质量具有重要意义。通过采取有效的预防措施，可以减少口腔中的细菌数量，避免龋病的发生和发展。在大健康理念下，预防龋病不仅是对个人健康的保障，也是对整个社会健康水平的贡献。

## 三、专业知识

龋病的病因主要包括以下几个方面：

（1）细菌：口腔中的细菌是龋病发生的主要因素。致龋细菌如变异链球菌、乳酸杆菌等可以产酸，导致牙齿脱矿，从而形成龋洞。

（2）食物：食物中的碳水化合物（尤其是蔗糖）是细菌代谢的底物，可以促进细菌在牙面黏附和积聚，提供能量来源，从而引起龋病。

（3）宿主：每个人的体质不同，牙齿发育和排列情况也会影响龋病的发生。例如，牙齿排列不整齐、拥挤或者重叠会增加龋病的发生风险。

（4）时间：龋病的发生是一个持续的过程，需要一定的时间。细菌在牙面黏附和聚集，通过代谢碳水化合物产生酸性物质，逐渐破坏牙齿，形成龋洞。

## 四、思政融入点

### （一）案例分析

通过以上分析，我们可以看到大健康理念与龋病预防之间的紧密联系。大健康理念强调的是全面、协调、可持续的健康观，注重疾病的预防和控制。在龋病预防方面，大健康理念强调的是通过改善生活方式和环境，提高人们的口腔保健意识和能力，预防和控制龋病的发生和发展。

### （二）案例反思与启示

通过本案例的学习，我们可以得到以下启示：首先，大健康理念下的龋病预防需要全社会的参与和支持，政府、医疗机构、学校、家庭等各方面都应该加强合作，共同推进龋病预防工作；其次，加强公众教育，提高人们对龋病预防的认识和重视程度，培养良好的口腔保健习惯；最后，加强口腔医疗体系建设，提高口腔医疗服务的可及性和质量，为人们提供更好的口腔健康保障。

综上所述，"大健康与龋病预防"思政教学案例旨在让学生了解大健康理念下龋病预防的重要性和方法。通过本案例的学习和分析，学生可以更好地理解大健康理念在龋病预防中的应用价值，并能够在今后的学习工作中积极推广和实践大健康理念，促进人类健康水平的提高，为建设健康中国贡献自己的力量。

# 案例八  龋病的发展史

## 一、教学目标

### （一）知识目标
牙釉质龋、牙本质龋和牙骨质龋的病理表现。

### （二）思政目标
（1）培养学生关注口腔健康的意识，树立预防龋病的观念，增强对口腔健康的责任感和关注度。同时，让学生认识到医学的发展对人类健康的重要性，培养科学素养和探究精神。

（2）通过了解龋病的历史演变和人类文明的发展，让学生认识到预防和控制龋病的重要性，培养积极的生活态度和健康的生活方式。

## 二、案例

### （一）案例背景
龋病是人类口腔中最常见的慢性疾病之一，其发展历程可以追溯到古代。本案例将通过介绍龋病的发展史，让学生了解龋病的演变过程、预防方法和对人类健康的影响。

### （二）案例内容
龋病特点是发病率高，分布广，是口腔主要的常见病，也是人类最普遍的疾病之一，世界卫生组织已将其与肿瘤和心血管疾病并列为人类三大重点防治疾病。考古研究已经证明，龋齿是人类的文明疾病。纵观人类二三百万年历史的考古研究发现，龋齿的发展具有不可逆性。

1.龋齿零星发病时期

这里不能用新旧石器时代划分，应该以火的使用来作为一个分界点。根据研究，肉食动物患龋齿的概率小于植食动物，究其原因是肉食当中的黏性物质比植类食物的要少。火的使用则增加了肉类与植类食物的黏性，造成牙齿细菌增加，出现了零星的龋齿。考古发现，我国最早的龋齿出现在距今约 10 万年前的广西崇左人遗骨上。此时的人类以族群聚居，各族群文明发展相差甚远，而且之间基本没有交往，因此，这个时期的龋齿除了零星出现，而且各地情况也差异很大。

2. 龋齿骤增时期

距今七八千年前，人类进入了农耕时期，这是人类真正以植类食物为主的发展过程，是人类文明的一大进步。因为植类食物中含有大量的碳水化合物的特性所致，龋齿不再是零星出现，也逐渐冲破地域的限制，成为人类较普遍的一种牙病。但是，当时的龋齿患病率依然很低，以牙齿为单位计算4000多年前的夏朝龋齿接近7%；之后龋齿曲折发展，但总患病率不超过10%。

3. 龋齿爆发时期

18 世纪六七十年代开始的工业革命，使人类文明进入了快速发展时期。传统的农耕经济被彻底改变，城市大规模兴起，人们的生活习惯发生革命性变化，食物逐渐进入精细化时代，龋齿呈大规模总爆发状态。17~18 世纪欧洲人的个体龋齿患病率已达到70%~80%。有些西方学者把龋病片面地称为"现代文明的疾病"。

而我国因为工业化进程缓慢，同期龋齿患病率要低的多。20 世纪 80 年代改革开放之后，经济迅速发展，龋齿患病率即呈爆发式增长。1982 年开展的第一次全国口腔健康流行性病学的调查有局限，只针对 7、9、12、15、17 岁的学生。1995 年的第二次大规模调查人群年龄分几个阶段，最小 5 岁，最大 74 岁，因此更具实际意义，而此时 35~44 岁的人群中龋齿患病率已经高达 63%。到 2005 年的第三次大规模调查，这一数字爆发至88.1%。目前，龋齿的具体患病率缺乏国家系统的调查，但总人群发病率不低于 50%，更多人认可总体 60%~70% 的水平。

随着我国经济的发展以及国家推进的全民健康保障工程建设的步伐不断前进，龋齿对人们健康的危害已经引发了广泛的关注。但是，龋齿因为其发病机理特殊，要从国家或者医疗研究等层面一劳永逸地去除目前还做不到。因此，现在对龋齿的预防以及治疗都具有积极的现实意义。作为个体必须深刻认识、了解龋齿的"不可逆性"的发展变迁，树立"忧患"意识，加强龋齿日常防护措施，做好与之长期战斗的准备。目前，龋病仍然是全球最常见的口腔疾病之一。尽管口腔保健措施的普及和医疗技术的进步已经降低了龋病的发病率，但仍然需要加强预防和治疗工作，以保障人们的口腔健康。

## 三、专业知识

（1）牙釉质龋的病理表现：光镜下观察最早显示为病损区的釉柱横纹和生长线变得

明显，以后逐渐有色素沉着。当沉着的牙釉质龋继续发展，牙釉质深层受累，病损呈三角形，三角形顶部向着釉牙本质界，基底部向着牙釉质表面，三角形顶部为病变最早、最活跃的部分。病变的此种形态与釉柱从釉牙本质界向表面呈放射状排列有关。釉质龋由深层至表层病变可分为四层，分别是透明层、暗层、病损体部和表层。

（2）牙本质龋的病理表现：牙本质龋在病理形态上是一个累及范围较广的二角形病变，二角形的顶指向牙髓腔，底向着釉牙本质界。按病变的组织形态、脱矿程度、细菌侵入情况的不同，一般可将牙本质龋的病理改变由病损深部向表面分为四层，分别是透明层、脱矿层、细菌侵入层和坏死崩解层。

（3）牙骨质龋的病理表现：牙骨质龋早期病变为表层下脱矿，早期有表层的相对过矿化，随着病变进一步进展，病变沿与牙面平行的生长线及层板状结构向牙骨质上下扩展，牙骨质无机和有机成分进一步破坏，造成牙骨质剥脱，这种剥脱多与牙根表面平行，与细菌沿着牙骨质生长线生长有关，最终牙骨质结构崩解，龋洞形成。由于牙骨质生长线围绕牙根呈同心圆排列，导致病变围绕牙根向侧面扩展并与其他病变融合，因此形成环绕牙根的龋坏病变。

## 四、思政融入点

### （一）案例分析

通过以上分析，我们可以看到龋病的发展史是人类文明发展和医学进步的缩影。随着人们对龋病认识的加深，预防和治疗措施也不断改进。我们应该从历史中吸取经验教训，重视龋病的预防和控制，提高公众的口腔保健意识和能力。

### （二）案例反思与启示

通过本案例的学习，我们可以得到以下启示：首先，我们应该认识到龋病的危害性和预防的重要性；其次，我们应该养成良好的口腔卫生习惯，控制糖分摄入，减少龋病的发生；最后，我们应该加强口腔医疗服务和保健措施的普及，提高公众的口腔健康水平。

综上，"龋病的发展史"思政教学案例旨在让学生了解龋病的历史演变、预防方法和对人类健康的影响。通过本案例的学习和分析，学生可以更好地理解龋病的严重性和预防的重要性，为今后的学习和生活打下坚实的基础。

（翟莎菲）

## 参考文献

[1] 胡申琳 , 吴友农 . 否定之否定规律在龋病病因学研究中的体现 [C]// 中华口腔医学会牙体牙髓病学专委会 . 全国第三次牙体牙髓病学临床技术研讨会论文汇编 .2009:1.

[2] 阎鹏 , 黄力子 , 郭照江 . 科学发现的方法论在龋病病因学及发病机理研究中的体现 [J]. 医学与哲学 ,1998(08):48-49.

[3] 高岩 . 口腔组织病理学 [M].8 版 . 北京 : 人民卫生出版社 ,2020.

# 第九章　牙髓病

## 一、教学目标

### （一）知识目标

（1）掌握急性牙髓炎、慢性牙髓炎和常见牙髓变性的病理变化；

（2）熟悉牙髓充血的病理变化，各类牙髓病的临床表现；

（3）了解牙体吸收的病理表现，各类牙髓炎的病因。

### （二）能力目标

能够理解龋病发展为牙髓炎的过程，区分三种不同类型慢性牙髓炎的异同，推理出未经治疗的牙髓炎的自然结局。

### （三）素质目标

以不同类型的牙髓炎的临床表现，对应不同类型牙髓炎的病理表现，培养学生利用基础课程知识对临床问题的分析能力。联系基础医学课程中关于肉芽组织、坏死组织的病理特点，加深不同类型牙髓炎和牙髓变性的形态特征的理解，培养学生的迁移思维能力。

## 二、教学内容

（1）牙髓炎；

（2）牙髓变性和坏死；

（3）牙体吸收。

# 案例一　根管治疗术的发展

## 一、教学目标

### （一）知识目标

让学生了解根管治疗术的发展历程。

### （二）思政目标

让学生理解医学技术的不断进步和创新对医疗领域的影响。激发学生的探索精神和创新意识，培养他们在未来工作中不断学习、勇于创新的精神。

## 二、案例

### （一）案例背景

根管治疗术是一种用于治疗牙髓病和根尖周病的重要方法。随着口腔医学的发展，根管治疗术经历了从传统到现代根管治疗的演变。根管治疗是口腔科常见的牙髓和根尖周病重要的治疗方法。近二十多年来，由于牙髓病学的发展，根管治疗学在基础理论、操作技术及器械设备等方面都有了长足的进步，显著地提高了根管治疗的成功率，扩大了牙齿保存的范围，为牙齿完美的修复奠定了基础。本案例将介绍根管治疗术的发展过程，以及在这一过程中所体现的医学创新与进步。

### （二）案例内容

牙髓根尖周病的治疗历史悠久，在古中国、古希腊和古罗马的著作中都有关于牙痛和治疗牙痛的记载。如在公元前 200 年，中国人在牙病治疗中开始用砷剂治疗牙髓炎；古希腊和古罗马牙医通过破坏牙髓来治疗牙髓炎疼痛，主要采用麻醉剂热敷或用沾沸油的针烧灼牙髓。公元 1 世纪末，罗马人设计了一种环钻，通过打开髓室引流的方法缓解牙疼。1750 年，著名法国医生 Fauchard 提出去除病变牙髓的治疗方法。尽管如此，真正的根管治疗的历史还是此后的 200 多年的事，根管治疗学是近代牙科保存治疗学中最为年轻的专业学科之一。20 世纪 50 年代以来对牙髓病学研究有突出贡献的美国著名的牙髓治疗学家，被誉为"牙髓病学之父"的 Louis Grossman，将近代牙髓病学根管治疗发展的过程划分为四个阶段。

第一阶段为 1776 年—1826 年，这一阶段牙髓治疗比较原始，如用水蛭或烤热的糊剂处理化脓的牙齿，用烧红的金属烧灼牙髓等，同时开始用金箔充填根管。

第二阶段为 1826 年—1876 年，由于科学技术的进步推动了牙科的发展，在这一时期，世界上第一所牙学院——美国巴尔的摩牙医学院建立，发行了第一本牙科刊物。此期间出现了全麻醉术、橡皮障（Branum，1862 年）、牙胶尖（Robert，1852 年）、拔髓针、清洁扩大根管的三刃或四刃根管扩孔钻、氧化锌和磷酸锌粘固粉等，采用砷剂杀死牙髓（我国张仲景《金匮要略》中提出用雄黄治牙痛），1836 年 Spooner 提出用三氧化二砷失活牙髓。

第三阶为 1876 年—1926 年，此阶段最重要的进展是 X 射线的发明，局部麻醉、根管内消毒法的发现应用。1888 年，Register 应用压缩空气加热至 130 ℉以干燥根管。1891 年，Marshall 研制成功牙髓电活力测定仪，同年 Walkhoff 博士将樟脑对氨基酚（CMCP）作为根管内药物。1895 年拍摄了第一张牙片，1884 年用可卡因麻醉抽除牙髓，1905 年普鲁卡因麻醉又取代了可卡因麻醉。以上技术的发展大大促进了根管治疗术的发展。但遗憾的是到 20 世纪初，1911 年开始在 Hunter 的"病灶感染学说"的影响下，使牙髓病学的发展受到影响。此学说强调牙源性病灶必须进行根治性处理，使得具有保存牙齿治疗作用的根管治疗术受到非议和阻碍，以致拔除了大量可以保留治愈的活髓牙和死髓牙，在这段时期"根管治疗术"遭到废弃。

到 20 世纪 30 年代，由于大量事实证明，病灶学说是片面的，只有少数病牙拔除后全身症状得以缓解，85% 以上病例病灶牙的拔除与全身症状无关。美国牙髓病学家 Edgar Coolidge 用大量例证说明绝大多数患牙可以通过根管治疗得以保存，而无须拔除。他精辟的见解使许多牙医认识到根管治疗的重要性，并开始做根管治疗，促进根管治疗技术的发展。为此，1959 年在美国牙医学会（ADA）成立 100 周年的庆典会上，Coolidge 医师成为一个世纪以来在牙医学进步的历程中，在牙髓病学领域中唯一一位受到表彰的有成就的学者医师。

第四阶段为 1926 年—1976 年，这一时期放射医学、麻醉学和牙髓治疗学方面取得了长足的进步。X 线根尖片应用于临床，局麻和根管治疗方法逐步提高，根管预备的器械实行标准化，产生新的方法和制剂，如氢氧化钙、EDTA 螯合剂等。

1976 年至今，根管治疗技术有了明显的进步，一些新的发展包括：①显微镜根管治疗和显微根尖手术；②机用镍钛旋转根管预备器械，如 ProfileProtaper 等；③热牙胶垂直加压技术，如 obtura Ⅱ，ultrafil3D，Thermafil 等，逐步深入法（step-down）和冠向下预备法（crown-down）应用；④根管修补新材料，如 MTA 的应用；⑤根管长度准确测量技术，如数字 X 线即刻成象，根管长度测量仪的普及应用；⑥超声根管治疗技术，如异物取出，钙化根管的治疗，根尖手术，根管荡洗等；⑦ Ca（OH）$_2$ 根管内封药的应用。

干髓术的产生、发展和淘汰：在发现砷剂失活牙髓后，1866 年 Chase 首先实行干髓术，1899 年 Cysi 介绍用多聚甲醛做干髓剂，此后发展形成一套较完善的治疗方法。由于操作简单、器械要求不高，并有止痛作用，近期疗效较好，因此当时较为普遍采用。但到 20 世纪 60~70 年代经临床证实，干髓术存在很多不足之处：首先，近期疗效虽可，远期疗效较差。其次，干髓术的适应证较窄，仅限于冠髓炎症者。20 世纪 40 年代美国淘汰了干髓术，日本及欧洲以前应用较广泛的国家也都先后不用了。我国也在近年逐步认识了干髓术的问题，逐渐减少临床应用。这样便使大量的牙齿采用根管治疗，促进其发展。

以上关于根管治疗历史和发展的回顾和干髓术治疗的产生、发展和淘汰，说明了医疗行业作为科技创新的重要领域之一，正借助科技的力量，改变着我们未来的健康。所以医生要掌握和应用先进的医学技术，不断提高医疗水平，包括新兴技术、新的理论等方面的内容，要做好一辈子都学习的思想准备，不断充实自己。

## 三、专业知识

**1. 牙髓充血的病理表现**

病理变化表现为肉眼见充血的牙髓呈红色。光镜下表现为牙髓血管扩张充血呈树枝状，若受刺激时间较长，则扩张的血管通透性增加，血浆渗出、组织水肿，血管周围少量红细胞外渗。如血流缓慢、血浆浓缩，也可导致血栓形成。

**2. 急性牙髓炎的病理表现**

早期病变局限在受刺激部位相对应的牙髓，如龋损下方，牙髓血管扩张充血，血管通透性增加，液体渗出，组织水肿，沿血管壁周围有纤维蛋白渗出，这时称急性浆液性牙髓炎。随着炎症加重，成牙本质细胞变性坏死，受损的组织、细胞和炎细胞释放大量炎性介质和细胞因子，这些细胞因子和炎症介质进一步增加血管的通透性，趋化更多的中性粒细胞向炎症中心集中。单核细胞、淋巴细胞、浆细胞也浸润到病变中。中性粒细胞、巨噬细胞等在杀灭细菌的同时释放溶酶体酶和蛋白水解酶，使局部组织液化坏死，形成脓肿。早期脓肿局限，脓腔内有密集的中性粒细胞浸润，其余牙髓水肿伴炎细胞浸润。这时若得以及时治疗，还可以保存部分牙髓，否则，炎症迅速向周围扩散，中性粒细胞广泛浸润至整个牙髓组织，形成多处小脓肿，此时，若炎性渗出未得到及时引流，髓腔压力极度增加，最终使整个牙髓液化坏死，此时称为急性化脓性牙髓炎。

**3. 慢性闭锁性牙髓炎的病理表现**

病理变化表现为镜下可见牙髓血管扩张充血,组织水肿,淋巴细胞、浆细胞、巨噬细胞、中性粒细胞浸润，同时可伴有毛细血管和成纤维细胞增生，肉芽组织形成。随病程迁延，可见增生的胶原纤维将炎症区与正常的牙髓组织隔开。若机体抵抗力弱而刺激较强时，可形成脓肿甚至牙髓坏死。牙髓充血，髓角脓肿形成，脓肿周围常有肉芽组织包绕，而其余牙髓组织正常。病程长者，有时可见修复性牙本质形成。

**4. 慢性溃疡性牙髓炎的病理表现**

病理变化表现为镜下可见患牙有较大的穿髓孔，穿髓孔表面为炎性渗出物、食物残渣及坏死物质覆盖，其下方为炎性肉芽组织和新生的胶原纤维，深部有活力牙髓组织表现为血管充血扩张，其中散在有淋巴细胞、浆细胞、巨噬细胞等慢性炎细胞浸润。有时溃疡表面可见不规则钙化物沉积或修复性牙本质形成，从而阻挡病原刺激向深部扩散，保护其余正常的牙髓组织。

5.慢性增生性牙髓炎的病理表现

慢性增生性牙髓炎主要表现是增生的牙髓组织充填于龋洞中或超出牙面突向口腔。根据慢性增生性牙髓炎构成成分不同，可将其分为溃疡型和上皮型。溃疡型慢性增生性牙髓炎外观常呈红色或暗红色，探之易出血。显微镜下观察主要为增生的炎性肉芽组织充填于龋洞中或突出于龋洞外，表面为炎性渗出物和坏死组织被覆，深层为新生的毛细血管、成纤维细胞和散在的淋巴细胞、浆细胞、巨噬细胞和中性粒细胞等炎细胞浸润。病程长者可见较多的成纤维细胞和胶原纤维。上皮型慢性增生性牙髓炎肉眼观察呈粉红色、较坚实，探之不易出血。显微镜下见息肉由大量成纤维细胞和胶原纤维构成，其中散在淋巴细胞、浆细胞浸润，表面被覆复层鳞状上皮。鳞状上皮可能由口腔黏膜上皮脱落细胞种植而来，或由龋洞邻近的牙龈上皮增生而来。

## 四、思政融入点

（1）通过讲解牙髓炎的病因，了解到细菌因素感染牙髓是牙髓炎的主要病因，强调口腔健康的重要性，让学生认识到保护口腔健康的重要性。同时，可以引导学生关注自身和他人的口腔健康，树立正确的口腔保健意识。让学生认识到自己在维护公共卫生方面所扮演的角色。可以引导学生关注社会公共卫生问题，积极参与牙髓炎防治等社会公益活动，培养学生的社会责任感。

（2）结合急性牙髓炎的病理表现，理解急性牙髓炎的临床特征"突发性剧烈疼痛"，"夜间痛"。介绍一些口腔医生为患者着想、关爱患者的事例，鼓励学生关注他人的需要，培养他们的人文关怀精神。

（3）讲解残髓炎的概念，引导出治疗过程中医生需要具备的职业素养，如精益求精的品质和道德意识，如责任心、诚信等。可以引导学生认识到作为医生应该具备的职业素养和道德意识，树立正确的职业道德观念。

（4）结合牙髓炎的治疗方法——根管治疗的发展历史，了解到根管治疗术的发展体现了医学技术的不断进步和创新。从传统根管治疗到现代根管治疗的转变，不仅提高了治疗的成功率，也降低了病人的痛苦。这一发展过程体现了医学与人文关怀的结合，使病人获得更好的医疗体验。

通过了解根管治疗术的发展过程，我们可以看到医学创新的巨大潜力。口腔医学工作者不断探索、实践、创新的精神，为病人提供了更安全、有效的治疗方案。同时，也让我们认识到医学的发展是一个不断进步和创新的过程，需要我们具备批判性思维和勇于探索的精神。

# 案例二　中国现代口腔医学之父——林则

## 一、教学目标

### （一）知识目标

让学生了解林则的生平及对中国口腔医学的卓越贡献。

### （二）思政目标

让学生感受林则的大医情怀和奉献精神，树立正确的价值观。

## 二、案例

### （一）案例背景

林则（Ashley W. Lindsay）是加拿大魁北克人，他在多伦多大学牙医学院毕业，并在 1907 年成为第一名前往中国的牙科医学传教士。在中国，他先后在华西协和大学和华西大学牙医学院担任教授、院长等职务，并创办了华西协和大学牙医学院，为中国现代口腔医学的发展奠定了基础。因此，他被誉为"中国现代口腔医学之父"。

### （二）案例内容

林则博士在多伦多大学取得牙医学博士之后，通过教会申请来中国西部行医。1907年春，林则博士坐船沿长江而上，历经千辛万苦，最终在成都下船。在那个年代，国内是没有口腔医生的，更没有口腔医学教育。大文豪鲁迅从小就深受牙痛之苦，一直有牙龈出血，自嘲为"牙痛党"。传统中医则认为牙齿和肾脏连通，有拔牙伤肾的理论，是不主张拔牙的。作为第一位到中国的牙医传教士，林则博士先是在成都四圣祠仁济医院开设了牙科，随后在四圣祠礼拜堂左侧建了一所独立的牙症医院。牙症医院内部设有五大部门，号称"远东第一牙科"。后来因为生意太好，缺少医生，林则博士不得不自己着手培养医生。1907 年秋，林则在成都四圣祠仁济医院，借用旧大楼里的一个小房间，设立了四圣祠牙科诊所。鉴于过去所培训的牙科医生类似于旧式的学徒，不易获得丰富的知识，所以林则与当时的华西协合大学商酌，在大学开展牙科教育，培养牙医人才。这便是华西口腔的雏形，也是中国口腔医学最早的摇篮。

很多名人都找过林则博士看牙，包括蒋中正、宋氏三姐妹、于右任、张群、罗家伦等那个时候的高层人士。1921年，中国第一位牙科学生黄天启毕业并留校任教，他也是亚洲第一个牙科毕业生。林则博士培养的前几届学生，奔赴全国各地，成为中国80%的口腔医学院的创始人：毛燮均博士成为北京大学口腔医学院的创始人；陈华博士后来成为第四军医大学口腔医学院的创始人；席应忠博士参与创建上海交通大学口腔医学院；夏良才博士成为武汉大学口腔医学院的创始人；严开仁博士成为香港大学牙学院的创建人之一。除了极少数如东北地区的齿科学校来源于苏联，中国大部分口腔院校都有华西血统。

1928年，林则博士将华西协合大学新修建的口腔专科医院命名为华西口腔病院（Stomatological Clinic, WCUU）。这是中国现代口腔医学史中首次将"口腔"一词用于医疗机构命名。林则博士因此被誉为"中国现代牙医学之父"。1950年，林则博士在中国服务时间长达40年后，才告别华西，返回加拿大，当时他已届60岁。林则当年创办华西协合大学牙学院，时至今日已经发展成为国家首批三级甲等口腔专科医院，国家口腔医学中心，国家口腔疾病临床医学研究中心，拥有8个国家临床重点专科，其规模、技术、师资、设备已是现今国内最顶级的存在。2022年"双一流"建设评估，四川大学入选的6个学科，其中一半为医学学科，其中就包括A+的口腔医学。从"远东第一牙科"的赞誉，到"中国口腔医学摇篮"的尊崇；从过往社会各界名流西行成都医牙的轶事，到当下领跑中国口腔医学发展的态势，川大华西书写了中国牙科的不朽传奇。而这一切，都源于100多年前的这个加拿大人。

1968年，国际口腔医学界颇有名望的安大略牙医协会在年会上授予林则终身会员资格，并在致词中表彰道："此人从不宣扬自己做过什么，要做什么，能做什么！但只要需要或责任召唤，他就会以勇气、决心和罕见的睿智担起责任，然后毫不做作退居幕后，安宁而享受，因为他的工作为人所需。他没有为自己工作，他为事业工作、为同仁工作、为职业工作、为他生活的世界工作。"

民国名流于右任先生评价："林则博士推广牙医教育之宏绩，敝国人士每饭不忘。"1999年，四川大学华西口腔医学院在华西口腔科教大楼前特别为林则铸造了一铜像，以纪念他对中国现代口腔医院的创立与发展做出的杰出贡献。

## 三、专业知识

牙髓病包括牙髓组织的炎症、坏死和退行性变，其中最常见的是牙髓组织炎症。在细菌、物理和化学等致炎因素的作用下，牙髓发生炎症。病理学上，炎症早期表现为牙髓充血，急性期表现为浆液性或化脓性炎症，慢性期可分为慢性闭锁性、溃疡性或增生性牙髓炎。由于牙髓所处的特殊的解剖环境，患牙髓炎时，牙髓腔内压力增高，一方面压迫神经产生剧烈疼痛，另一方面感染易于扩散，使炎症反应过程、结局和临床表现均呈现出特殊性。牙髓一旦发生急性感染，难以痊愈而导致牙髓坏死。

## 四、思政融入点

教学步骤如下所述：

（1）导入新课：通过提问导入，引导学生思考口腔医学的重要性，引出林则及其贡献。

（2）讲解内容：通过多媒体展示林则的生平及背景，介绍他在口腔医学领域的贡献。

（3）总结评价：学生分享本节课的收获，教师总结评价并引导学生将林则的精神运用到自己的学习和生活中。通过课程学习，让学生了解林则的生平和事迹，理解其对中国口腔医学的卓越贡献，包括创办华西协和大学牙医学院、推动口腔医学教育、开展口腔公共卫生服务等。让学生感受林则的奉献精神和大医情怀，激发学生对中国口腔医学历史的兴趣和热爱，培养他们的民族自豪感和责任感。通过学习林则的事迹和精神，引导学生树立正确的价值观和职业观念，培养他们的社会责任感和奉献精神。

（翟莎菲）

## 参考文献

[1] 世界名人网.周学东：我国著名的口腔医学专家 [EB/OL].https://www.21hubei.net/view/12-410936.html.

[2] 高岩.口腔组织病理学 [M].8 版.北京：人民卫生出版社,2020.

[3] 八倍美式叫不醒的温柔.四川大学的"中国现代口腔医学之父"，竟然是加拿大人？[EB/OL](2022-2-23)https://baijiahao.baidu.com/s?id=1725519406749730900.

# 第十章　根尖周炎

## 一、教学目标

### （一）知识目标

（1）掌握急性根尖周炎、慢性根尖周炎（根尖肉芽肿、慢性根尖脓肿）的病理变；

（2）熟悉各类根尖周炎的相互转化关系和结局；根尖周肉芽肿的上皮来源和转归；

（3）了解根尖周炎的病因和发病机制。

### （二）能力目标

能够结合解剖特点理解急性牙槽脓肿的三种不同排脓途径。

### （三）素质目标

以口腔中不同牙齿位置周围的解剖特点，结合组织毗邻关系，归纳列举上皮性根尖肉芽肿的可能来源，培养学生细致的医学学科素养。

## 二、教学内容

（1）急性根尖周炎；

（2）慢性根尖周炎。

## 案例一　周学东的事迹——46年坚守"护牙"一线

## 一、教学目标

### （一）知识目标

掌握急性根尖周炎和慢性根尖周炎的病理表现。

### （二）思政目标

理解不同类型根尖周炎转化中的唯物辩证法。激发学生的探索精神和创新意识，培养他们在未来工作中不断学习、勇于创新的精神。

## 二、案例

### （一）案例背景

口腔医学是一门具有挑战性的学科，需要医生具备丰富的专业知识和技能。在口腔医学领域，有一位备受尊敬的教授——周学东。她以卓越的医术、无私的奉献精神和坚定的信念，为口腔医学的发展做出了杰出的贡献。本案例将介绍周学东教授的事迹，以及她对口腔医学领域的深远影响。

### （二）案例内容

周学东，女，1957 年 4 月生，汉族，四川南充市人，中共党员。四川大学主任、主任医师。本硕博就读于华西医科大学，1987 年获医学博士。现任中国医学科学院学部委员、四川大学二级教授、主任医师、博士研究生导师。40 年前，她是勤奋求学的医学生，为医学真知孜孜以求苦读十数载；毕业后，她成为严谨治学的医学大师，精于科研、诚于教学；今天，她是中国口腔医学领域的杰出专家，不忘初心使命，坚持在医教科工作的第一线，积极投身健康中国战略，为中国口腔医学事业勇立潮头努力工作。

1. 精于专业，潜心科研，构建中国特色口腔疾病防治体系

龋病是发病率最高的口腔疾病，严重影响口腔和全身健康。作为改革开放后我国培养的第一位龋病学博士研究生，周学东主要从事龋病和口腔疾病与全身健康的基础研究和临床诊疗。她带领团队构建了具有中国特色、适合国人口腔特点的牙体牙髓病防治技术体系。她创建了以恢复口腔微生态为主的口腔疾病群体防治技术，首次提出全生命周期龋病管理，守护天然牙。她主持的龋病研究成果入选中国医科科学院 2021 年度重要医学进展。

她率先对中国人根管系统解剖特征开展研究，率先开展显微根管治疗和显微根管外科手术等临床新技术，带动全国诊疗水平的整体提升，显著提高我国患牙保存率，达到国际一流水平。先后主持国家、部省重点科研课题 12 项；以第一完成人获得国家科技进步二等奖 1 项、首届全国创新争先奖、省部级科技成果一等奖 6 项、中国青年科技奖、国家发明专利 10 项；2 次获得国际口腔医学威廉姆·盖茨奖；连续入选爱思唯尔中国高被引学者。她率队创建口腔国家重点实验室和国家国际科技合作基地，成为连接中国与世界口腔医学的学术研究高地，创办并主编 2 本 SCI 英文期刊，均位列 Q1 区，是中国品牌的世界顶级杂志，成为中国与世界口腔医学的学术交流高地，提升了中国口腔医学的国际影响力和话语权。周学东医生坚持以一流的医术和态度服务广大患者，深得好评，

获得国务院政府特殊津贴专家、中国医师奖、卫生部有突出贡献的中青年专家、全国卫生系统先进个人、全国医药卫生系统创先争优活动指导工作先进个人等荣誉。

2. 勤于育人，率先垂范，创建中国特色口腔医学实践教学新模式

作为人民教师，周学东医生热爱党的教育事业，坚持专业课的思政融合。为了全面培养学生的动手能力，提升学生的岗位胜任力，成功创建现代口腔医学实验教学新模式，在全国推广，使我国口腔医学实验教育走在国际前列。40 年来，坚持为本科生上课。每年给新生讲授口腔医学历史与发展前沿，厚植中国情怀和专业精神。先后获得国家教学名师奖、国家教学成果二等奖、全国高等医药教材建设突出贡献奖等荣誉。

周学东牵头制定了中国口腔医学本科教学评估标准，对 20 多所学校开展了本科专业认证。构建和完善了中国特色的口腔医学教材体系。主编《中华口腔科学》、《龋病学》、《牙体牙髓病学》等教材专著 19 部，获 2021 年全国首届优秀教材二等奖；领衔主编的科普丛书《口腔科常见及多发病就医指南系列》获得全国优秀科普作品奖。

3. 扎根中国，情系苍生，让口腔医学服务健康中国战略

华西口腔医学始建于 1907 年，为中国口腔医学的创立和发展做出杰出贡献，被誉为"中国现代口腔医学发源地和摇篮"。作为学科的首席专家，周学东始终把学科建设放在首位，使华西口腔连续 20 多年位居全国口腔医学第一。国内口腔事业发展区域不平衡，尤其是西部少数民族聚集区严重缺乏口腔医学技术骨干及实用人才。20 多年来，她无数次深入西藏、新疆、甘肃等地，为当地解决急难愁盼问题，从我做起，每年抽出时间到西部高校授课，传授知识。在她的积极努力下，华西口腔医院西藏分院、西藏大学口腔医学系、西藏口腔医学会先后成立，实现跨越发展。

周学东在长达 40 多年的科研历程中，始终如一坚持追踪国际口腔医学前沿，敢于走别人没有走过的路，千方百计寻找机遇，抢占国际口腔医学制高点。她以敏锐的眼光，发现口腔微生物学是国际前沿学科，并长期从事研究。她还带领团队对中国人根管系统解剖特征开展研究，制定中国人的根管治疗临床评价体系。敢于抢占科研制高点，努力打造新优势，已成为广大科技工作者共同的追求；而周学东敢为人先的精神，正是她及其团队锐意进取的一个缩影。

## 三、专业知识

1. 急性根尖周炎

病理变化表现为炎症早期根尖周组织血管扩张充血，浆液渗出，组织水肿，少量中

性粒细胞游出血管,这一阶段称急性浆液性根尖周炎,持续时间较短暂。随炎症进一步发展,根尖周血管持续扩张充血, 在炎症介质趋化作用下, 大量中性粒细胞游出, 聚集在根尖周牙周膜中, 形成脓肿。脓肿早期局限在根尖孔附近的牙周膜内, 脓肿边缘可见淋巴细胞、浆细胞、巨噬细胞等浸润。细菌及其产物进一步损害牙周膜, 中性粒细胞大量聚集吞噬细菌及其产物的同时, 释放溶酶体酶等, 使根尖周牙周膜坏死, 液化形成大脓肿。其周围的牙槽骨骨髓腔中有较多中性粒细胞浸润。炎症继续发展, 则迅速向周围牙槽骨扩散蔓延,形成局限性的牙槽突骨髓炎, 此时称急性化脓性根尖周炎, 也称急性牙槽脓肿。若此时脓肿得不到引流治疗, 脓肿压力越来越大, 并从组织结构薄弱处突破, 形成自然引流。

2. 根尖肉芽肿

病理变化表现为根尖周肉芽肿早期根尖组织在根管内病原刺激物的作用下, 根尖周牙周膜出现血管扩张, 组织水肿, 毛细血管和成纤维细胞增生, 慢性炎症细胞浸润。病变范围较小, 局限在根尖周牙周膜。病原刺激继续存在, 炎症范围逐渐扩大, 根尖周组织结构破坏, 代之以炎性肉芽组织, 即毛细血管和成纤维细胞增生, 中性粒细胞、T 淋巴细胞和产生 IgG、IgE 的浆细胞和巨噬细胞等散在浸润。炎性肉芽组织周围纤维组织增生, 限制炎症向周围扩展, 这是机体对病原刺激的防御反应。肉芽组织中可见吞噬脂质的泡沫细胞成灶性分布。部分病例可见含铁血黄素和胆固醇结晶沉着。胆固醇晶体在制片过程中溶解成梭形裂隙, 裂隙周围可见巨细胞反应。有时根尖周肉芽肿内可见增生上皮团或上皮条索相互交织成网状。

3. 根尖脓肿

病理变化表现为根尖区牙周膜内脓肿形成, 脓肿中央为坏死液化组织和脓细胞, 脓肿周围为炎性肉芽组织, 其中散在中性粒细胞、淋巴细胞、浆细胞、巨噬细胞和新生的毛细血管。肉芽组织外周包绕着纤维结缔组织。根尖牙骨质和牙槽骨呈现不同程度的吸收, 破骨细胞位于吸收陷窝内, 胞质红染, 单核或多核。慢性根尖周脓肿表现为有瘘和无瘘两种情况, 有瘘者可见脓液穿破骨壁与口腔黏膜或颌面部皮肤相通, 瘘管壁被覆复层鳞状上皮。

## 四、思政融入点

（1）根尖周肉芽肿随着机体抵抗力、病原刺激强度的变化, 组织病理学出现的改变, 体现了疾病动态发展观, 据此可培养学生理解认识论。唯物辩证法认为, 变化是自然界的基本规律, 它涵盖了客观事物的一切发展过程。在这个过程中, 事物不仅会发生变化,而且会在一定的时间内生成和消失。这种生成和消失是由于事物内部的矛盾冲突和发展变化以及事物之间的相互作用造成的。唯物辩证法告诉我们，事物之间的相互作用是复杂而又不断变化的，它们形成了一个复杂而又动态的世界。因此，要理解这种变化，就必须从事物本身出发，结合它们之间的相互作用来进行分析。唯物辩证法还认为，事物的变化是有规律的，它有自己的规律和特点。事物之间的相互作用也有自己的规律，它们会形成一些固定的规律。因此，要深入研究事物的变化，就必须从宏观和微观两个层面来考察它们的规律。通过这种方式，我们才能更好地理解事物的变化，将唯物辩证法运用在对各种不同类型根尖周炎转化的学习上。

（2）根尖周炎发病机制中的化学刺激导致的根尖周炎多为医源性，常由于根管治疗使用药物不当引起。如亚砷酸过量或封药时间过长，砷可以扩散到根尖周组织引起根尖周炎；根管内放置甲醛、甲酚等腐蚀性药物过多，药物可能溢出根尖孔外，导致药物性根尖周炎。根管充填用的氧化锌，预备根管用的 EDTA、次氯酸钠和过氧化氢以及局部麻醉药等不小心溢出根管均可引起根尖周炎症反应。让学生认识到作为一个医生应该具备的素质，一定要认真，细致，细心，在医生的工作中，一点点小的疏忽都可能造成对患者病情的伤害。

（3）周学东教授的事迹展示了医生职业的精神和责任。她以卓越的学术成就推动了口腔医学的发展，以教育理念培养了众多优秀的口腔医生，以社会贡献展现了医生的社会责任感。通过了解周学东教授的事迹，我们可以看到医生职业的责任与使命。周教授的学术成就、教育理念和社会贡献为学生树立了一个典范，周教授的事迹启发学生思考医生的职业使命和价值，激发他们投身医学事业的热情和担当。她的精神激励着我们去追求卓越，为人类的健康福祉贡献力量。

# 案例二　疾病发展的一般规律

## 一、教学目标

### （一）知识目标

根尖肉芽肿的不同转化方式。

### （二）思政目标

注重培养学生的综合素质和职业道德，使其具有社会责任感和人文关怀精神。

## 二、案例

### （一）案例背景

疾病动态发展规律是医学中的重要概念，描述了疾病在发生、发展和转归过程中的规律和特点。通过对疾病动态发展规律的学习，有助于学生理解疾病的自然史、病理过程和预后判断，为临床医学实践提供重要的理论基础。本案例将介绍疾病动态发展规律的相关知识，并探讨其中蕴含的思政教育元素。

### （二）案例内容

疾病是一个动态的过程，疾病的发展具有一些普遍性的规律：①损伤与抗损伤的斗争贯穿于疾病的始终，推动着疾病的发展；②疾病过程中的因果可以转化；③局部和整体互相影响，互相制约。疾病是机体在一定条件下，与来自内外环境中的致病因素相互作用所产生的损伤和抗损伤的斗争过程。因此疾病是一个动态的过程，疾病的发展具有一些普遍性的规律。

1. 损伤与抗损伤

损伤与抗损伤两者之间相互联系又相互斗争。损伤与抗损伤贯穿于疾病的全过程，决定着疾病的进展方向和结局，当损伤性变化占优势时，病情就恶化，甚至造成死亡，反之，病情趋向缓解或痊愈。损伤与抗损伤之间无严格的界限，有些变化可有双重作用，并且可以相互转化。

2. 因果交替

因果转化是指在原始病因作用下，机体发生某种损伤性变化。这种变化一方面作为结果，同时又作为新的缘由引起新的变化，缘由、结果交替消失，相互转化，推动疾病的进展。

3. 局部与整体

任何疾病，根本上都是整体疾病，都有局部表现和全身反响。在疾病过程中，局部与整体相互影响，相互制约。因此，只有正确熟悉疾病中局部与整体的关系，才能无误地实行有效措施。

## 三、专业知识

根尖周肉芽肿是慢性根尖周炎的中心病变，根尖周肉芽肿随着机体抵抗力、病原刺激强度的变化，组织病理学特点可能出现以下改变：

（1）当机体抵抗力增强而病原刺激较弱时，肉芽组织中纤维成分增多，浸润的炎细胞减少，牙槽骨和根尖周牙骨质吸收暂停或出现修复，并分化出成骨细胞和成牙骨质细胞，形成新骨和新牙骨质修复缺损的牙槽骨和根尖牙骨质，使病变缩小。当机体抵抗力下降而病原刺激增强时，则炎症反应加重，破骨细胞被激活，牙槽骨和根尖周牙骨质出现吸收、破坏，病变范围增大。

（2）根尖周肉芽肿体积增大，营养难以抵达肉芽肿中心，肉芽肿中央组织可因缺血而坏死、液化，形成脓肿；向急性炎症转化，出现急性牙槽脓肿的症状。脓液可自行穿破骨壁引流或经不彻底的治疗，则可以迁延为慢性根尖周脓肿。这时，在相应牙龈上出现瘘口，时有脓液流出。临床上可出现反复肿胀。

（3）上皮性根尖周肉芽肿，可以转变成根尖周囊肿。通过以下方式转化：①增生的上皮团中心部分由于营养障碍，液化变性，渗透压增高吸引周围组织液，进而发展成囊肿；②增生的上皮被覆脓腔，当炎症缓解后转变成囊肿；③增生的上皮包裹的炎性肉芽组织也可以发生退变、坏死形成囊肿。

（4）部分年轻患者，抵抗力强，在轻微低毒刺激下，炎症缓解，肉芽组织中纤维成分增加，病变范围缩小，吸收的牙槽骨重新沉积，骨小梁增粗增密，髓腔缩小，骨密度增大，髓腔中纤维组织增生，散在慢性炎细胞浸润。X线片示根尖周局灶性阻射影，与正常骨分界不清，称致密性骨炎。

## 四、思政融入点

通过对疾病发展的一般规律的介绍，可以引导学生思考以下问题：

（1）预防为主的重要性：在疾病的起始阶段进行预防和干预，可以有效地延缓病情的发展，减轻病人的痛苦和经济负担。

（2）早期诊断和治疗的价值：在疾病的早期阶段进行诊断和治疗，可以有效地控制病情的发展，提高治疗效果和病人的生活质量。

（3）医患关系的重要性：医生和病人需要密切合作，共同应对疾病。医生需要充分了解病人的病情和需求，制定合适的治疗方案；病人也需要积极配合治疗，遵守医嘱。

（4）健康生活方式的养成：这是预防疾病的重要手段。病人需要在日常生活中注意饮食、锻炼、休息等方面的问题，以促进身体的康复和预防疾病的再次发生。

通过对疾病发展的一般规律的介绍，学生可以深入了解疾病的发展过程和治疗方案的选择。同时，通过引导学生思考预防为主的重要性、早期诊断和治疗的价值、医患关系的重要性以及健康生活方式的养成等问题，可以帮助学生树立正确的健康观念和服务理念，提高医学人文素养。

# 案例三 保护牙齿就是保护生命

## 一、教学目标

### （一）知识目标

掌握由龋病引起的牙髓炎、根尖周炎的发展变化。

### （二）思政目标

激发学生对口腔健康的关注和对生命的热爱，引导学生树立"健康第一"的生活观念。

## 二、案例

### （一）案例背景

口腔健康是人类健康的重要组成部分，保护牙齿就是保护生命。随着人们生活水平的提高和饮食习惯的改变，口腔疾病已经成为一种常见的疾病，对人们的身体健康和生活质量产生了严重影响。因此，保护牙齿的重要性不容忽视。在这个案例中，我们将探讨保护牙齿的重要性及其与全身健康的关系，以及如何养成良好的口腔卫生习惯和预防口腔疾病。我们还将讨论一些关于口腔健康的最新研究成果和技术，如新型牙刷、口腔保健食品等，以及这些成果和技术对保护牙齿和促进口腔健康的影响。

### （二）案例内容

据记载，现代牙科医生源于法国。17 世纪 90 年代，"现代牙科之父"皮埃尔·汤夏尔创办了世界上第一家牙科诊所、最早确立了牙科技术、使用"牙科医生"名称。多年来，欧美国家把牙齿的健康美丽看成是一种文明的象征和个人形象的重要部分并形成了牙科文化。在法国的社会或政治生活中，微笑是一种重要的交际工具，认为从嫣然一笑间流露出洁白的牙齿，常常能带来意想不到的收获和惊喜。很多法国专家认为，牙齿的健康标准是健全、洁白和整齐，每人每年至少需要 6 支牙膏、3 把牙刷。英国的绅士风度闻名遐迩，其中绅士和淑女们非常注重牙齿卫生。众所周知，英国实行免费国民医疗保健体制（NHS），其中有一条核心原则：人人都可以享受统一标准的免费医疗服务，但免费医疗不包括看牙科，而且看牙科收费很贵。世界金融危机后，英国人再怎么压缩开支，仍都十分关注口腔健康。美国人最关心身体是否完美的部位就是牙齿，甚至把牙齿的健康美丽看成是一种文明的象征和个人形象的重要部分。据《今日美国》报道，美国人平均每年花在牙齿保健上的钱大概在 1000~1500 美元之间。由于美国人对牙齿关爱有加，使得牙医很受尊重，大多数美国家庭都会经常拜访牙医，牙医既是他们的医生，又是他们的顾问和朋友。很多数据显示：牙齿在德国人心中拥有很重要的地位。现德国每 1000 人就有 3 个牙医，牙医数量占德国医生总数的 50% 左右。在德国企业 100 强中，涉及牙齿美容产品的就有 20 多家，全球最大的牙科技术展 IDS 每年在科隆举行，为德国和世界的牙齿美容业推波助澜。

根据世界卫生组织的标准，口腔三大疾病为错𬌗畸形、龋病、牙周病。错𬌗畸形不仅会影响"颜值"，严重的错𬌗也会对颌面部发育、口腔健康、口腔功能、心理信心造成一定程度的影响。近年来，随着国民爱牙意识持续增强、口腔诊疗需求不断扩大、口腔医疗机构持续发力，带动口腔健康消费明显提升。中国《第四次全国口腔健康流行病学调查报告》显示，中国错𬌗畸形的患病率达 74%，对应潜在错𬌗畸形患病人数约 10.4 亿人，而诊疗难度更大的 Ⅱ、Ⅲ 级错𬌗患病率高达 49%。有资料显示，2021 年中国口腔医疗服务市场规模约 1507 亿元，预计未来口腔健康服务市场将持续快速扩张。

随着我国人民生活水平提高，消费者对各类口腔护理产品的接受度越来越高，新的市场风口迅速形成。主要体现在：一是消费数据显示，我国人均口腔护理产品消费增速达 13%，其中，牙膏、漱口水、牙刷三项的消费金额占比已超过 80%。尤其是舌苔刷、正畸护理用品、牙贴的消费金额同比增速均较快。日常清洁、口气清新、去黄提亮、矫正清洁、抗敏修复等精细需求推动口腔护理产品研发向纵深层面发展。二是智能护牙产品为口腔护理行业带来增长新动能，越来越多消费者将其纳入日常必备消费品中。其中，电动牙刷的普及率已经较高，冲牙器作为新兴品类，吸引了更多新消费品牌入局并实现高速增长。三是口腔健康政策不断优化，成为专业口腔健康服务市场的重要推力。《健康口腔行动方案（2019 年—2025 年）》明确，到 2025 年，口腔健康服务覆盖全人群、全生命周期，更好满足人民群众健康需求。数据显示，儿童口腔服务、口腔综合服务、牙齿美白服务、牙齿种植服务等口腔健康服务的用户数均实现同比快速增长。相关机构也注重加强日常口腔健康教育普及，提供完备的口腔健康咨询，努力解决各类护牙看牙痛点。

## 三、专业知识

根尖周炎指发生在牙根尖周组织的炎症性疾病，绝大多数根尖周炎继发于牙髓疾病。从解剖学上，牙髓及根尖周组织有着密切联系。牙髓组织通过根尖孔与根尖周组织相联系，牙髓的神经、血管、淋巴管也由根尖周组织经根尖孔进入髓腔。因此，感染牙髓的细菌及其代谢产物经根尖孔可直接扩散至根尖周组织，导致急性或慢性炎症反应。而且常常波及邻近的牙槽骨和根尖部的牙骨质，导致其吸收、破坏。严重者，可引发颌骨骨髓炎。

根尖周炎绝大多数继发于牙髓疾病。细菌、物理、化学及免疫性致炎因素是导致根尖周炎的主要原因。若刺激的强度高，机体抵抗力弱，则表现为以渗出、变质为主的急性炎症。若刺激强度低，机体抵抗力较强，则表现为以增生为主的慢性炎症。病理学上，急性根尖周炎分为急性浆液性和化脓性根尖周炎，脓液常通过骨膜 - 黏膜（或皮肤）、龋洞、深的牙周袋排出。慢性根尖周炎则分为根尖周肉芽肿、根尖周脓肿和根尖周囊肿。

## 四、思政融入点

（1）引入案例：通过 PPT 向学生展示一些关于口腔健康和根尖周炎的图片和视频，引起学生对口腔健康的关注。引导学生思考：为什么保护牙齿很重要？牙齿问题会对全身健康产生哪些影响？

（2）分析案例：介绍根尖周炎的病因，让学生了解根尖周炎的危害和预防方法。通过案例分享和讨论，让学生了解保护牙齿的重要性，以及如何养成良好的口腔卫生习惯。

（3）拓展案例：通过文献综述和案例分析，向学生介绍一些关于口腔健康的最新研究成果，如新型牙刷、口腔保健食品等。通过实例分享一些关于保护牙齿的成功案例，激励学生们养成健康的口腔卫生习惯。

（4）总结案例：总结保护牙齿的重要性及其对全身健康的影响，强调养成良好的口腔卫生习惯的重要性。强调健康的生活方式和自我保健能力对维护身体健康的重要性，引导学生树立"健康第一"的生活观念。激励学生们珍惜生命，关注自己的口腔健康，养成良好的生活习惯和健康的生活方式。

## 参考文献

[1]　世界名人网，周学东：我国著名的口腔医学专家 [EB/OL].https://www.21hubei.net/view/12-410936.html.

[2]　高岩 . 口腔组织病理学 [M].8 版 . 北京：人民卫生出版社 ,2020.

[3]　光明网 . 陈新光：保护牙齿就是保护生命 [EB/OL](2022-9-20).https://m.gmw.cn/baijia/2022/09/20/36036577.html.

# 第十一章　牙周组织病

## 一、教学目标

### （一）知识目标

（1）掌握慢性龈炎和龈增生的病理变化，剥脱性龈病损的概念和病理变化，活动期和静止期牙周炎的病理变化；

（2）熟悉牙周变性、牙周创伤和牙周萎缩的病理变化，牙周炎的临床特征；

（3）了解牙龈病分类及临床表现，牙周炎的病因及发病机制。

### （二）能力目标

通过牙周炎病理变化的动态示意图的创作，培养学生的动手能力和鉴赏能力。

### （三）素质目标

理解全身疾病在牙周组织病变中的表现，启发全身因素与局部病变的系统思维模式的建立。

## 二、教学内容

（1）牙龈病；

（2）牙周炎；

（3）发生在牙周组织的其他病理改变。

## 案例一　王松灵院士研究历程中的首创精神

## 一、教学目标

### （一）知识目标

掌握活动期和静止期牙周炎的病理变化；熟悉牙周炎的临床特征；理解全身疾病在牙周组织病变中的表现。

### （二）思政目标

培养学生的民族自信心以及自豪感、荣誉感，引导学生在学医、从医的道路上，以优秀的医学前辈为楷模，培养高尚的职业情操，练就过硬的专业技术，树立为国家社会、人民健康、医学事业奋斗终生的奉献精神。

## 二、案例

"重度牙周炎常导致牙齿脱落，传统假牙修复并非生理性修复，功能不能媲美真牙。再生生物牙根可实现生物修复。"王松灵团队利用牙源性干细胞成功再生小型猪牙周炎所致的牙周缺损组织。他们的研究为利用异体干细胞再生牙周组织提供了免疫学依据，为异体牙源性干细胞的临床转化应用奠定了理论基础，极大扩展了牙周组织再生的干细胞的应用来源。

作为口腔医学领域唯一的中国科学院院士，王松灵无疑是口腔医学领域最有影响力的学术"大咖"之一。他长期致力于唾液腺疾病诊治及基础研究、牙发育和再生研究，是国家临床重点专科——口腔颌面外科学科带头人。王松灵作出过许多足以写进医学教材的创新贡献。他曾制定全国通用腮腺慢性炎性疾病新分类及诊疗方法，该成果获2003年国家科技进步二等奖。他首次发现人的细胞膜硝酸盐转运通道，并阐明硝酸盐对胃肠、肝脏、唾液腺等器官具有重要保护作用。

王松灵和团队通过近10年的不懈努力发现硝酸盐转运通道。以往人们认为，硝酸盐及亚硝酸盐对人体有害，而人在正常生理状态下，唾液中的硝酸盐浓度是血液中的10倍；王松灵院士坚持"生理的就应该是正常的，不是有害的"理念，在接下来的10年中，专注于研究硝酸盐的重要生理作用及机制。虽然在过程中遇到了很多困难，但是他和团队成员始终没有放弃，终于在2012年，王松灵首次发现人的细胞膜硝酸盐转运通道，该发现对于阐明硝酸盐如何转运进入细胞具有重要意义。之后通过一系列研究阐明了硝酸盐对胃肠、肝脏、唾液腺等器官具有重要保护作用，该成果也获得2018年北京科学技术一等奖。他创建小型猪牙发育研究平台，发现牙发育新机制；提出并成功实现"生物牙根再生"新理念，该成果获2010年国家科技进步二等奖；研发"牙髓间充质干细胞注射液"新药，成为首个被国家受理的干细胞新药并获得国家卫健委注册开展临床研究，2019年获"干细胞成果转化奖"。在他的多项研究成果中，最能直接改善人民群众健康的要数牙齿干细胞再生生物牙根这项研究了。由首都医科大学王松灵院士团队和北京三有利和泽生物科技有限公司吴祖泽院士团队共同申报的细胞新药"人牙髓间充质干细胞注射液"主要用于治疗慢性牙周炎。该药物是国内首个申报的牙髓来源间充质干细胞新药，也是首个应用于口腔疾病治疗的干细胞药物。试验参与者的牙槽骨成功再生，原本因松动将被拔掉的牙齿得以保住。全国无数的牙周炎患者翘首以待这项研究的临床普及，届时，松动的牙齿有望因为牙床的再生得以稳固避免被拔除，拔牙后种植的新牙也可因牙床的再生受益而更加健康稳固。有人这样形容牙周炎——它是对人类健康施出的温柔一刀，虽不致命，却让很多人的生活质量遭遇滑铁卢。而王松灵的研究，就是要在这场"温柔的滑铁卢"中力挽狂澜。其实，牙齿干细胞再生生物牙根这项研究，王松灵已经为此努力了近 20 年，这几乎贯穿了他整个青壮年的研究生涯。"重度牙周炎常导致牙齿脱落，传统假牙修复并非生理性修复，功能不能媲美真牙，而再生生物牙根可实现生物修复。"王松灵说，生物牙根再生就好比盖房子的地基，区别于现在的种植牙以螺纹钉为根基，生物牙根是利用干细胞再生出和自己牙齿接近的一种组织来支撑牙冠。

王松灵院士在创新研究历程中取得多个第一，深刻体现了科学家的首创精神。他说："我们不仅把科研当成一份工作，我们更把它视为我们的生活，能够有机会穷尽一生去探索人类知识的前沿，那是一种上天的赏赐。"王松灵将科研视为毕生使命，神圣不可亵负；视为生命不可分割的一部分，如醉如痴，深深眷恋。在勇攀科研高峰的漫漫征途中，他坚毅前行，探求真谛；在守护人民健康的使命中，他不负嘱托、实干担当，以闪光的科学家精神，人民公仆的笃定意志，谱写着口腔卫生健康事业发展的高亢赞歌。

## 三、专业知识

牙周炎的主要病理变化特征是炎症从牙龈侵犯到深部牙周组织的牙周膜、牙槽骨，甚至累及牙骨质。根据组织病理学改变特点，将其分为：

### （一）活动期牙周炎的病理变化

（1）牙面上可见不同程度的菌斑、软垢及牙石堆积。

（2）牙周袋内有大量炎性渗出物、免疫球蛋白及补体等成分。

（3）沟内上皮出现糜烂或溃疡，一部分上皮向结缔组织内增生呈条索状或网眼状，有大量炎症细胞浸润，并见一部分炎性细胞及渗出物移出至牙周袋内。

（4）结合上皮向根方增殖、延伸，上皮附着与根面剥离，形成深牙周袋，其周围有密集的炎症细胞浸润。

（5）沟内上皮及结合上皮下方的胶原纤维水肿、变性、丧失，大部分已被炎症细胞取代，牙槽嵴顶骨吸收明显。

（6）牙槽骨出现活跃的破骨细胞性骨吸收陷窝。牙槽嵴顶及固有牙槽骨吸收、破坏。

（7）牙周膜的基质及胶原变性、降解，由于骨的吸收、破坏，导致牙周膜间隙增宽。

（8）深牙周袋致使根面的牙骨质暴露，可见牙石与牙骨质牢固地附着。

**（二）静止期牙周炎的病理变化**

（1）沟内或袋壁上皮及结合上皮周围的炎症明显减少，在牙周袋与牙槽骨之间可见大量新生的纤维结缔组织，或见粗大的胶原纤维束增生，其间可见少量的慢性炎症细胞浸润，还可见新生的毛细血管。

（2）牙槽骨的吸收呈静止态，一般看不到破骨细胞。常可见原有的吸收陷窝区有新的类骨质形成。牙槽嵴部位亦可见类骨质或新骨形成。

（3）牙根面被吸收的牙骨质也出现新生现象。增生的粗大胶原纤维束附着在根面的牙骨质上，常呈棘状增生像，被吸收的牙骨质也见类骨质或新形成的牙骨质。

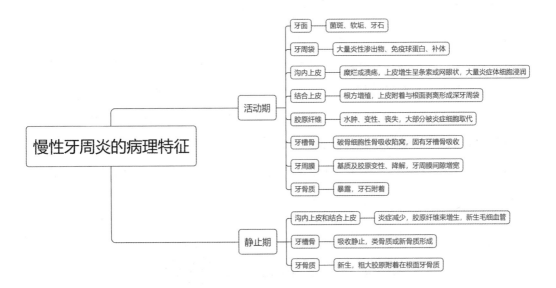

## 四、思政融入点

牙周病变从最开始牙龈炎症表现为刷牙出血，再到牙松动甚至最终脱落。牙周炎可以产生多种致病毒素，通过唾液及血液到达全身，成为诱发心脑血管疾病、消化道疾病、糖尿病等疾病的重要原因。目前我国成年人慢性牙周炎的发病率约80%，而且慢性病灶每天分泌很多毒素进入血液到达全身，因此影响着全身疾病的发生和发展，比如细菌性心内膜炎，血栓、动脉粥样硬化等疾病中已经检测到慢性牙周炎致病菌的基因。

牙周健康是口腔健康的基石。目前，慢性牙周炎的治疗主要通过机械控制牙菌斑，只能消除刺激因素，即使采用膜再生技术或釉基质蛋白，促进局部组织再生，作用也有限。传统牙周炎治疗效果不让人满意，干细胞介导的组织再生为牙周炎治疗提供了新的治疗模式。从智齿、乳牙、正畸齿拔掉的牙中发现了牙髓干细胞，通过把牙髓干细胞跟脂肪干细胞、骨髓干细胞、脐血干细胞进行比对，发现它有很重要的生物学功能和免疫调节功能，王松灵团队就开始研究，最开始考虑能否把自己的牙根生出来，于是提出生物牙根再生。智齿拔掉后，取出牙髓，将组织剪碎并分离，形成独立的细胞再进行培养。干细胞增殖能力极强，可以无限自我更新，在专用培养液中干细胞会慢慢生长，经过不停的传代扩增，牙髓干细胞就提炼完成了。一般干细胞到第 6 代左右增殖能力就减退了；而牙髓干细胞来源于神经节组织，有独特性，到 20 代还能增殖，依然保持很强的干性并且它的性能也很好。于是开启了把牙髓干细胞变成新药的征程，目前牙髓干细胞已经完成了 I 期临床试验，临床结果很好；结合已有的临床研究结果，再进行 II 期的有效性研究，目前为止是一个比较好的安全有效的治疗慢性牙周炎的新手段。王松灵的努力，不仅是为了实现个人理想。他说："中国的口腔界很缺临床人才，但与基础理论研究相比，临床人才还是多的，中国最缺的是基础研究人才。但现在社会风气很浮躁，很多人耐不住寂寞，沉不住气。对医学院校来说，真正体现水平的还是基础研究，基础研究做好了，教学和临床就上去了。"王松灵院士及其团体秉持纯粹科研心，甘于坐冷板凳，数十年如一日地执着坚守。王松灵院士从求学到工作，几十年来执着于一个目标——做个好老师，做个好医生。在专业领域的严谨和探索，对科学研究的执着和创新，凸显了一名合格医者的品质。

# 案例二　牙周病与全身健康

## 一、教学目标

### （一）知识目标

（1）熟悉牙周炎的临床特征，了解牙周炎的病因及发病机制；

（2）了解牙周病与全身疾病的关系，包括心血管疾病、糖尿病等。

### （二）思政目标

（1）培养学生关注口腔健康的意识，树立预防牙周病和关注全身健康的观念；

（2）让学生认识到口腔健康对全身健康的重要性，养成良好的口腔卫生习惯和生活方式；

（3）引导学生树立正确的健康观念和价值观，培养社会责任感和积极的生活态度，为维护公众健康做出积极的贡献。

## 二、案例

### （一）案例背景

牙周病是一种常见的口腔疾病，如果不及时治疗，会导致牙齿松动、脱落等一系列口腔问题。同时，牙周病还与全身健康问题有关，例如心血管疾病、糖尿病等。本案例将通过介绍牙周病与全身疾病的关系，让学生了解牙周健康与全身健康的重要性。

### （二）案例内容

牙周病是指发生在牙齿支持组织（包括牙龈、牙周膜、牙槽骨和牙骨质）的慢性炎症性疾病，表现为牙龈红肿、出血、牙周袋形成、牙槽骨吸收等。

1. 牙周病与心血管疾病的关系

牙周病患者的牙周局部炎症可以破坏上皮的完整性，导致牙周致病菌以及与慢性炎症相关的炎症介质进入血液循环系统，从而引起系统性炎症反应。大量流行病学调查显示，牙周炎是心血管疾病的独立危险因素，会提高心肌梗死的发病风险。在一项针对1163 名男性的研究中观察到牙齿缺失、牙龈卟啉单胞菌（Pg）、放线杆菌与冠心病的血清抗体之间存在关联。另一项研究证实，在动脉粥样硬化斑块中发现了来自牙周病原体的 DNA，如 Pg、放线菌和中间普氏菌，表明这些病原体可能从口腔迁移到身体远端部位。一项利用感染 Pg 的高脂血症小鼠进行的动脉粥样硬化动物模型研究表明，细菌感染与牙槽骨吸收和主动脉粥样硬化有关。Pg 和齿垢密螺旋体可诱导全身免疫反应，在口腔上皮、主动脉和全身器官中均发现细菌基因组 DNA。此外，Pg 可通过 Toll-4 样受体逃避非特异性免疫，从而促进血管中慢性炎症的发生。Pg 还可通过其分泌的外膜囊泡诱导人体样本中的血小板聚集，这可能是体内血栓形成的原因。

2. 牙周病与糖尿病的关系

牙周病患者中Ⅱ型糖尿病的发病率较高，可能与牙周病引起的炎症反应有关。研究表明，治疗牙周病可以改善糖尿病患者的血糖控制和炎症反应。糖尿病是一种慢性代谢紊乱疾病，其特征是由于胰岛 B 细胞产生胰岛素缺陷（Ⅰ型糖尿病）导致的高血糖症，或胰岛素敏感性降低（Ⅱ型糖尿病），或两者组合，可影响成人、青少年和儿童。值得注意的是，糖尿病和牙周炎呈现出"双向"联系，互相影响。牙周的慢性感染可导致全身炎症反应的失调，进一步引起代谢紊乱。在一项大鼠的糖尿病模型中，观察到 Pg 会导致牙龈血管功能降低和胰岛素抵抗增加。一项 Meta 分析研究的结果表明，牙周治疗可以改善 Ⅱ 型糖尿病患者的血糖控制。相反，糖尿病也可能导致牙周疾病。与非糖尿病患者相比，糖尿病患者患牙周炎的风险增加了 3 倍。一项针对儿童和青少年 Ⅰ 型糖尿病患者的牙周检查，发现牙龈炎患病率为 21%，牙周炎患病率为 6%；此外，针对 Ⅰ 型糖尿病的成年患者牙周查体，发现受累的部位更多。

3. 牙周病与阿尔茨海默病

阿尔兹海默病（Alzheimer disease，AD）是一种起病隐匿的进行性发展的神经系统退行性疾病，是造成痴呆的首要原因。AD 的病因目前尚不明确，但外周感染和炎症被认为是重要的致病因素之一，特别是慢性全身性炎症（比如最常见的慢性牙周炎）可能促进 AD 的进展。大量研究表明，牙周炎与 AD 之间有着紧密的双向联系。对于 AD 患者来说，随着疾病的进展，他们无法正确地维护口腔卫生，发生牙周炎的风险也大大增加。与健康人群相比，AD 患者的牙周情况较差，表现为牙龈指数、菌斑指数、探诊深度、临床附着水平及探诊出血位点均显著高于正常组。另一方面，慢性牙周炎导致的持续性全身炎症反应能够加速脑内的炎症进程，增加 AD 的发病风险。一些研究认为，Pg 抗体水平的升高与 AD 日后发病有关。

4. 类风湿性关节炎

类风湿性关节炎（rheumatoid arthritis，RA）和牙周炎都是慢性炎症性破坏性疾病，具有许多共同的病理表现，其组织学特征是滑液内和牙周组织内炎症性持续浸润和周围硬组织的破坏。近来大量的流行病学研究提示，牙周炎与类风湿性关节炎之间关系密切。牙周病患者较牙周健康者的类风湿性关节炎患病率高，而类风湿性关节炎患者患重度牙周炎的概率较无类风湿性关节炎者患牙周炎的概率高。牙周炎的严重程度与 RA 的活动性有关。另外一些研究也显示，牙周非手术治疗能改善 RA 患者的临床指标，如红细胞沉降率、C 反应蛋白以及疾病活动分数等。

5. 牙周病与不良妊娠

母亲感染与不良妊娠结局有关，包括早产、胎膜早破、先兆子痫、流产、胎儿宫内发育迟缓、低出生体质量、死产和新生儿败血症等。由于孕妇的激素变化，她们比非孕妇更容易患牙龈炎和牙周炎。临床上，大约 40% 的孕妇表现出牙周病。目前，已提出了两种不同的机制来解释牙周病如何与不良妊娠结局相关联：第一种假说提出口腔病原体可以从口腔移位并穿过胎盘，到达羊水内和胎儿循环；第二种假说则认为来自牙周病原体的内毒素或炎症介质系统性传播可能影响胎儿的发育或自然流产。

6. 与其他疾病的相互关系

有研究报道，慢性牙周炎是头颈部鳞状细胞癌（head and neck squamous cell carcinoma, HNSCC）的独立风险因素之一，牙槽骨丧失使 HNSCC 的发病风险提高 4 倍，也更有可能是低分化的病理分型。另一项 Meta 分析研究也证实了牙周炎与 HNSCC 的显著正相关性。一项回顾性病例对照研究显示，完善的牙周治疗能够显著降低口腔鳞状细胞癌的患病风险。肾移植术前未经过牙周治疗的患者，移植术后并发症的发生率显著高于牙周治疗组。此外，有炎症的牙周组织可作为感染病灶，成为细菌、细菌产物以及炎症和免疫介质等的储库，与远离口腔的器官、系统相互作用，诱发或加重某些全身系统性疾病，如慢性肾病、骨质疏松症、虹膜炎等。

## 三、专业知识

牙菌斑是牙周炎发病的始动因子；宿主易感性（遗传基础与环境因素）是牙周炎发展及其严重程度的决定因素。

口腔细菌是牙周炎发病的启动因素，牙菌斑是细菌微生物赖以生存的多糖复合物基质，成为口腔微生物生存的生态群体。口腔微生物在这种微环境中与宿主之间相互适应，形成一种动态的生态平衡，这与宿主的防御功能及细菌的种类及其毒性等密切相关，此外，还受局部与全身因素的影响。牙菌斑为牙周炎致病的始动因素，由于特异性致病菌数量的增多，细菌及其毒性产物通过结合上皮进入牙周组织，诱发了初期的炎症反应。菌斑中细菌及其毒性产物可直接侵入破坏牙周组织，还可通过宿主的防御系统引发免疫反应，间接损害牙周组织。

口腔细菌及其与宿主之间存在共生、竞争、拮抗及相互制约的特殊关系，一旦这种关系失调，牙菌斑可启动牙周的初期炎症过程。如果宿主防御功能旺盛并得到适当治疗，则牙周病变可静止或修复，临床表现为牙周修复期的各种表征。当宿主的防御功能与修复能力低下，无法抵御细菌微生物的侵袭时，则牙周病变无法逆转而致使牙周炎症的进一步扩大及恶化，呈现为临床活动期牙周炎的各种表征。总之，菌斑在病因中起了基础的作用，因此，对牙周炎的治疗针对其病因，抗菌仍为基本疗法。

## 四、思政融入点

通过本案例的学习，我们可以得到以下启示：首先，我们应该认识到牙周健康与全身健康的关系是复杂而密切的，掌握预防和治疗牙周病的方法；其次，学生应该掌握正确的口腔卫生知识和方法，养成良好的口腔卫生习惯；最后，教师应该培养学生的预防意识和自我保健能力，让学生具备维护口腔和全身健康的能力。

综上，"牙周病与全身疾病"思政教学案例旨在让学生了解牙周病与全身疾病的关系，掌握预防和治疗牙周病的方法，培养良好的口腔卫生习惯和生活方式。同时培养学生的预防意识和自我保健能力，为维护口腔和全身健康做出积极的贡献。

# 案例三　牙周炎与肠道菌群

## 一、教学目标

### （一）知识目标

（1）熟悉牙周炎的临床特征，了解牙周炎的病因及发病机制；

（2）了解牙周病与全身疾病的关系，包括心血管疾病、糖尿病等。

### （二）思政目标

（1）培养学生关注口腔健康的意识，树立预防牙周病和关注全身健康的观念。让学生认识到口腔健康与全身健康的重要性，养成良好的口腔卫生习惯和生活方式；

（2）通过本案例的学习，学生应能够认识到牙周病与全身疾病的关系，理解并尊重医生的治疗建议和预防措施；

（3）通过本案例的学习，学生应树立正确的健康观念和价值观，培养社会责任感和积极的生活态度，为维护公众健康做出积极的贡献。

## 二、案例

### （一）案例背景

牙周炎是一种常见的口腔疾病，与肠道菌群有着密切的关系。近年来，越来越多的研究表明，牙周炎与肠道菌群之间存在相互作用，对人体的健康产生影响。本案例将通过介绍牙周炎与肠道菌群的关系，让学生了解这种相互作用对人体的影响，以及如何通过调节肠道菌群来预防和治疗牙周炎。

### （二）案例内容

肠道菌群为人体最大的微生物群落，近来研究显示，肠道菌群与全身健康息息相关，肠道菌群失调在肥胖症、心脏病、孤独症、糖尿病等疾病中扮演重要角色。多位学者从临床和动物研究中都证明了牙周炎会影响肠道菌群。

牙周炎是一种慢性炎症性疾病，表现为牙龈红肿、出血、牙周袋形成、牙槽骨吸收等。如果不及时治疗，会导致牙齿松动、脱落，甚至引起全身感染。近来研究显示，牙周炎会影响肠道菌群。研究发现，牙周炎患者的肠道菌群与健康人有所不同，存在菌群失调的现象。同时，肠道菌群失调也会促进牙周炎的发展。这种相互作用可能与口腔和肠道微生物的相互影响有关。

目前认为牙周炎主要通过 3 种途径影响肠道菌群，包括血液途径、胃肠道途径和免疫细胞转移途径。牙周炎导致牙龈充血、牙周袋内牙龈溃烂、血管丰富，龈下微生物易通过血行途径散播到远端组织。在健康状态下，由于胃酸和胆汁存在，通常认为唾液中的口腔微生物很难在胃肠道存活。胃酸是导致唾液微生物在胃肠道中难以存活的重要因素，胃酸分泌减少的患者，比如胃炎或胃切除手术患者，其肠道菌群中口腔来源的细菌（如链球菌属、韦荣球菌属、肠杆菌属）会增加。通用黏膜免疫系统学说认为全身的黏膜免疫细胞可以互相迁移互相影响。牙周炎导致口腔病原菌克雷伯菌增殖，Th 17 细胞活化，Th 17 细胞及克雷伯菌可迁移至结肠，引起结肠炎症，颈部淋巴结来源的淋巴细胞也可迁移至肠道。

既然牙周炎会导致肠道菌群失调，那么是否可以通过牙周治疗来改善肠道菌群失调呢？不同学者通过动物实验和临床试验来回答这个问题。通过对 ApoE -/- 小鼠进行磨牙丝线结扎建立牙周炎模型，使用非手术性洁刮治来治疗牙周炎，治疗组肠道菌群的 β 多样性在治疗 4 周后恢复到与对照组一致，并且洁刮治可促进产丁酸细菌定植在肠道，而牙周炎组未见该细菌定植，提示牙周治疗可使高脂血症合并牙周炎小鼠的肠道菌群恢复正常。对肝硬化合并牙周炎患者进行牙周洁刮治后，发现牙周治疗可改善肝硬化患者的口腔菌群和肠道菌群失调，减少炎症因子，提高记忆力，特别是对肝性脑病患者。

## 三、专业知识

近年研究证实，福赛坦氏菌、牙龈卟啉单胞菌和伴放线聚集杆菌是大多数牙周感染的首要致病菌。牙龈卟啉单胞菌（Porphyrononas gingiralis，Pg）常可从牙周炎病损部位分离出来，此菌能产生多种致使牙周组织发生破坏的因子，从而作为牙周炎的一个重要致病菌，已引起广泛的关注和重视。Pg 过去称为牙龈类杆菌，为产黑色素球杆菌属的一种，是牙周炎的主要致病菌。Pg 表面的菌毛结构，对本菌首先黏附在牙周组织中起重要的作用，进而才导致牙周组织的破坏及牙槽骨的吸收。此外，与牙周炎发病相关的致病菌还有伴放线聚集杆菌（Actinobacilhus actinomycetem comitans, Aa），又称伴放线放线杆菌，是一种 G- 厌氧球杆菌，其表面亦有菌毛等结构，有利于该菌种对牙周组织的黏附及固着。Aa 具有很强的毒性及致病力，可通过杀伤中性粒细胞与单核细胞降低宿主的防御能力，还可产生多种组织破坏因子，致使牙周组织的胶原降解，结合上皮的附着丧失，牙周袋形成。除 Pg 及 Aa 以外，近年来又发现了新的可疑致病菌种，如福赛坦氏菌（Bcterwides forsythus，Bf）以及密螺旋体属的新种——嗜麦芽糖密螺旋体（T.malophilxm）、中间密螺旋体（T.medium）等。作为牙周炎的主要致病菌多为 G- 厌氧菌，并多有菌毛，这对口腔细菌的黏附、聚集、共聚及固着起重要作用。牙菌斑的致病性，主要是通过菌体内毒素、细菌酶及其释放的外毒素与细胞因子和代谢产物等直接破坏牙周组织；并通过细菌抗原成分活化了宿主的多种防御细胞，释放大量炎症介质，引发了局部的免疫反应，导致牙周组织的继发性损伤。由于细菌不断产生有害物质，最终导致牙松动脱落。

## 四、思政融入点

### （一）案例分析

通过以上分析，我们可以看到牙周炎与肠道菌群的关系是复杂而密切的。这种相互作用可能对人体健康产生深远的影响。因此，我们需要关注肠道菌群的变化，通过调节肠道菌群来预防和治疗牙周炎。同时，保持口腔卫生对于预防和治疗牙周炎至关重要。学生应该了解这种相互作用的关系和预防治疗的方法。

### （二）案例反思与启示

通过本案例的学习，我们可以得到以下启示：首先，我们应该认识到牙周炎与肠道菌群的相互作用对人体的影响；其次，学生应该了解并掌握通过调节肠道菌群来预防和治疗牙周炎的方法；最后，教师应该培养学生的预防意识和自我保健能力，让学生养成良好的口腔卫生习惯和生活方式。

综上，"牙周炎与肠道菌群"思政教学案例旨在让学生了解牙周炎与肠道菌群的相互作用关系及其对人体健康的影响。通过学习本案例，学生应能够理解并掌握通过调节肠道菌群来预防和治疗牙周炎的方法，以及保持口腔卫生的重要性。同时培养学生的预防意识和自我保健能力，为维护口腔和全身健康做出积极的贡献。

# 案例四　牙菌斑——打不死的小强

## 一、教学目标

### （一）知识目标

掌握牙菌斑的形成过程、牙菌斑对牙周炎发病机制的影响。

### （二）思政目标

让学生认识到口腔健康的重要性，增强对口腔卫生的关注和重视，树立正确的口腔保健观念，养成良好的口腔卫生习惯。同时，培养学生的探究精神和团队合作精神，提高他们的学习兴趣和积极性。

## 二、案例

### （一）案例背景

牙菌斑是一种特殊的生物膜，由口腔中的细菌和其他微生物组成。这些细菌在牙齿表面、牙龈边缘和口腔其他部位形成薄膜，并逐渐积累形成牙菌斑。尽管我们每天都在努力地清洁口腔，但牙菌斑却总是不易被彻底清除。这使得它在口腔健康中扮演着重要的角色，也是牙周炎发病的启动因素之一。

### （二）案例内容

蛀牙，牙龈红肿、出血，口臭，这些看似不相干的口腔问题，其实都与我们嘴巴里的一样东西有关系，它就是牙菌斑。所谓牙菌斑，就是各种各样的细菌集合在一起形成的薄膜样结构，所以牙菌斑也可称作口腔生物膜（biofilm）。但就是这样一个其貌不扬的东西，却是很多口腔疾病的决定性因素。牙菌斑的威力不容小觑。

牙菌斑是一个由多种细菌组成的有组织的群落，已被确认为龋齿、牙龈炎、牙周炎、根尖周炎和种植体周围炎等许多口腔感染性疾病的毒力因子。牙菌斑中的细菌会嵌入由自身形成的细胞外多糖（EPS）基质中，与浮游细菌相比，其对抗菌药的耐药性增强，同时毒性也增强。

抗菌药之所以拿牙菌斑没办法，一方面是因为口腔环境的复杂性（饮食可对其产生影响）和唾液的快速清除作用（即冲刷作用），局部使用的抗菌药无法以适当浓度保留足够长的时间；另一方面则因为与浮游细菌相比，成熟牙菌斑中的细菌往往需要更高浓度的抗菌剂才能被彻底清除。在与抗菌药相遇时，浮游细菌不但要孤军作战，而且不得不面对全剂量抗菌药；而牙菌斑中深层的细菌则由于周围的 EPS 基质能够减少药物进入而获得有效保护。最近的研究表明，EPS 基质不但可以为生物膜生长和成熟提供场所（支架功能），而且还可以为牙菌斑细菌提供表面黏附性、空间和化学异质性、协同 / 竞争性作用以及对抗菌药耐受性增加等新特性。与浮游细菌相比，说牙菌斑细菌是"打不死的小强"，一点也不夸张。这是蛀牙、牙周炎等口腔疾病虽然通常不足以致命，却非常顽固的原因之一。而对抗牙菌斑，专业医生也从不会首选抗菌药。

对抗牙菌斑，我们都有哪些办法？

1. 传统办法

经典的办法有两大类：机械方法和化学方法。

所谓机械方法，即利用机械力（摩擦力等）达到清除牙菌斑细菌的办法。具体来说，就是生活中常用的刷牙和使用牙线、冲牙器、牙间刷等方法，以及专业医生使用的超声波洁牙、手工刮治等方法。而化学方法则主要是使用各种漱口水等。

这两类方法虽然都比较常用，但如前所述，鉴于牙菌斑细菌的耐药性比较强，所以通常还是以机械方法为主。

在机械方法中，刷牙和使用牙线因为负责清理的区域不同，所以两者并不能相互取代，更无优劣之分。刷牙和使用牙线是最基本的牙齿保健方法。切勿因为觉得牙线使用麻烦，就认为牙线可有可无。

而使用冲牙器与刷牙和使用牙线相比，虽然操作相对简单，而且感觉也会比较舒适（就像做 SPA 一样），但因其清洁力较弱，更像是深度漱口，宜作为辅助方法。完全依赖冲牙器清洁牙齿，其实是本末倒置的做法。更重要的是，冲牙器虽然又名水牙线，但对牙齿相邻面中密切接触的部分，却无论如何也不能像牙线那样有效。毕竟，能够产生突破牙齿接触区的水流的冲牙器，几乎接近高压水枪了。

牙间刷，虽然比牙线更方便持握，清洁力也更高，但由于体型过大，仅适合牙缝异常（牙齿稀疏）的人群使用。

2. 新尝试

近年研究发现，精氨酸、纳米材料、季铵盐、小分子和天然产物等可以产生破坏牙菌斑或抑制牙菌斑形成的作用。

这其中，精氨酸是氨基酸牙膏的主要成分。精氨酸能够降低牙菌斑的生物量，尤其是可以通过减少非水溶性 EPS 基质的生成量抑制变形链球生物膜的形成。此外，精氨酸可作为口腔细菌的底物，生成碱性物质，因而能够以牙菌斑生态调节剂的角色预防龋齿。

今后人们对牙菌斑控制方法的研究更侧重于靶向调控牙菌斑的精确性、有效性和高效性。

## 三、专业知识

牙菌斑为黏聚在牙面上的细菌斑块，是一种细菌性生物膜，其特性是能够聚集多种多样的菌属并生存在其中。这种生物膜是细菌微生物赖以生存的多糖复合物基质，成为口腔微生物生存的生态群体。这种膜附着在口腔软、硬组织上，包括牙釉质、牙骨质以及口腔黏膜上皮表面，其中包含数百种以上的细菌，是龋病、牙周病发生的主要病源因子。牙菌斑生物膜是以整体方式生存的微生物生态群体，相互依赖，互相制约，且难以清除。其形成过程如下：唾液黏蛋白（mucin）所形成的薄膜是菌斑形成的基础。首先在牙面上有一层来自唾液糖蛋白的后天获得性薄膜（1~10 μm），口腔细菌逐渐黏附于薄膜上，唾液薄膜是口腔细菌附着牙面所必需的基质条件，唾液薄膜与细菌微生物之间相互存在高度的选择性，即薄膜中的唾液分子与细菌表面分子相互特异性的选择及黏附。通过细菌的黏附、聚集、共聚及繁殖，形成了多种类的复杂菌群，是未矿化的微生物群体。人类口腔中有 700 多种微生物，其中约有 30 种微生物与牙周炎发病密切相关。口腔细菌种类繁多，不同种属细菌可多达数十种。大多数为口腔正常菌群，对人无害。仅有一小部分毒性极强的细菌具有致病性，可直接或间接地引起组织损伤。各种类型的牙周炎，其致病菌也不一致，而且也不完全都是单一菌种引起，有的类型可能是多种微生物联合作用的结果。主要的牙周致病菌包括伴放线放线杆菌、牙龈卟啉单胞菌、福赛坦菌、齿垢密螺旋体、具核酸杆菌、中间普氏菌等。这些细菌能通过多种机制干扰宿主的防御能力，引发牙周组织破坏。其中，伴放线放线杆菌与侵袭性牙周炎关系密切，牙龈卟啉单胞菌是慢性牙周炎病变区或活动部位最主要的优势菌，福赛坦菌常在重度牙周炎的附着丧失处的龈下菌斑中检出。

牙菌斑的致病性，主要是通过菌体内毒素、细菌酶及其释放的外毒素与细胞因子和代谢产物等直接破坏牙周组织；并通过细菌抗原成分活化了宿主的多种防御细胞，释放大量炎症介质，引发了局部的免疫反应，导致牙周组织的继发性损伤。

## 四、思政融入点

### （一）案例讨论

在这个案例中，我们探讨了牙菌斑的顽强生命力及其对牙周炎发病的影响。我们将通过以下几个方面来展开讨论：

（1）牙菌斑的形成和生长：牙菌斑是如何形成的，以及它在口腔中的生长过程。

（2）牙菌斑的危害：牙菌斑对口腔健康的危害，包括对牙龈、牙槽骨和牙齿的破坏作用。

（3）牙菌斑与牙周炎的关系：包括牙菌斑如何启动牙周炎的发病过程。

（4）牙菌斑的防治：如何有效地预防和控制牙菌斑的生长，包括良好的口腔卫生习惯、正确的刷牙方法、使用牙线和漱口等措施。

**（二）教学设计**

（1）了解牙菌斑的形成和生长：通过多媒体课件、模型演示等手段，向学生展示牙菌斑的形成和生长过程。让学生了解牙菌斑是如何在口腔中形成的，以及它如何在牙齿表面、牙龈边缘和口腔其他部位积累。

（2）探讨牙菌斑的危害：通过图片、视频等资料，向学生展示牙菌斑对口腔健康的危害。让学生了解牙菌斑对牙龈、牙槽骨和牙齿的破坏作用，以及如何导致牙周炎、龋齿等口腔疾病的发生。

（3）分析牙菌斑与牙周炎的关系：通过案例分析、小组讨论等方式，让学生了解牙菌斑与牙周炎的关系。让学生了解牙菌斑如何启动牙周炎的发病过程，以及牙周炎对身体健康的影响。

（4）探讨牙菌斑的防治措施：通过讲解、演示等手段，向学生介绍如何预防和控制牙菌斑的生长。让学生了解良好的口腔卫生习惯、正确的刷牙方法、使用牙线和漱口等措施对预防牙菌斑的重要性。同时，也可以引导学生反思自己的口腔卫生习惯，并鼓励他们积极采取措施改善自己的口腔健康状况。

（5）讨论环节：在案例讨论环节，引导学生思考以下问题：什么是牙菌斑？它是如何形成的？牙菌斑对口腔健康有哪些危害？牙菌斑与牙周炎有什么关系？你应该如何预防和控制牙菌斑的生长？

通过讨论，让学生更加深入地理解牙菌斑在口腔健康中的危害性，以及如何有效地预防和控制牙菌斑的生长，从而维护口腔健康。同时，也可以引导学生反思自己的口腔卫生习惯，并鼓励他们积极采取措施改善自己的口腔健康状况。

（翟莎菲）

## 参考文献

[1] 闫福华.牙周炎对全身疾病和健康影响的研究进展 [J]. 口腔医学,2018,38(07):577-581.

[2] 陈伟士.牙周病与全身性疾病的研究现状 [J]. 现代实用医学,2019,31(09):1142-1144.

[3] 高岩.口腔组织病理学 [M].8 版.北京:人民卫生出版社,2020.

[4] 陈栖,龚婷.牙周炎与口腔菌群及肠道菌群的相关研究进展 [J]. 口腔医学研究,2023,39(02):109-112.

[5] 人民资讯.口齿生香.它是打不死的"小强",怪不得牙病这么难治 [EB/OL] (2021-12-02). https://baijiahao.baidu.com/s?id=1718003589458596736&wfr=spider&for=pc.

# 第十二章 口腔黏膜病

## 一、教学目标

### （一）知识目标

（1）掌握口腔黏膜病基本病理改变及常见疾病的病理改变；

（2）熟悉口腔黏膜常见疾病的病因；

（3）了解各种黏膜病的发病机制和临床表现。

### （二）能力目标

能够依据临床表现和病理表现对常见黏膜病进行分析，懂得不同黏膜病的特点，为以后从事口腔临床工作打下坚实的基础。

### （三）素质目标

培养学生的类比思维能力，不同黏膜病之间的鉴别比较能力。培养学生对黏膜基本病理改变和常见疾病的归纳分析能力。

## 二、教学内容

（1）口腔黏膜病基本病理变化；

（2）口腔黏膜白色和红色病变；

（3）口腔黏膜疱性和溃疡性病变；

（4）口腔肉芽肿性病变；

（5）其他疾病。

## 案例一 大学生应该知道的关于艾滋病的事

## 一、教学目标

### （一）知识目标

掌握艾滋病的口腔表现。

**（二）思政目标**

（1）了解艾滋病的治疗和预防措施；

（2）培养学生的医学人文素养和社会责任感。

## 二、案例

**（一）案例背景**

ADIS，是获得性免疫缺陷综合征（Acquired lmmuno Deficiency Syndrame）的英文简称。它是由艾滋病毒（HIV）感染而引起的致死率极高的严重传染疾病。如果艾滋病毒侵入人体，将会破坏人体内的免疫功能，使人体发生难以治愈的感染和肿瘤，最终导致死亡。目前在全世界范围内还没有根治艾滋病毒感染的有效药物，因此说艾滋病是绝症，也被人们称为"超级癌症"。艾滋病具有较强的传染性，它的传播途径主要有三种：母婴垂直感染、血液感染、危险性行为感染。

根据中国疾病预防控制中心（CDC）的数据，在过去几年中，新诊断的感染HIV的大学生人数年增长率从30%至50%不等。这就需要政府和医疗机构采取积极主动的做法，以提高公众对这一趋势的认识，并促进积极的预防和治疗。2019年10月，教育部、国家卫生健康委联合部署加强新时代学校预防艾滋病教育工作，通过多措并举、综合施策，保障学生身心健康。两部委要求教育行政、卫生健康部门研究制定符合实际的宣传教育方案。学校结合教育教学实际，将艾滋病综合防治教育纳入教育计划。鼓励将大学生预防艾滋病教育跨校学分课程等纳入教学内容。医学类、师范类院校在教学计划中增加艾滋病综合防治知识相关内容。疾病预防控制机构进一步完善符合青少年学生特点的艾滋病防控核心信息和警示案例，提高学生预防艾滋病能力，支持学校开展预防艾滋病教育。学校坚持经常性与重要时间节点相结合，充分发挥新媒体作用，结合警示案例，全面普及预防艾滋病等健康知识。两部委要求教育行政、卫生健康部门要加强宣传和倡导，动员全社会关心学生身心健康和成长成才，为学校预防艾滋病教育创造良好氛围。激发相关学生社团、预防艾滋病学生志愿者的积极性、主动性、创造性，将学生参与预防艾滋病志愿活动纳入学生志愿服务管理和社会实践。

遗憾的是，大学生群体感染人数增长率持续升高的同时，对艾滋病的重视程度也不够，导致艾滋病趋向于年轻化。高校成为艾滋病的重灾区的原因：首先，青年大学生年龄一般在18~22岁，正处于对异性充满好奇的阶段，再加上高校对大学生恋爱并没有明确反对的态度，很多恋爱中的男女容易发生性冲动行为；其次，较为开放的社会环境和网络环境的渲染，导致越来越多的青年人对性的观念不是"谈性色变"，也不再是羞于启齿避而不谈，而是存在体验式或挑战式心态；最后，学校、家庭对于青年性价值教育及性道德教育的缺位，导致很多青年大学生缺乏最起码的自我保护常识，知其然不知其所以然，导致很多本可避免的悲剧不断发生。网上有这样两条新闻：浙江某大学传媒学院学生故意传播艾滋病，报复社会；肯尼亚一名19岁女大学生感染艾滋病毒后报复社会，3个月致324人染病，而她的目标是2000人。这样的行为的确要受到道德的谴责，但是和宝贵的生命相比，道德、舆论的谴责似乎都是苍白无力的。

青年学生要对一切不端正的恋爱动机说"不"，不因寂寞无聊打发时光去恋爱，不因对方美丽漂亮而冲动恋爱，自身更要端正恋爱动机，更要有甄别恋爱动机纯洁与否的能力。恋爱动机端正了就完全阻隔了艾滋病毒的威胁吗？再看这则新闻《正常交友，一人艾滋染上16人》，这就是艾滋病中典型的蝴蝶效应，被专家称为"葡萄串现象"。既然是正常交友，就不存在着故意行为，那怎么还会传染艾滋病毒呢？这就需要青年大学生了解另外一个常识——"艾滋病感染的四个阶段"：急性发作期（窗口期）、无症状期（潜伏期）、艾滋病前期、典型艾滋病期。也就是说，很多艾滋病感染者并不知道或者根本没有意识到自己感染了艾滋病毒，在没有任何防护措施的情况下，将艾滋病毒传染给了他人，所以青年大学生要对危险性行为说"不"。

纵使艾滋病再可怕，纵然无药可医，但它是人类可控的。那么青年大学生该如何杜绝感染艾滋病毒呢？第一点，也是最重要的一点，就是要洁身自爱，对危险性行为说"不"。危险性行为，如果没有发生，艾滋病毒感染率就是零，一旦发生，那就是百分百。我们提倡拒绝危险性行为，无关法律问题、道德问题，事关生命健康问题。除此之外，过早的性行为，还存在着诸多危害：一是破坏生殖环境，增加患病概率。大学生通常年龄是18~22岁，很多大学生进入大学时还未成年，即使生理上成年，但身体发育并未停止，尤其是女性内部生殖环境通常非常脆弱，因为它承担着孕育生命的任务，过早性行为，势必会破坏女性内部生殖环境，增大患妇科疾病的概率。男生同样如此，我国法定结婚年龄男不得小于22周岁，女不得小于20岁，这些都是有科学根据的，它是关系到整个国家人口质量和前途命运的大事，不容忽视；二是过早或频繁性行为尤其是意外流产，给身体健康带来潜在危害；三是心理上的伤害，恋爱失败又分手，尤其是女生，心理上通常承受的压力较大，觉得自己伤害了身体，损失了青春，得不偿失，很多人因此一蹶不振，郁郁寡欢，甚至产生严重的心理问题。第二点，就是要懂得自我保护，正确使用安全套，安全套是目前阻隔艾滋病毒传播最安全的方式。

提问几个简单的常识性问题：蚊子叮咬了艾滋病人后再叮咬他人，他人会感染艾滋病毒吗？艾滋病人与他人共用一个水杯喝水，他人会感染艾滋病毒吗？有人肯定，有人否定。这里就涉及到关于艾滋病的又一个知识点——艾滋病的传播条件。艾滋病的传播条件也有三个：①艾滋病毒必须是活的。病毒一旦离开感染源在短时间会很快死去，在空气、水、食物中是不能存活的；②病毒的数量是足够多的。通常情况下 200 μL（0.2 mL）新鲜病毒血液进入体内才可导致感染；③被感染者皮肤或黏膜有伤口。这三个条件须同时具备，病毒才能传染，否则不必担心。所以，青年大学生要知晓防艾常识，消除艾滋恐慌。

艾滋病固然可怕，但只要青年大学生洁身自爱，科学防护，就一定能远离艾滋病的侵蚀。2021 年 12 月 1 日，第 34 个"世界艾滋病日"当天，在教育部、国家卫生健康委有关司局指导下，中国疾病预防控制中心性病艾滋病预防控制中心联合教育部全国学校预防艾滋病教育专家组，根据青年学生特点和需求修订了青年学生预防艾滋病教育核心信息，为学校开展预防艾滋病宣传教育工作提供参考和指导。

该核心信息主要包括艾滋病危害性认识、预防知识、检测与治疗、法律法规四个方面，提出 15 条青年学生应该了解并掌握的艾滋病预防知识与手段。核心信息提示，不能通过外表判断一个人是否感染了艾滋病毒，只有通过检测才能判断。青年学生应做到：学习掌握性健康知识，提高自我保护意识与技能；拒绝不安全性行为，正确使用安全套；提高对新型"换装"毒品的辨识力，增强对毒品的警惕性，远离毒品，保持身心健康；认识性病可增加感染艾滋病毒的风险，必须及时到正规医疗机构诊治；一旦发生不安全性行为等易感染艾滋病高危行为后，应及时到指定医院咨询和检测，并在医生指导下进行暴露后预防（PEP）用药。

## 三、专业知识

1992 年世界卫生组织公布的分类及诊断标准，将其分为三大类，即第一类：与 HIV 感染密切相关的口腔病变；第二类：与 HIV 感染有关的口腔病变；第三类：可见于 HIV 感染的口腔病变。其中第一类病变包括：①口腔念珠菌病；②口腔毛状白斑；③口腔卡波西肉瘤；④口腔非霍奇金淋巴瘤；⑤HIV 相关牙周病。

### （一）口腔毛状白斑

口腔毛状白斑一般发生于双侧舌侧缘，是 HIV 感染或免疫抑制的重要表现，病理变化表现为显著的上皮增生和过度角化。可见非常厚的不全角化层，表面不平呈尖嵴状，下方的棘层细胞空泡变性或气球样变，在角化层下方出现气球样细胞带。其中可见典型的凹空细胞。

### （二）口腔卡波西肉瘤

卡波西肉瘤（Kaposi's sarcoma）是最常见的与艾滋病相关的肿瘤，来自血管内皮细胞的肿瘤性增生。病理变化早期病变类似肉芽组织，不易诊断，可见血管扩张，局部内皮细胞和成纤维细胞灶性增生，其中的梭形细胞形态较为正常，血管腔隙不甚清晰，可见红细胞外溢。其后病变逐渐发展，出现更多的梭形细胞和裂隙样血管腔，类似化脓性肉芽肿，可见外溢的红细胞、含铁血黄素和炎症细胞。病变晚期可见分裂象及异型性细胞增多。

### （三）口腔念珠菌病

口腔念珠菌病是 HIV 感染后的最初期表现，一般先于咽部及食管黏膜念珠菌病的发生。病理变化与非 HIV 感染的口腔黏膜念珠菌病之病理改变相似，主要为黏膜的亚急性或慢性炎症。可见上皮角化层水肿，内有中性粒细胞浸润，常形成微小脓肿。上皮棘层增生，基底膜常被炎症破坏。上皮外 1/3 处可见念珠菌丝，PAS 染色呈强阳性，为玫瑰红色。菌丝与上皮表面呈垂直角度。

### （四）HIV 牙龈炎

HIV 牙龈炎（HIV-gingivitis）一般可有两种表现。一种为局限于牙龈的炎症，多见于龈缘部位呈现一条火红色带或附着龈部位点状红斑，常有自发性出血及局限性肿胀。另一种为局限于牙龈或牙眼乳头部位的溃疡形成，常伴有纤维蛋白性坏死，导致牙龈乳头破坏消失，可有疼痛及出血，又称为坏死性龈炎。病理变化为典型的牙龈炎症表现，上皮下结缔组织可有明显的毛细血管增生扩张及充血，并见大量炎症细胞浸润，严重者则表现为牙龈组织的变性、坏死、糜烂、溃疡，可导致牙龈软组织局部脱落，形成缺损。

### （五）HIV 牙周炎

HIV 牙周炎为牙龈病变迅速波及深部牙周组织，导致牙周软组织破坏及牙槽骨组织的不规则性吸收、破坏。重症者牙松动、脱落。患者常有明显疼痛、出血及口腔恶臭等症状及表征。病理变化具有 HIV 牙龈炎的各种表现。同时深部牙周组织受侵，呈现出牙周炎的病理改变。其中破骨细胞性骨吸收明显，重症者牙周软组织及牙槽骨组织均出现不同程度的变性、坏死。

### （六）非霍奇金淋巴瘤

非霍奇金淋巴瘤（non-Hodgkin lymphoma）发生于艾滋病患者口腔时，主要见于牙龈、腭黏膜、扁桃体及腮腺等部位。表现为软组织肿大，高出黏膜面，有时可出现溃疡。病理变化主要为 B 淋巴细胞为主型，常有 EB 病毒感染，可检测出 EB 病毒 DNA 片段。瘤细胞迅速死亡，其细胞碎片导致吞噬细胞反应，吞噬细胞的胞浆色淡，均匀分布在瘤细胞之间，而形成所谓的满天星图像。

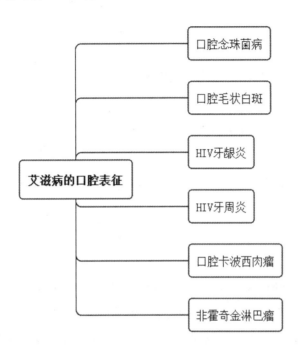

## 四、思政融入点

（1）引入案例：通过展示一些艾滋病感染者的口腔照片，引出艾滋病的口腔表现。

（2）讲解理论知识：介绍艾滋病的口腔表现，包括口腔溃疡、牙龈炎、牙周炎、口腔白斑等。通过案例引入和讲解理论知识，帮助学生更好地理解艾滋病的口腔表现。

（3）分析案例：选取一些典型的艾滋病口腔表现案例，进行详细分析，帮助学生更好地理解。

（4）讨论与互动：组织学生进行小组讨论，分享自己的看法和体验，鼓励学生提出问题和建议。通过分析案例和讨论与互动，激发学生的学习兴趣和参与度。在教学过程中，注重培养学生的医学人文素养和社会责任感，让学生认识到艾滋病的危害和预防的重要性。

（5）总结与回顾：回顾本节课的主要内容，强调重点和难点，提醒学生注意复习和巩固，帮助学生巩固所学知识并拓展视野。

# 案例二　口腔癌年轻化，竟是槟榔惹的祸

## 一、教学目标

### （一）知识目标

（1）掌握白斑、口腔黏膜纤维化的病理表现；

（2）熟悉发病机制和临床表现；

（3）了解槟榔的成分和危害。

### （二）思政目标

培养学生的健康意识和责任意识，树立正确的价值观。

## 二、案例

2015年，刘先生通过朋友的介绍第一次接触槟榔，因为好奇心的驱使，刘先生尝试地吃了两三个槟榔，当试吃第一个槟榔的时候，出现头晕、胸闷、呼吸困难等症状，但神奇的是当刘先生在吃第二个、第三个的时候，感觉自己神清气爽，甚至有一点儿兴奋。逐渐地，吃槟榔成为刘先生的一个饮食习惯，一天不吃槟榔全身不舒服，就这样吃槟榔的习惯持续了几年。2018年的一天，刘先生突然发现嘴上出现一些白色的斑块，起初刘先生以为只是口腔溃疡，可一直不见好，数月后就诊发现竟然是口腔癌，且错过了最佳治疗时机。

嚼食槟榔是当前不可忽视的重要的口腔癌诱因。尤需注意的是，咀嚼槟榔与口腔黏膜下纤维性变及口腔白斑密切相关，经研究已经证实，咀嚼槟榔是引起口腔黏膜下纤维性变的唯一因素。追踪研究显示，口腔黏膜下纤维性变及白斑均有着恶变的高危险性。

2003年，槟榔被国际癌症研究中心认定为一级致癌物。在槟榔流行的国家和地区，口腔癌的发病率名列前茅。印度是消耗槟榔最多的国家，同时也是口腔癌的高发国家。在巴布亚新几内亚，接近60%的居民咀嚼槟榔，该国口腔癌的发病率位居世界第一。在我国，嚼槟榔主要流行于台湾、湖南、海南、福建等地。2017年，央视报道湖南口腔癌高发，患者多爱嚼槟榔——2006年至2016年，长沙五所医院收治的因长期咀嚼槟榔导致的口腔癌患者由96例增长到1803例，十年间翻了将近20倍。为此，国家卫生健康委办公厅印发了《健康口腔行动方案（2019年—2025年）》，提出"在有咀嚼槟榔习惯的地区，以长期咀嚼槟榔对口腔健康的危害为重点，针对性地开展宣传教育和口腔健康检

查，促进牙周、口腔黏膜病变等疾病早诊早治"。那么，为什么嚼槟榔容易引发口腔癌呢？究其原因，主要有三点。一是物理性损伤：咀嚼槟榔时，槟榔纤维的摩擦会造成口腔黏膜的局部外伤和黏膜损伤。长期咀嚼槟榔，会导致损伤迁延不愈，形成局部的慢性损伤，引起慢性炎症和细胞增殖。二是生物毒性：槟榔含有大量的多酚和多种生物碱，其中槟榔碱是最主要的成分，能明显促进上皮细胞的凋亡。三是与烟草的协同作用：单纯咀嚼槟榔即可明显促进口腔癌的发生，而同时吸烟的槟榔爱好者发生口腔癌的概率更高。研究表明，咀嚼含烟草的槟榔，唾液中的毒性物质会显著增加，对细胞 DNA 合成等过程有明显的破坏作用。

除口腔癌这种最严重的后果外，"口腔黏膜下纤维化"这种癌前病变更为普遍，带给患者的危害和折磨一点也不小——口腔黏膜硬化，自发痛、口干、味觉减退，后期张口受限，言语甚至吞咽也出现困难。此外，槟榔质地较硬，嚼食动作频繁，超出牙齿正常负荷，造成严重磨损，也危害着口腔健康。

那么，如何预防口腔癌呢？重在积极预防，早期发现，及时治疗，远离遗憾。为了避免患上口腔癌，日常生活中应建立良好的习惯。

（1）关注牙齿健康。及时处理龋齿（烂牙）、不良修复体（失败的假牙）。龋齿、残根、残冠的锐利边缘及不良修复体均会刺激和损伤口腔黏膜，造成反复溃疡，导致口腔黏膜恶变。

（2）注意口腔卫生，勤刷牙，有条件可在每次进食后刷牙。漱口水要慎用，避免过度刺激口腔黏膜。养成定期洁牙的习惯，及时发现和处理口腔问题。

（3）注意饮食健康。不要吃太烫的食物，避免反复损伤黏膜。少吃油炸食物、咸鱼、腌制品。

（4）戒烟戒酒戒槟榔。抽烟、喝酒可导致口腔癌患病率高发。槟榔是一级致癌物，嚼食槟榔不仅导致口腔黏膜病变，也会磨损牙齿。

（5）易发人群应定期做检查：一是有家族史的患者；二是从事接触化学致癌物工作的人群。

## 三、专业知识

### 1. 口腔白斑

口腔白斑是指发生在口腔黏膜表面的白色斑块，不能在临床或病理上诊断为其他任何疾病者，其癌变危险性增加。白斑是一个临床名词，需排除其他疾病或明确原因造成的白色病变，即为特发性白斑。口腔白斑是最常见的口腔黏膜潜在恶性病变。

病理表现为表面上皮过度角化，因而形成临床上白色的表现。可以分为不全角化或正角化，正角化时可见明显的颗粒层。除过度角化外，白斑上皮层的组织学表现可以为上皮单纯增生或异常增生。上皮单纯增生主要为棘层增生，上皮钉突伸长变粗，但从基底层到角化层的上皮细胞排列整齐，细胞形态无明显改变。异常增生在白斑中的发生率为 1%~30%，表现为上皮细胞的非典型性及复层鳞状上皮正常成熟过程和分层的紊乱，一般从基底层和副基底层开始，逐渐向上波及整个上皮层。固有层可见不同程度的慢性炎症细胞浸润。少数情况下，棘层可表现为萎缩。疣状白斑的表面呈乳头状或指状突起，钉突宽而钝圆。

2. 口腔黏膜下纤维性变

口腔黏膜下纤维性变是一种慢性炎症性疾病，导致口腔黏膜结缔组织的渐进性萎缩和纤维化，最终组织挛缩变硬，动度下降。病变常与嚼槟榔习惯有关，具有慢性进展性和不可复性，同时是潜在恶性病变。主要病理表现是上皮萎缩和上皮下纤维化。早期可见上皮下疱和过度角化，晚期则上皮明显变薄萎缩，有时可见上皮异常增生。结缔组织内胶原纤维玻璃样变，血管和成纤维细胞明显减少，轻至中等程度的慢性炎症细胞浸润。深层的肌组织渐进性萎缩，被致密的纤维所代替。

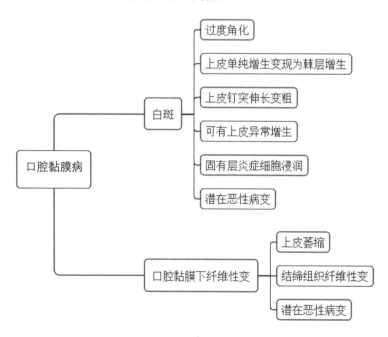

## 四、思政融入点

（1）引入案例：通过展示一些因咀嚼槟榔导致口腔黏膜癌的病例，引出槟榔的成分和危害。

（2）讲解理论知识：讲解口腔黏膜癌的发病机制、临床表现和病理表现。介绍槟榔的主要成分，包括生物碱、酚类化合物等，以及这些成分对人体的危害。

（3）分析案例：选取一些典型的因咀嚼槟榔导致口腔黏膜癌的病例，进行详细分析，帮助学生更好地理解槟榔的危害。

（4）讨论与互动：组织学生进行小组讨论，分享自己的看法和体验，鼓励学生提出问题和建议。同时，引导学生思考如何通过健康的生活方式来预防口腔黏膜癌等慢性疾病。在教学过程中，注重培养学生的健康意识和责任意识，让学生认识到槟榔的危害和预防口腔黏膜癌的重要性。同时，引导学生树立正确的价值观，为未来的健康生活打下基础。

（5）总结与回顾：回顾本节课的主要内容，强调重点和难点，提醒学生注意复习和巩固。同时，强调健康生活方式的倡导和责任意识的培养。

（6）布置作业：布置相关练习题和阅读材料，要求学生进行课后的复习和拓展。同时，鼓励学生通过互联网等渠道了解更多关于槟榔和口腔黏膜癌的信息。

# 案例三　2014年诺贝尔化学奖——超高分辨率荧光显微镜

## 一、教学目标

### （一）知识目标

掌握天疱疮和类天疱疮的病理表现。

### （二）思政目标

培养学生的健康意识和责任意识，树立正确的价值观。

## 二、案例

2014年度诺贝尔化学奖授予了美国科学家埃里克·白兹格、威廉·E.莫纳尔（William E.Moerner）和德国科学家斯特凡·W.赫尔（Stefan W.Hell），以表彰他们开发出超高分辨率荧光显微镜，让人类能以精确视角窥探到小于衍射极限的纳米级微观世界光学图像。

人眼一般能看见的最小物体的尺寸大约在 0.1 mm。通常生物体的基本单元——细胞的平均尺度约为 20 μm，因此，对生物微观世界的观察需要使用光学显微镜。那么，是不是光学显微镜可以观测到任何微小的物体呢？19 世纪末，德国的显微技术专家恩斯特·阿贝发现传统光学显微镜的分辨率将不可能超过 0.2 μm。这意味着科学家们可以辨别完整的细胞以及其中一些被称为细胞器的组成部分，但却无法分辨比细胞更小的病毒或者单个蛋白质分子。这远远不能满足人们对微观世界探索的需要。史蒂芬·赫尔、埃里克·本茨格和威廉·默尔纳借助荧光分子的帮助，巧妙地突破了传统光学显微镜的这一"束缚"，使光学显微技术能够窥探纳米世界。如今，纳米级分辨率的光学显微技术在各个领域得到了广泛的运用，为人们探索微观世界的奥秘提供了强有力的技术支持。

早在公元前 1 世纪，人们就发现透过水滴可以观察到物体放大的像。14 世纪，人们就知道可以通过凸透镜片看到放大的物像。1590 年前后，荷兰的透镜工匠亚斯·詹森和他的儿子把透镜组安装在管子中，发明了原始的光学显微镜。最简单的光学显微镜由 2 个凸透镜组成，它利用的就是凸透镜能将物体的像放大的原理。在此之后，荷兰微生物学家安尼·范·列文虎克和英国物理学家罗伯特·虎克对物体的成像原理进行了深入研究，并改进了显微镜的结构，发明了调焦系统、照明装置和载物台，制造出了具有现代雏形的光学显微镜。他们利用改进后的光学显微镜做了一系列生物学观察实验。例如，1665 年，罗伯特·虎克利用自己制作的光学显微镜发现了细胞，这一里程碑式的发现展示了光学显微镜在生物学领域的巨大潜力。1675 年，安东尼·范·列文虎克利用光学显微镜发现了原生动物，1683 年发现了细菌，他还对这些生物进行了详细的描述。这些重要的发现，开启了人类探索微观世界的大门。

1989 年，威廉·默尔纳首次成功对单个荧光分子的光吸收进行了测量，这是一项伟大的成就。因为当时的大多数化学方法都是同时对数以百万计的分子进行观察。其结果一般都是分子的典型或平均情况。若能够实现对单一分子进行直接的测量，将能得到更详尽丰富的信息，对很多现象也将会有更深刻的认识和理解。1997 年，威廉.默尔纳来到加州大学圣迭戈分校。2008 年被授予诺贝尔奖化学奖的 GFP 技术的发明人钱永健教授也在那里任职。钱永健教授从水母体内分离出了绿色荧光蛋白，它能使生物活体内细胞的其他蛋白质同样变得可见。利用基因技术，将绿色荧光蛋白作为标记探针与其他类型的蛋白质进行耦合，便能知道那些被标记的蛋白质在生物体内的位置。威廉·默尔纳注意到一种 GFP 的荧光可以被随意地开启或关闭。当利用波长 488 nm 的光激发这一蛋白质时，它开始发出荧光，但一会儿它就熄灭了。此后不管再使用多强的光线去照射，它都不再发出荧光。但是，如果改用波长为 405 nm 的光再次去照射这个蛋白质，它又能重新发出荧光。威廉·默尔纳将这些可以被激发的蛋白质均匀地分散到一种溶胶中，这样其单个分子之间的距离就能大于阿贝衍射极限所限定的 0.2 μm。由于这些分子被分散开来，一台常规的光学显微镜便可以分辨来自单个分子发出的荧光———它们就像是带着开关的微小灯泡。威廉·默尔纳的这一发现，可以实现通过光学手段操控单个分子荧光。威廉·默尔纳的发现开启了新的探索微观世界的大门，并启发大量化学家将注意力转向单分子研究，其中一位便是埃里克·本茨格。与史蒂芬·赫尔一样，埃里克·本茨格也对突破阿贝衍射极限的研究非常着迷。20 世纪 90 年代初，埃里克·本茨格正在位于美国新泽西州的贝尔实验室进行"近场光学显微镜"的研究工作。在近场光学显微镜中，光线是从极为贴近样品表面、距离仅有几纳米的薄片上发出的。这种显微镜可以突破阿贝衍射极限，但也有着难以克服的缺陷。比如，其产生的光线作用距离极短，难以呈现细胞表面以下的深层次的结构。1995 年，埃里克·本茨格发现近场光学显微镜已经没有多少进一步改进的空间了。此前受到威廉·默尔纳和其他科学家研究的启发，埃里克·本茨格已经利用近场光学显微镜观察到了单分子的荧光现象。此后他开始设想：如果不同的分子发出不同颜色的荧光，让显微镜每次只记录一种颜色，并且所有发出同一种颜色荧光的分子都散布开来，它们的间距都超过阿贝衍射极限所限定的 0.2 μm，那么这些单个分子的位置便能够被非常精确地确定下来，这样利用常规显微镜也有可能达到更高的分辨率。当不同颜色荧光分子的图像被叠加在一起，得到的图像的分辨率将会大大超越阿贝衍射极限所限定的水平，即使不同颜色荧光分子的间距仅有几纳米，仍然可以被分辨出来。如此一来，便能够绕开阿贝衍射极限的限制。但是，实现该设想还有一些实际困难需要解决，例如，找不到具有可相互区分的光学特性的分子。同年，埃里克·本茨格在 *Optics Letters* 杂志上发表了自己的理论设想，但此时他已失去了对学术研究的兴趣。1996 年，埃里克·本茨格离开了学术界。2000 年，当他的目光再次关注到科学研究时，他注意到了有关绿色荧光蛋白的报道，并意识到这种可以让活体细胞内其他蛋白质发光的荧光蛋白质或许可以用来绕开光学显微镜中的"阿贝极限"。2005 年，他无意间发现了一种可以随意开启或关闭其荧光的蛋白质，跟威廉·默尔纳 1997 年在分子层面上所观察到的情况很像。埃里克·本茨格意识到这正是实现十多年前他头脑中那个想法所缺少的工具。荧光分子不一定需要具有不同的颜色，只要它们发出荧光的时间不同就可以了。短短一年之后，埃里克·本茨格与其他研究激发荧光蛋白的科学家们一起，证明了他的技术方案在实践中是可行的。2006 年 9 月，埃里克.本茨格和利平科特·施瓦茨等在

*Science* 上发表的文章中首次提出了光激活定位显微技术的概念，并入选 2006 年 *Science* 十大科技进展。其核心思想为"1 次 1 个分子"。光激活定位显微技术基本原理是采用光敏荧光蛋白作为探针标记样品，以波长 405 nm 的紫外脉冲光为激活光来敏化荧光蛋白，再用波长 561 nm 的连续光激发荧光，此时只有被敏化的荧光分子可以被激发发射荧光，其他荧光分子均处于非荧光态。采用超低光强的激活光（mW/cm²），使每次只有极少数的光敏蛋白质被敏化，这样就只有极少数的光敏蛋白被激发发射荧光，从而实现"1 次 1 个分子"。记录单个荧光分子的光直至荧光熄灭，并通过数字化计算出荧光分子的中心位置。重复这一过程，逐一获取数微米尺度范围内所有荧光分子的中心位置，最后叠加重构成一幅完整的图像。

现代医学、生物技术和材料科学等领域的快速发展，以及纳米技术的广泛应用，使得超分辨率荧光显微技术在科学研究中显示出越来越高的应用价值。特别是在生命科学领域，为了更好地理解人体生命的作用过程和疾病的产生机理，需要观察细胞（细胞内器官）、病毒等在细胞内的三维空间位置和分布，精确定位细胞内特定的蛋白质以研究其位置与功能的关系。另外，后基因组时代蛋白质科学的研究也要求阐明蛋白质结构、定位与功能的关系以及蛋白质与蛋白质之间发生相互作用的时空顺序等。反映这些体系性质的特征尺度都在纳米量级。超分辨率荧光显微技术，既可以达到亚微米甚至纳米尺度的光学分辨率，又可探测到样品内部，能够连续监测生物大分子和细胞器微小结构的演化，而并不影响生物体系的生物活性，使得科学家实时动态观察生物有机体内的生化反应过程成为可能，为深刻认识复杂生命现象的本质打开了一扇明窗。应用和进一步完善超分辨率显微技术，将使得人们可以直观地从基因表达、蛋白质相互作用、信号网络、细胞功能等多层面、多视角观察研究有机体个体发育、遗传进化、重大疾病、环境对生命个体影响等生命现象的发生、发展过程，对阐释生命活动的基本规律、揭示疾病发生机理、建立疾病预警系统、提高医疗诊治水平、探寻发现新药物等具有重大作用。

该技术已经应用于各研究领域，在生物学研究中，该技术也得到了长足的应用，例如：研究神经突触的形成过程，各种疾病研究中特定蛋白的聚集和降解过程，药物在细胞内的代谢过程等等。在这些研究中常用的荧光标记分子有：异硫氰酸荧光素（fluorescein isothiocyanate, FITC），菁类染料（cyanine dyes, Cy2, Cy3, Cy5）等。Cloud-Clone Corp. 公司在自主制备的普通单克隆抗体和多克隆抗体的基础上研制了多种标记抗体，例如：生物素（biotin），辣根过氧化物酶（horse radish peroxidase, HRP）和异硫氰酸荧光素（fluorescein isothiocyanate, FITC）标记抗体等。其中的 FITC 荧光标记抗体就可以应用于免疫组织化学（immunonological histological chemistry, IHC），细胞免疫荧光（Immunofluorescence），小动物活体荧光显微观察等实验中。

## 三、专业知识

### 1. 天疱疮

天疱疮是一组少见而严重的黏膜皮肤自身免疫性疾病，自身抗原为上皮细胞桥粒蛋白，细胞间连接结构被破坏，形成上皮内疱。如果不经治疗，常导致患者死亡。天疱疮最具特征的病理表现是棘层松解和上皮内疱。寻常型天疱疮的疱位于基底层与棘层之间，基底层细胞仍附着于基底膜上，与下方的结缔组织乳头相连。松解的棘层细胞单个或成簇地漂浮在疱液中，因为失去与周围细胞的连接，在内部张力丝的牵拉下呈圆形，细胞质聚集在核周，称为天疱疮细胞。有时因疱壁脱落，不能观察到棘层上皮，但仍可见一层基底细胞附着于疱底的结缔组织上方，呈绒毛状。固有层见轻度至中等程度的慢性炎症细胞浸润。使用直接免疫荧光染色技术，能检测到与组织内抗原结合的自身抗体，在上皮棘层呈网状荧光图形，为免疫球蛋白（主要为 IgG）及补体（$C_3$）在棘细胞间的沉积。松解的天疱疮细胞膜周围亦可见翠绿色的荧光环。间接免疫荧光染色可检测患者血清中的抗桥粒黏蛋白 3 自身抗体（称为循环抗体）。

### 2. 黏膜类天疱疮

黏膜类天疱疮是一组临床表现相似的自身免疫性疾病，机体针对基底膜区不同的蛋白质产生自身抗体，因上皮与结缔组织的连接被破坏而形成上皮下疱。病损部位的上皮全层在基底膜处与结缔组织分离，形成上皮下裂隙或上皮下疱，剥脱的上皮层完整，无棘层松解，基底层细胞与棘层相连。疱底的结缔组织表面平滑，无上皮细胞附着；早期见固有层有少量淋巴细胞浸润，以后炎症加重，可见多种炎症细胞密集浸润。直接免疫荧光检查，90% 的病变区可见免疫球蛋白（主要是 IgG，有时 IgA 也可检出）和补体（$C_3$）沿基底膜沉积，呈均匀连续的线状荧光带。

## 四、思政融入点

（1）科学家的创新精神：白兹格等人在超分辨率荧光显微技术领域的研究过程中，不断探索新的思路和方法，突破了传统显微技术的限制，取得了重大突破。这体现了科学家勇于创新、不断探索的精神，可以激励学生积极投身科学事业，为人类进步做出贡献。

（2）科学研究的价值：超分辨率荧光显微技术的成果对于科学研究具有重要的价值，

不仅有助于深入探讨生命过程和疾病机制，还有望推动医学、生物学等领域的进步。这可以引导学生认识到科学研究的价值，以及科学对人类未来的影响。

（3）科学研究的艰辛与付出：白兹格等人在研究过程中经历了许多挫折和失败，但始终坚持不懈，最终取得了成功。这可以让学生认识到科学研究的艰辛与付出，以及成功背后的努力和毅力。

（4）团队合作的力量：超分辨率荧光显微技术的成果是团队合作的结果，白兹格等人在研究过程中相互协作、共同进步。这可以引导学生认识到团队合作的重要性，以及合作对个人和集体成长的积极作用。

（5）科学家的社会责任：白兹格等人的研究成果对于环境保护、公共卫生等领域的政策制定和问题解决具有重要的指导意义。这可以引导学生认识到科学家的社会责任，以及科学家在推动社会进步和解决现实问题方面的重要作用。

# 案例四　说说你所不知道的糖尿病并发症

## 一、教学目标

### （一）知识目标

（1）掌握口腔念珠菌病的病理表现，熟悉口腔念珠菌病的临床表现和病因；

（2）了解糖尿病的并发症及其危害。

### （二）思政目标

通过案例教学，让学生深刻认识到糖尿病及其并发症的危害，培养学生对健康生活方式的重视和关注，同时树立积极向上的生活态度。

## 二、案例

随着生活水平的提高和饮食结构的改变，糖尿病已经成为一种普遍的慢性疾病。然而，很多人在患有糖尿病后，只关注血糖的控制，而忽略了糖尿病可能带来的并发症。

糖尿病肾病、糖尿病眼病、糖尿病大血管的病变等已经被糖尿病患者熟知，但是还有些感觉风马牛不相及的并发症，却在侵袭着糖尿病患者。糖尿病属于代谢性疾病，因此关乎身体好多器官，一旦出现内分泌紊乱，可能会导致口腔疾病、肝病、肛周疾病等，有些患者甚至是因为这些并发症，进而检查才发现患有糖尿病的。

1. 牙周病

口腔疾病已经成为第六大糖尿病并发症。牙周病患者在人群中的数量本就不少，而糖尿病患者所面临的牙周病风险更高，牙周炎症往往不容易控制。而糖尿病与牙周炎之间是相互作用的，糖尿病可引起更持久的炎症反应，导致更多的牙槽骨附着丧失和吸收，并使新骨形成受损。而反过来，牙周炎也是糖尿病发生、发展的重要诱因，牙周病激发局部和全身炎症反应，可能是糖尿病加重的重要因素。

2. 口腔黏膜病

糖尿病患者也容易患上口腔黏膜病，其中以真菌感染的口腔念珠菌病变最常见，发病率超过半数。当身体免疫功能降低时，口腔念珠菌就有机会乘虚而入，而糖尿病是口腔念珠菌病的主要易感因素，主要表现为正中菱形舌、义齿性口炎和口角炎。

3. 口干、口臭等

口渴、多饮是糖尿病的主要症状之一，往往最熟悉的也是最容易被忽略的。其实，这是由于糖尿病患者的唾液腺泡会发生萎缩病理变化，造成唾液腺结构的破坏和分泌功能的丧失。而唾液减少的情况下，补水如果不够及时，很容易出现舌苔萎缩、味觉改变、口干、口腔烧灼样感觉、口臭等病症。另外，长时间的龋齿（蛀牙）和难愈性口腔溃疡患者，建议及时排查是否患有糖尿病。

4. 脂肪肝

胰岛素抵抗、炎性反应及肥胖会增加糖友患上脂肪肝的风险。专家估计，50%~60%的糖尿病患者有脂肪肝，随着时间的推移，可能进展为肝硬化。糖尿病患者应参加体育锻炼，尽量不喝酒，食用保健品前咨询医生，留意疲劳、睡眠障碍、记忆力减退和腿脚肿胀等症状。

5. 肝癌

在临床上发现糖尿病患者肿瘤高发，由于2型糖尿病患者好多是肥胖人群，再者受到药物刺激，特别是肝癌高发。肝癌伴发血糖不稳定在临床上并不少见，有10%~45%的原发肝癌患者出现血糖不稳定症状，有的表现为糖耐量异常，有的表现为高血糖，有的则表现为低血糖。

6. 听力丧失

糖尿病会导致全身微小血管炎症，包括耳部的小血管，使得大脑和内耳的血流量下降，引起听力下降、耳鸣、头晕等症状。糖尿病导致的听力丧失通常是渐进性的，有时也会突然出现一侧耳聋，其预防手段就是控制血糖。

7. 胃轻瘫

有些糖尿病患者进食后胃无法正常排空，会引发恶心、呕吐、腹胀、上腹部疼痛等。临床发现，有些患者便秘多年，一查竟然患有糖尿病，大多数胃轻瘫患者的糖尿病病程超过了 10 年。血糖控制得越差，患上这种并发症的风险就越大。建议经常监测血糖和糖化血红蛋白。

8. 肛周疾病

肛周脓肿是肛肠疾病中的一种常见病，病程都比较急而重，患者相当痛苦。许多肛周脓肿在检查时同时发现患有糖尿病，而且有增多的趋势。这主要是因为糖尿病引发抗感染能力下降，一旦发生感染，不及时治疗将会愈演愈烈。

## 三、专业知识

口腔念珠菌病是一种常见的口腔机会性感染，主要由白念珠菌感染引起。白念珠菌为口腔常驻菌，其致病性较弱，只有当全身或局部存在易感因素时，才会引起疾病。其临床表现多样，按病程可分为急性和慢性，按病变表现又可分为假膜型、红斑型（萎缩型）和增生型。病理表现为病变区上皮增生、水肿，上皮细胞间见炎症细胞浸润，主要是中性粒细胞，尤其在角化层与棘层交界处可见明显的炎症浸润及渗出，中性粒细胞可形成微小脓肿。固有层主要为淋巴细胞和浆细胞浸润。使用过碘酸希夫染色，可使念珠菌的细胞壁着色，呈亮丽的洋红色。如能在组织中观察到念珠菌侵入则可确诊念珠菌感染，此时可见菌丝呈一定角度侵入上皮角化层，并终止于与棘层交界处。菌丝直径约 2 μm，长短不一，可有分支。假膜主要由大量缠绕的念珠菌菌丝及上皮的角化脱落物、上皮细胞、炎症细胞和纤维蛋白等混合构成。在慢性增生性念珠菌病中，棘层增生更加明显，上皮钉突钝圆或呈球状，但乳头层上方的上皮变薄。有时上皮伴异常增生，尤以临床表现为红白斑者多见。

## 四、思政融入点

### 教学过程

（1）引入案例：通过图片或视频展示一些常见的糖尿病并发症，如糖尿病足、糖尿病肾病、视网膜病变等。

（2）分析案例：介绍糖尿病及其并发症的基本知识，通过小组讨论的形式，让学生们探讨以下几个问题：为什么会出现这些并发症？这些并发症会给患者带来哪些痛苦和不便？我们应该如何预防这些并发症？每个小组选派代表汇报讨论成果，教师进行点评和总结。

（3）拓展案例：通过图片或视频展示一些更加严重的糖尿病并发症。引导学生思考：这些并发症与糖尿病有什么关系？我们如何避免这些严重后果的发生？通过实例分享一些成功控制糖尿病的案例，激励学生们树立积极向上的生活态度。

（4）总结案例：总结糖尿病及其并发症的基本知识，强调早期预防和控制的重要性。强调健康生活方式对预防糖尿病及其并发症的重要性，如合理饮食、适量运动、保持良好的心态等。鼓励学生关注身边糖尿病患者的需求，培养同理心和责任感。

（翟莎菲）

## 参考文献

[1] 中华人民共和国教育部.青年学生如何预防艾滋病？官方指导来了 [EB/OL] (2021-12-2). http://www.moe.gov.cn/jyb_xwfb/s5147/202112/t20211202_584172.html.

[2] 于世凤.口腔组织病理学 [M].7 版.北京：人民卫生出版社,2012.

[3] 高岩.口腔组织病理学 [M].8 版.北京：人民卫生出版社,2020.

[4] 白晓玲.知爱防艾,大学生应该知道的那些事儿 [EB/OL] (2021-11-26). https://dxs.moe.gov.cn/zx/a/fdy_bjtj_xgxs/211126/1736235.shtml.

[5] 张林.口腔癌年轻化,竟是槟榔惹的祸 [J].家庭生活指南,2023,39(09):135-136.

[6] 刘欢,刘克文.超分辨率荧光显微技术——2014 年诺贝尔化学奖解读 [J].化学教育,2014,35(24):1-6.

[7] 扬子晚报.说说你所不知道的糖尿病并发症 [EB/OL] (2016-8-30). http://health.people.com.cn/n1/2016/0830/c21471-28676155.html.

# 第十三章　颌骨疾病

## 一、教学目标

### （一）知识目标

（1）掌握常见颌骨骨髓炎的病理变化、骨纤维结构不良的基本病理变化；

（2）熟悉朗格汉斯细胞组织细胞增生症、巨细胞肉芽肿的基本病理变化；

（3）了解各项颌骨骨髓炎的病因及临床表现。

### （二）能力目标

（1）能够将各型颌骨骨髓炎的病理变化与临床表现相联系，并进行相互之间推导；

（2）联系上下颌骨的解剖结构特点，对各型颌骨骨髓炎的流行病学特征进行分析。

### （三）素质目标

通过学习放射性颌骨骨髓炎的病因、临床常见诱因，引导同学分析作为口腔医生应该有哪些作为，帮助其树立职业荣誉感及使命感及爱伤意识。

## 二、教学内容

（1）常见颌骨骨髓炎的临床表现、病理变化；

（2）纤维结构不良、朗格汉斯细胞组织细胞增生症、巨细胞肉芽肿的基本病理变化。

## 案例一　放射治疗的并发症——预防为主

### 一、教学目标

#### （一）知识目标

掌握放射性颌骨骨髓炎的病理变化。

#### （二）思政目标

（1）培养学生树立正确的医疗伦理和社会道德观念，认识到放射治疗在头面部肿瘤治疗中的重要性和局限性，合理使用术后护理，预防不良并发症；

（2）培养医学生尊重生命、关爱生命的价值观，关注人类健康事业的发展。

## 二、案例

头颈部肿瘤是常见的恶性肿瘤之一，在我国男性中的发生率为第6位，死亡率为第7位。头颈部放射治疗是治疗头颈部肿瘤的重要手段，包括鼻咽癌、喉癌、甲状腺癌、唾液腺肿瘤、口腔癌等。在头颈部放射治疗中，由于解剖位置的特殊性，放疗的副作用可能会影响患者的形象、进食、语言及整体舒适感。常见的副反应包括口腔及咽喉部黏膜炎和口干。对于这些副反应，可以采取相应的防治措施来缓解症状。

1. 头颈部肿瘤放疗前需要做哪些准备

头颈部恶性肿瘤如最常见的鼻咽癌，首选治疗方法是放疗。为了保证治疗的顺利进行，患者需在放疗前做一些准备工作。包括：口腔护理，拔掉烂牙，处理牙周炎以及心理准备。

2. 头颈部肿瘤放疗部位的皮肤如何护理

位于距皮肤较表浅部位的肿瘤放疗时，会使照射区域的皮肤发生放射性皮炎。这里所说的放射性皮炎同太阳暴晒后皮肤发红甚至脱皮是一个概念。具体护理如下：放疗期间及放疗结束后的3~6个月内，不宜戴耳环及项链。在放疗期间和放疗后的3个月内，照射区皮肤不使用肥皂、香皂、香水、化妆品、护肤霜、家用药物等。放疗时和放疗后一年之内，接受放疗的部位尽量避免直接暴露在阳光下。照射区禁止抓挠、热敷和贴敷膏药及胶布等。照射区皮肤以暴露为宜（除去衣领），尽量减少手（不要触摸照射区皮肤）、衣领、纸巾等对照射区皮肤的物理刺激。皮肤有破损时请遵照主管医生的嘱咐去做，切不可自行处理。需要提醒患者保护皮肤标记的清晰，不能私自涂改，保持皮肤的清洁干燥等。放疗结束后仍应注意放疗处皮肤的保护，不用刺激性药物和涂抹护肤品。可用清水轻轻冲洗，不能用力擦洗。

3. 头颈部肿瘤患者放疗后如何预防及治疗口干

口干是头颈部肿瘤患者放疗后经常出现的症状，可以通过以下几个方面进行预防和治疗。精确放疗可以更好地保护腮腺、颌下腺和舌下腺分泌唾液的功能，从而减轻口干的症状。在治疗过程中多次饮水，多食用富含维生素的食物，如蔬菜、西瓜、梨、草莓等。少吃辛辣食物，忌烟酒，慎用补药，如人参。注意口腔卫生，多漱口。配合生津的中药进行调理。口腔黏膜溃疡、充血较重时，用棉球清理口腔，选用适合的漱口水，定时漱口，必要时雾化吸入，可以使口咽湿润舒适，有抗炎和稀释黏稠痰液的作用。常用的有口服康复新溶液、碳酸氢钠漱口水黏膜保护剂伯格曼等。

其他预防治疗策略包括：冷冻疗法，医用射线防护喷剂，重组人表皮生长因子外用溶液（金因肽），重组人表皮生长因子凝胶，口含器。舌癌、硬腭癌等使用口含器进行放疗主要是为了最大限度地保护正常组织，例如舌癌，如果不张口进行照射，舌面与上方的硬腭紧密贴合，因此照射时硬腭无法避开，而口含器将其分开，可以避免硬腭受到照射，从而显著降低病人的放疗反应。利用该个体化口含器可根据头颈部不同部位肿瘤，将上腭、舌活动部及口底固定在射野之外，尽可能远离高剂量区，减少其表面黏膜、味蕾以及小唾液腺的照射体积，以期避免或降低口腔黏膜炎、口干、味觉障碍等不良反应的发生，减轻患者痛苦，并联头颈肩热成型面网固定患者体位，进一步提高唇、舌及下颌的固定精度和重复性。

4. 放射性颌骨骨髓炎的预防

应以预防为主，掌握适应证、剂量和防护方法。放疗前应适当治疗病灶牙，拔除残根、残冠，去除金属充填物，结牙，消除感染源；保持口腔卫生；放疗后 3 年内避免拔牙和其他损伤。

## 三、专业知识

放射性骨髓炎的病理变化表现为病变主要是骨的变性和坏死，骨髓炎或细菌感染为继发病变，多位于骨组织暴露的部分。骨密质的变化比骨松质变化更为明显，在照射后的早期，表现为层板骨纹理结构粗糙，着色不均匀，部分骨细胞消失，骨陷窝空虚，并可见微裂，成骨和破骨现象均不明显。随后骨破坏加重，层板骨结构消失或断裂，骨细胞大部分消失，形成死骨。骨松质变化较轻，可见骨小梁萎缩，偶见骨微裂，但骨小梁边缘仍可见骨的沉积线。骨髓组织有不同程度的纤维化和炎症细胞浸润。变性骨周围可见大量破骨细胞和成骨细胞。颌骨照射区内血管变化不突出，可见小动脉内膜、内弹力层消失，肌层纤维化，外膜增厚，偶见动脉管腔内存在脱落的内皮细胞团块，或血栓形成。电镜下显示骨细胞皱缩，细胞器消失，细胞核的染色质凝集，骨基质的胶原纤维溶解变性。

## 四、思政融入点

本案例以"放射治疗在头面部的应用并发症的预防"为切入点，引出头颈部为什么会发生放射性颌骨骨髓炎，了解放射治疗的作用，但同时放射性治疗又会产生一些不良的后果。如何在临床上既享受治疗所带来的好处，而又合理地回避风险，做好术前预防保护措施，并积极加强放疗术后的随访。如发现病症及时合理地治疗，从而引导学生的爱伤意识,并且通过放射治疗完整地预防治疗过程的学习,达到知其然知其所以然的目的。同时引用一些文献知识,引导同学们了解科学研究的重要性,努力去提升自己为患者服务的本领,帮助其树立职业荣誉感及使命感及爱伤意识。

# 案例二 仇湘中教授对放射性颌骨骨髓炎的中医治疗

## 一、教学目标

### (一)知识目标

掌握放射性颌骨骨髓炎的病理变化。

### (二)思政目标

培养医学人文关怀意识,弘扬中医传统文化自信。

## 二、案例

放射性颌骨骨髓炎是指口腔颌面及头颈部恶性肿瘤在经过放疗后出现张口受限、局部剧烈疼痛和恶臭等临床表现,并以局部软组织纤维化、颌骨坏死、死骨暴露、瘘管形成等为病理表现的一种疾病。该病以病程长、起病隐匿为特征,患者常常需要长时间服用抗生素,且疗效不佳。高压氧治疗是传统保守治疗中的主要治疗手段,但单纯高压氧疗法治愈率只有15%,且高压氧的治疗可能使软组织创口裂开甚至感染。

仇湘中教授系第5批全国名老中医药专家学术经验继承工作指导老师、第3批湖南省名中医,从事骨伤科临床、科研、教学35年余,在骨伤科疾病的诊治中积累了丰富的经验。现分析仇湘中教授治疗放射性颌骨骨髓炎验案一则。

患者,男,69岁,初诊:2016年12月20日,患者于2009年12月因左上颌恶性肿瘤,在某三甲医院行肿瘤切除术,术后予3次放疗。2012年患者出现左上牙龈疼痛、张口困难等不适,患者误以为是牙痛未予重视。2015年患者牙痛、张口困难加重,遂于2015年9月至某三甲医院就诊,诊断为左上颌放射性骨髓炎,随后行"左上颌骨部分切除术"。术后一年,患者左上颌又出现肿胀、持续性疼痛、流脓。刻诊:左侧上颌部肿胀、持续性胀痛、流脓,脓液呈黄白色,气味臭秽,纳寐可,二便调。患者既往有糖尿病病史、青霉素过敏史。舌淡红,苔薄白,脉细弦。西医诊断:放射性颌骨骨髓炎。中医诊断:附骨疽,辨证为气血亏虚、瘀毒内侵。

本例患者为放射性骨髓炎术后复发。放射性骨髓炎属于中医的"附骨疽"中阴疽的范畴。放射线在中医可视为一种致病因素，即为"邪气"，患者素体阳气亏虚，精血亏虚，邪毒深窜入里，侵附于肌肉、筋骨之中，损伤筋骨，形成瘀血，瘀血化热，湿热蕴蒸，致使经络阻塞，凝滞筋骨，故发为附骨疽。本病例初诊时左上颌即已溃脓，因此在整个治疗过程使用透脓散为主方，"扶正观"贯穿整个治疗过程。治疗前期以托里透脓散为主方，扶正祛邪。配以蜈蚣、全蝎等有毒虫类药，以毒攻毒。患者脓液腥臭，血热症状明显，故配伍生地黄清热凉血、养阴生津。同时伍神曲、砂仁化湿健脾，防止方中虫类药攻伐太过而有碍于脾胃。治疗中期合用阳和汤温阳补血、散寒通滞，此类放射性骨髓炎患者在治疗过程中常常会进行抗感染治疗，抗菌药物多为阴寒之品，久用必会伤及阳气，阳气失于温煦则容易造成水湿内聚，从而加重患者流脓的症状。治疗中后期，在扶正的基础上，患者阳气渐充，此时予以五味消毒饮合二妙散略事攻伐，清热解毒，避免日后"留邪"。治疗后期注重平补阴阳，在透脓散基础上加用济生肾气丸、参苓白术散等方剂以调补肾、脾之脏。

现代医学之毒理学是用中毒剂量、半数致死量以及最大耐受剂量来评估药物的毒性的。中医药有其独特的理论体系和理法方药，其作用是包括多种毒性成分在内的多成分协同作用的结果。仇师在应用经典方剂时擅长取其方义，在托里透脓散的基础上，应用阳和汤以温阳补血，散寒通滞，以达到标本兼治的目的。在治疗放射性骨髓炎的后期，仇师注重固本培元，重视平补阴阳、平补肝肾，同时顾护后天之本。本案中仇师以参苓白术散益气健脾，顾护后天之本，同时取济生肾气丸之义，应用枣皮、车前子、熟地黄平补肝肾、平补阴阳，其中枣皮为"平补阴阳之要药"。对于疾病后期或是年老体衰、病程长久的患者，仇师常常会采用平补阴阳的治法，临床上收效颇佳。

## 三、专业知识

同案例一。

## 四、思政融入点

本案例以"仇湘中教授治疗放射性颌骨骨髓炎验案"为切入点，引出放射性颌骨骨髓炎治疗方法的探讨。在前面的学习中同学们已经从西医的角度了解疾病发生的原因和临床症状、治疗方法，辅以中医治疗文献，为同学们寻求新的治疗方法提供思路，并且加深年轻人对中医的了解，便于以后的运用，可以很好地提升民族自信。

# 案例三　防治结核病，我们一直在努力

## 一、教学目标

### （一）知识目标

掌握结核性骨髓炎的病理变化；熟悉结核性骨髓炎的临床特征；了解结核病的全身表现。

### （二）思政目标

让学生能够感受到社会主义制度的优越性，树立为国家社会、人民健康、医学事业奋斗终生的奉献精神。

## 二、案例

1.得过结核病的名人

肖邦：19 世纪波兰著名的作曲家和钢琴家，创作了大量的钢琴作品，如《马祖卡舞曲》《圆舞曲》等。结核病导致他的健康状况在生命的最后几年持续恶化，于 1849 年逝世。契诃夫：19 世纪俄国著名的小说家和戏剧家，被誉为"现代戏剧之父"。他于 1904 年因肺病逝世。鲁迅：20 世纪中国著名的小说家和文学评论家，被誉为"现代文学的奠基人"。他在 1936 年因肺结核病逝世于上海。此外，还有雪莱、勃朗特姐妹等人得过结核。

WHO《2017 年全球结核病报告》指出，结核病仍然是全世界的主要传染病杀手，迫切需要为终止结核病作出更大政治承诺。2016 年，估计在世界范围内有 1040 万例结核病新发病人，其中 10% 为艾滋病毒感染者。七个国家占到总负担的 64%，印度位居首位，其次是印度尼西亚、中国、菲律宾、巴基斯坦、尼日利亚和南非。估计有 170 万人死于结核病，包括近 40 万人合并艾滋病毒感染。

在全球七个结核病高负担国家中，中国排名第三，可见中国结核病防控任务艰巨。同时耐多药结核病仍然是一项公共卫生危机和卫生安全威胁。WHO 估计，有 60 万利福平（最有效的一线药物）耐药新发病例，其中有 49 万耐多药结核病患者。这些患者中近半数来自印度、中国和俄罗斯。2017 年 11 月 18 日，《北京青年报》报道，湖南桃江县第四中学暴发结核病聚集性疫情，也给中国的结核病防控工作敲响了警钟。

2017 年 11 月 9 日，国家卫生计生委发布了新版肺结核诊断及结核病分类标准：《肺结核诊断标准》和《结核病分类标准》，并于 2018 年 5 月 1 日正式实施，分别代替 WS 288—2008 肺结核诊断标准和 WS 196—2001 结核病分类标准。新版肺结核诊断及结核病分类标准出台，体现了国家卫生计生委对中国结核病防控的高度重视和结核病诊断与治疗急需规范的迫切性。

2. 结核病的流行病学

结核病是一种由结核菌引起的传染病，其流行病学特点包括传染源、传播途径和易感人群等方面。

（1）传染源：结核病的传染源主要是开放性肺结核患者，其中排菌的患者是主要的传染源。这些患者通过咳嗽、打喷嚏等方式将结核菌传播到空气中。

（2）传播途径：结核菌主要通过空气传播，当健康人吸入带有结核菌的空气时，就可能被感染。此外，少数情况下，结核菌可以通过直接接触传播，如与患者共用碗筷等生活用品。

（3）易感人群：未感染的人群对结核菌普遍易感，但是老年人、营养不良者、HIV感染者、糖尿病患者等人群更容易感染结核菌。

（4）死亡率：结核病是一种严重的传染病，死亡率较高。根据不同的数据来源，结核病的死亡率在逐年下降，但仍然是一种重要的公共卫生问题。

为了预防结核病的传播，需要采取一系列的措施，包括加强结核病的治疗和管理，提高公众对结核病预防和控制的意识，以及实施有效的结核病控制策略等。

3. 临床症状

结核病是由结核分枝杆菌感染引起的慢性肉芽肿性炎症，具有传染性，可发生于全身各个部位，肺结核最常见。

（1）肺结核：全身症状如长期低热、乏力、夜间盗汗、消瘦等结核中毒症状，呼吸道的症状如咳嗽、咳痰、气喘、胸痛、咳血等。

（2）肺外结核：除有低热、乏力、盗汗、消瘦等症状外，不同系统结核病症状有所不同。骨关节结核，可见如干酪样坏死，死骨形成，可有囊肿、窦道等；脊柱结核，如疼痛、肌肉痉挛、神经功障碍等；肾结核，如尿痛、尿频、尿急，血尿、脓尿等；肠结核，如腹痛、腹部肿块、腹泻、便秘等。

4. 结核病国家诊疗政策及国家优惠政策

结核病是严重危害人民群众健康的慢性传染病，我国政府对此高度重视。为了有效控制结核病的传播，保障人民群众的健康安全，我国政府制定了一系列结核病诊疗政策和国家优惠政策。

（1）结核病诊疗政策：

实施结核病诊疗减免政策：患者接受规范治疗管理后，可享受国家医保基金支付的门诊检查费、抗结核药品和住院治疗费用等医疗保障政策。

（2）国家优惠政策：

医保报销政策：对于符合条件的结核病患者，国家医保基金可以支付部分或全部诊疗费用，包括门诊检查费、抗结核药品费和住院治疗费用等。

医疗救助政策：对于经济困难的结核病患者，国家提供医疗救助，减轻患者的经济负担。

免费治疗政策：对于农村贫困患者和城市低保户患者，国家提供免费治疗政策，包括抗结核药品和住院治疗费用等。

康复扶持政策：对于经过治疗康复的结核病患者，国家提供康复扶持政策，包括提供康复指导、康复训练、康复药品等方面的帮助。

精神慰藉政策：对于患有结核病的特殊人群，如精神疾病患者、残疾人等，国家提供精神慰藉政策，给予心理支持和关爱。

社会福利政策：对于患有结核病的老年人、儿童等弱势群体，国家提供社会福利政策，包括提供免费体检、疫苗接种等方面的帮助。

公共卫生服务政策：各级政府为结核病防治机构提供必要的公共卫生服务政策支持，包括提供必要的设备和人员支持等。

总之，我国政府制定了一系列结核病诊疗政策和国家优惠政策，旨在有效控制结核病的传播，保障人民群众的健康安全。这些政策的实施需要各级政府、医疗卫生机构和社会各界的共同努力和支持。

## 三、专业知识

结核性颌骨骨髓炎的病理表现：颌骨骨髓腔内形成结核性肉芽组织，由上皮样细胞、朗汉斯巨细胞以及散在炎症细胞聚集形成上皮样细胞结节。结节中心常见干酪样坏死，周围可见增生的纤维结缔组织，有时可见死骨形成。若继发一般化脓性感染时，除淋巴细胞浸润外，还可见大量的中性粒细胞，有时可形成脓肿。

## 四、思政融入点

本案例以"结核病"为切入点，通过介绍很多名人死于结核病，引发学生的兴趣点，进而阐述全世界及我国的结核病流行现状，了解我国为结核病的防治工作所做出的部署，让学生能够感受到社会主义制度的优越性，从而培养医学生的民族自信心以及自豪感、荣誉感，引导医学生在学医、从医的道路上，以优秀的医学前辈为楷模，培养高尚的职业情操，练就过硬的专业技术，树立为国家社会、人民健康、医学事业奋斗终身的奉献精神。

（梁斌）

## 参考文献

[1] 张锋，刘国桢，陈勇. 放射性颌骨骨髓炎的病因、诊断和防治 [J]. 中华放射肿瘤学杂志 ,1995,4(3):48.

[2] 鲍东昱，鲁勇. 放射性颌骨骨髓炎研究进展 [J]. 中国实用口腔科杂志 ,2016,9(6):379-382.

[3] 毕衡，唐镇江，杨立丁. 慢性骨髓炎的中西结合治疗体会 [J]. 湖南中医药大学学报 ,2010,30(10):33-34.

[4] 周立国. 药物毒理学 [M].2 版 . 北京：中国医药科技出版社 ,2009:17-21.

[5] 孙利民. 从 " 大毒治病 , 十去其六 " 谈中药毒性 [J]. 中医杂志 ,2009,50(9):858-859.

# 第十四章　唾液腺疾病

## 一、教学目标

### （一）知识目标

（1）掌握急性及慢性唾液腺炎、慢性复发性腮腺炎、坏死性唾液腺化生的病理表现和生物学特点，Sjögren 综合征的基本病理改变，多形性腺瘤、Warthin 瘤、腺样囊性癌、黏液表皮样癌、恶性多形性腺瘤的病理变化；

（2）理解唾液腺发育异常及异位，Sjögren 综合征的临床表现及发病因素，涎石病的病理及涎石形成的过程；

（3）了解 WHO 唾液腺肿瘤的组织学分类，其他唾液腺炎症及常见病变。

### （二）能力目标

能够依据临床表现，结合病理改变诊断唾液腺疾病。

### （三）素质目标

能够形成肿瘤组织发生、病理改变和生物学行为的疾病发展认识论。

## 案例一　唾液腺疾病与全身系统性疾病的相关性

## 一、教学目标

### （一）知识目标

掌握常见唾液腺病变的病理表现，了解唾液腺疾病的基本概念及其与全身系统性疾病的相关性，理解唾液腺疾病对全身系统性疾病的影响。

### （二）思政目标

培养学生对唾液腺疾病的关注和敬畏之心，激发医学生职业道德和社会责任感。

## 二、案例

在唾液腺疾病的诊治过程中，不仅要关注病变的局部，同时要关注患者的全身健康状态，关注唾液腺疾病与全身系统性疾病的相关性，通过系统评估、综合诊断和治疗，才能达到预期的疾病诊治效果。与唾液腺疾病关系较为密切的全身系统性疾病有自身免疫性疾病、肉芽肿性疾病、代谢性疾病、过敏性疾病、嗜酸性粒细胞增高疾病、唾液腺发育缺陷相关综合征、白血病及艾滋病等。

1. 自身免疫性疾病

自身免疫性疾病是机体对自身抗原发生免疫反应而导致自身组织损害所引起的疾病，与唾液腺关系最为密切的是干燥综合征和 IgG4 相关性唾液腺炎。

干燥综合征又称舍格伦综合征，部分患者主要累及外分泌腺，以唾液腺和泪腺为主，口干和眼干为主要症状，全身其他器官无明显受累。而另一部分患者则伴有呼吸、消化、泌尿、生殖系统受累及类风湿性关节炎等结缔组织疾病。干燥综合征的临床特点是多个外分泌腺肿大，表现为双侧腮腺和泪腺弥漫性肿大，下颌下腺肿大较少见。外分泌腺功能下降，导致口干及眼干。重症口干易引起猖獗龋、口腔黏膜念珠菌感染，严重影响患者的生活质量。根据腺体内有无结节，干燥综合征可分为非结节型和结节型，前者呈腺体弥漫性肿大，无结节，后者在腺体内可扪及单个或多个结节。少数干燥综合征可恶变为淋巴瘤。口腔干燥综合征的治疗，若为非结节型，则局限于外分泌腺受累。

IgG4 相关性唾液腺炎的典型表现为多发性大唾液腺和泪腺肿大，常呈对称性，质地较硬，无痛，"貌似肿瘤，而非肿瘤"。因其为系统性疾病，常伴有头颈部和内脏器官受累。颈部及腮腺淋巴结常有肿大，有的患者在唾液腺病变以前即出现颈淋巴结肿大。IgG4 相关性唾液腺炎常伴发过敏性疾病，包括过敏性鼻炎、哮喘、特应性皮炎，对食物或药物过敏。

2. 肉芽肿性疾病

与唾液腺相关的肉芽肿性疾病主要有结节病、嗜酸性粒细胞淋巴肉芽肿及结核。结节病是非干酪样坏死性上皮细胞肉芽肿炎症性疾病，常侵犯肺、心、肝、肾、淋巴结及皮肤等多个器官。侵犯大唾液腺时呈多发性腺体肿大，腮腺常见。

嗜酸性粒细胞淋巴肉芽肿又称嗜酸性粒细胞增生性淋巴肉芽肿，我国学者金显宅于1937 年首次报道，在亚洲人中更为常见。常见腮腺受累，多为单侧腮腺肿大，也可表现为多发性外分泌腺肿大。

3. 代谢性疾病

与唾液腺相关的代谢性疾病以糖尿病最为典型，此外有些唾液腺疾病的发生与体内钙磷代谢及脂肪代谢相关，如唾液腺结石症和高血压病。

糖尿病是一组由胰岛素分泌绝对或相对不足引起的，以糖代谢紊乱为主，伴脂肪和蛋白质代谢紊乱的慢性全身性疾病，"三多一少"（多饮、多食、多尿、体质量减少）

是糖尿病的典型症状。唾液腺功能障碍引起的唾液分泌减少是糖尿病患者口渴多饮的重要原因。糖尿病是腮腺良性肥大的主要原因之一，原因和机制尚不完全明确，脂质代谢异常导致腺体内脂肪堆积，可能是糖尿病腮腺肿大的原因之一。下颌下腺结石病的病因有局部解剖因素，如下颌下腺导管长，腺门部有弯曲，走行方向由下而上，唾液分泌时逆重力方向等；也有腺体组织结构的因素，腺体为混合腺，其中的黏液腺泡分泌黏液，与腮腺分泌液相比，相对较为黏稠，易于形成黏液栓子。值得注意的是，下颌下腺结石病的发生与全身的钙磷代谢可能具有一定的相关性。

高血压病是指以体循环动脉血压增高为主要特征，可伴有心、脑、肾等器官的功能或器质性损害的临床综合征，其发病与患者生活方式及脂类代谢密切相关。高血压病会对唾液分泌产生明显影响，一方面是高血压对唾液分泌的直接影响，另一方面是降压药对唾液分泌的影响，后者更为常见。高血压病影响患者的唾液流率。

4.过敏性疾病

过敏性唾液腺炎系各种抗原抗体复合物作用于唾液腺所致的特异性炎症反应。过敏源的刺激引起唾液腺导管痉挛，从而使唾液排出受阻，唾液腺肿胀。Stevens-Johnson综合征是药物过敏导致的全身多器官反应，唾液腺可以是受累器官之一。Stevens-Johnson综合征累及泪腺时导致泪液分泌过少，是重症干眼的病因之一。唾液腺作为Stevens-Johnson综合征的靶器官之一，可以发生明显的形态结构和功能损害。病变的性质为腺体的退行性萎缩，表现为腺体体积明显缩小。

5.嗜酸性粒细胞增高疾病

嗜酸性粒细胞是血液和某些组织的正常细胞成分，正常人体在脾、淋巴结、胸腺和胃肠道、呼吸道和泌尿生殖系统的黏膜下区域都有嗜酸性粒细胞。当身体各个部位的嗜酸性粒细胞含量明显高于正常水平时，就会发生嗜酸性粒细胞增高疾病。嗜酸性粒细胞增高疾病常与过敏反应相关，伴有血清中IgE水平及外周血嗜酸性粒细胞计数升高，除了前述的嗜酸性粒细胞淋巴肉芽肿外，与唾液腺相关的典型病变是嗜酸性唾液腺导管炎。

6.唾液腺发育缺陷相关综合征

唾液腺先天性发育缺陷根据缺陷严重程度分为唾液腺发育不全和唾液腺缺如两大类，常与基因异常的发育缺陷综合征相关。唾液腺发育缺陷相关综合征中最常见的是第一、二鳃弓综合征，后者是胚胎第一、二鳃弓发育异常而导致外耳、颜面软组织及上下颌骨等出现畸形的疾病，主要表现为耳畸形和（或）同侧下颌骨畸形和（或）面横裂等，并可累及其他与第一、二鳃弓发育有关的颅面部软组织结构，如眼、唾液腺、面神经等。

唾液腺发育缺陷以腮腺最为常见，而下颌下腺发育缺陷少见，亦可为同时伴有下颌下腺和腮腺发育缺陷。患者的唾液分泌功能相应降低，发育不全者口干症状相对较轻，而唾液腺缺如，特别是多个大唾液腺缺如者口干症状较重，并可出现多发龋、念珠菌感染等口干并发症。

### 7. 白血病相关唾液腺炎

白血病是一种源于造血干细胞的恶性克隆性疾病，异常的原始细胞与幼稚细胞大量增殖并蓄积在骨髓中，抑制正常的造血功能，亦可浸润肝、脾、淋巴结、牙龈和唾液腺等多个髓外脏器和组织。累及牙龈时表现为牙龈增生肿胀，累及唾液腺时则表现为唾液腺弥漫性肿胀、疼痛，进食时加重，唾液分泌减少，唾液流率降低，出现口干症状，其病理学基础是腺体内及导管周围淋巴细胞、浆细胞浸润。

### 8. 艾滋病病毒相关唾液腺疾病

艾滋病病毒感染者可有大唾液腺受累，主要表现为大唾液腺肿大和口干。大唾液腺肿大可见于成人，也可见于儿童。腮腺肿大常见，但也可同时有下颌下腺肿大。组织病理学表现为弥漫性淋巴细胞浸润，形成淋巴滤泡，有时可见肌上皮岛。囊肿可以是肉眼可见的上皮性囊肿，也可以表现为仅在显微镜下可见的微囊，囊腔内含黏液或胶冻状物质。

## 三、专业知识

根据病变的性质，唾液腺疾病包括发育异常、囊肿、炎症及肿瘤。唾液腺缺失、发育不全、过度发育和异位很少见，多由遗传因素引起而很少有临床症状。病毒、细菌和自身免疫反应引起的唾液腺炎可因全身因素和局部导管系统的异常诱发，既表现为以淋巴细胞浸润为主的慢性炎症，又因发病机制不同而呈特有的组织病理学表现，包括纤维结缔组织修复、肉芽肿和包含体形成等；流行性腮腺炎为病毒感染引起的急性传染性疾病，急性化脓性腮腺炎则表现为充血、坏死、脓肿形成和以中性粒细胞浸润为主的病变。

## 四、思政融入点

（1）导入新课：通过提问导入唾液腺疾病的基本概念。

（2）讲授新课：依次讲解唾液腺疾病的概述、分类、临床表现、病理表现等基础知识，分析真实的唾液腺疾病案例。

（3）巩固练习：组织小组讨论，让学生探讨唾液腺疾病与全身系统性疾病的相关性。

（4）归纳小结：回顾本节课的主要内容，总结唾液腺疾病与全身系统性疾病的相关性，同时强调医生的社会责任和职业道德。

# 案例二　新型冠状病毒肺炎与口腔疾病

## 一、教学目标

### （一）知识目标

了解新型冠状病毒肺炎与口腔疾病的关系，口腔疾病在新型冠状病毒肺炎中的表现。

### （二）思政目标

培养学生的医学伦理精神和社会责任感，促使其关注公共卫生安全，积极参与预防和控制工作。

## 二、案例

### （一）案例背景

新型冠状病毒肺炎（COVID-19）是由新型冠状病毒引起的急性呼吸道传染病，自 2019 年 12 月首次出现以来，迅速传播至全球。口腔疾病是指发生在口腔黏膜、牙齿和骨骼等部位的疾病，包括口腔溃疡、牙周病、龋齿等。近期，多篇研究报道显示，新型冠状病毒肺炎患者中，部分患者伴有口腔疾病症状，这引起了广泛关注。

### （二）案例内容

为什么新型冠状病毒肺炎患者会出现口腔疾病症状？口腔疾病与新型冠状病毒肺炎之间存在怎样的联系？作为医学生，我们应该如何关注和预防口腔疾病在新型冠状病毒肺炎疫情中的影响？

大规模爆发的新型冠状病毒肺炎（corona virus disease 2019，COVID-19）已然成为近年来困扰全球的突发公共卫生事件。2020 年 2 月 11 日，国际病毒分类委员会正式将该病毒命名为 SARS-CoV-2。血管紧张素转换酶 2（angiotensin-converting enzyme 2，ACE2）是 SARS-CoV-2 的主要宿主细胞受体，在病毒进入细胞到导致最终感染的过程中起至关重要作用。Xu 等首先发现 ACE2 在口腔黏膜中有表达，并且在舌上皮细胞中高表达。随后 Sakaguchi 等研究发现，ACE2 在舌背和牙龈的复层鳞状上皮细胞中有表达。研究表明，口腔中含有 SARSCoV-2 感染必需分子。唾液腺是单纯疱疹病毒、EB 病毒、人疱疹病毒 7 型和巨细胞病毒等流行疾病的病毒库，对于 SARS-CoV-2 亦是如此。在大唾液腺和小唾液腺中 SARS-CoV-2 感染的存在，证明唾液腺是 SARS-CoV-2 的宿主。近来研究发现 ACE-2 受体在近 70 种人体组织中表达，且大量分布于口腔相关组织，如唾液腺、口腔黏膜上皮及舌上皮细胞。COVID19 患者表现出独有的口腔症状，如味觉减退、口干、口臭、唾液腺炎症、坏死性牙周病及念珠菌病、多形性红斑及一些常见的口腔黏膜病等，且部分症状早于发烧、干咳等典型症状。口腔是 SARS-CoV-2 易感性的潜在高危因素，唾液可能和疾病传播密切相关，可作为 COVID-19 的诊断方法，为口腔科临床实践和日常生活中的预防策略提供证据。因此，潜伏期感染患者或无症状感染者在不知情的情况下就诊，极易导致疫情蔓延。研究表明，COVID-19 严重的临床病程与许多疾病如心血管疾病、糖尿病、肥胖和慢性肾脏疾病之间存在双向关联。口腔疾病也包括其中。

1. COVID-19 与牙周病

ACE2 和 TMPRSS2 是病毒完成入侵途径所必需的，其存在于口腔黏膜、牙龈和牙周袋中。因此，增加了 COVID-19 引起牙周炎的可能性。此外，COVID-19 期间发生的细胞因子风暴在牙周炎期间同样也会发生，提示牙周病和 SARS-CoV-2 间可能存在密不可分的联系。研究表明，COVID-19 症状的严重程度和牙周炎密切相关，牙周炎患者患 COVID-19 后，和没有牙周炎的 COVID-19 患者相比，需要呼吸机辅助的概率更大，进入 ICU 患者更多，病死率更高。牙周炎和 COVID-19 关系密切，并且感染后可能有更严重的症状，因此建议医生对牙周病患者采取额外的关注，在治疗 COVID-19 的同时，要注意牙周病的治疗。

2. COVID-19 与味觉障碍和口干

味觉障碍和口干可能是 COVID-19 的前驱症状。味觉障碍和口干有助于 COVID-19 的早期诊断，以利于早期限制病毒的传播。Okada 等研究认为 COVID-19 患者表现味觉障碍可能是由于 SARS-CoV-2 可通过表达 ACE2 的舌背复层鳞状上皮和味蕾附近的丝状乳头侵入，最终间接感染味觉细胞。而口干症状则可能是由 SARS-CoV-2 通过在唾液腺中表达的 ACE2 和 TMPRSS2 侵袭唾液腺导致的，且病毒可能更倾向于侵袭浆液性腺泡。

3. COVID-19 与唾液腺炎症

目前有不少关于 COVID-19 患者出现唾液腺炎症的病例报道。ACE-2 存在于滋养腮腺和小唾液腺及口腔黏膜固有层的毛细血管内皮细胞和脂肪细胞中，因此，2019-nCoV 可直接传播到唾液腺与 ACE-2 受体结合，溶解上皮中的腺泡细胞，使唾液淀粉酶释放到外周血液中，引起免疫反应。当免疫反应增强时，机体过度分泌炎性细胞因子反而促进损害唾液腺组织的炎症反应，从而引起急性腮腺炎。而随着免疫反应的减弱，炎症损伤通过肉芽组织和纤维化修复，引起唾液腺导管的狭窄，导致唾液减少，增加慢性阻塞性唾液腺炎的风险。

4. COVID-19 与口腔溃疡

许多病例报告都显示 COVID-19 患者有口腔溃疡，可出现于上颚、舌、牙龈等部位。大部分患者的全身症状与口腔溃疡同时出现或稍早出现，而从出现全身症状至口腔溃疡的潜伏期不到 10 天，提示口腔溃疡是较早出现的 COVID-19 的症状之一。因此，口腔溃疡病变可作为早期诊断 COVID-19 无症状感染患者的口腔标志物。

5. COVID-19 与口腔念珠菌病

据报道，大约有 5% 的伊朗 COVID-19 患者并发了口腔念珠菌病，并且在分离出的菌株中，白色念珠菌占 70.7%。COVID-19 患者患口腔念珠菌病最主要的危险因素是淋巴细胞数量下降。Jerônimo 等指出，50 岁以上的 COVID-19 患者更有可能患上口腔念珠菌病，且大多数感染患者都有一个或多个有利于念珠菌增殖和感染的全身因素（如淋巴细胞减少、住院、有创或无创的机械通气、广谱抗生素的使用、皮质类固醇的使用、免疫抑制）或局部风险因素（如佩戴活动义齿、不适当的卫生习惯、唾液量减少）。因此他们提出在医院环境下考虑这些患者的治疗管理是很重要的，尤其是佩戴活动义齿的患者，他们更应该注重口腔的卫生清洁。

6. COVID-19 与其他口腔疾病

一些病例报告也表明 COVID-19 患者有很多其他口腔症状，如水疱、复发性单纯疱疹、地图舌、白色斑块、多形性红斑和坏死性牙周炎等。COVID-19 患者出现的口腔症状和体征可能是由 SARS-CoV-2 感染或继发性疾病引起的，这些可能与口腔中的病毒进入受体以及免疫系统改变相关，但其具体机制尚不清楚，还需要更多的证据和对患者的长期随访才能确定口腔病变在 COVID-19 中的意义。

## 三、专业知识

慢性唾液腺炎以慢性化脓性唾液腺炎多见，多发生于下颌下腺及腮腺，舌下腺少见。可由结石、异物、瘢痕挛缩等堵塞导管和放射线损伤后继发感染而发病，也可由急性唾液腺炎转为慢性。长期口腔内压力增高如口吹乐器等，可逆行感染发生慢性唾液腺炎。也有学者认为慢性唾液腺炎可能是一种潜在的自身免疫性疾病。慢性唾液腺炎常为单侧发病，唾液腺局部肿大，酸胀感，进食时加重。挤压患侧唾液腺，导管口流出少量黏稠而有咸味的液体。唾液腺造影表现为主导管呈腊肠状，末梢导管呈点球状扩张。病理变化表现为唾液腺导管扩张，导管内有炎症细胞；导管周围及纤维间质中有淋巴细胞和浆细胞浸润，或形成淋巴滤泡；腺泡萎缩、消失而为增生的纤维结缔组织取代；小叶内导管上皮增生，并可见鳞状化生。

慢性复发性腮腺炎，以前称为慢性化脓性腮腺炎，是腮腺的慢性炎症性疾患，临床表现为反复肿胀。病因尚不明确，与自身免疫病有关，先天性、广泛性导管扩张可为本病的发病诱因。儿童以 3~6 岁多见，无性别差异；成人以中年女性多见。单侧或双侧腮腺反复肿胀，伴不适，唾液混浊黏稠，挤压腺体可见导管口有脓液或胶冻状液体溢出。发生于儿童者青春期后可逐渐自愈，少数延至成人期痊愈。唾液腺造影可见末梢导管呈点状或斑片状扩张。

病理变化表现为小叶内导管囊状扩张，导管上皮增生，囊壁为一至数层扁平上皮，囊腔可融合；附近导管周围有淋巴细胞浸润或形成淋巴滤泡；腺泡细胞萎缩。电镜显示腺泡细胞间隙扩张，胞质内有许多电子致密的小分泌颗粒，腺泡细胞腔面微绒毛减少。唇腺活检表现为腺体萎缩，间质中淋巴细胞浸润。过去曾把慢性阻塞性腮腺炎亦归为慢性复发性腮腺炎类。但慢性阻塞性腮腺炎除以瘢痕挛缩、导管内结石、异物和肿瘤压迫等局部因素为主要致病因素外，造影显示之影像亦迥然不同。成人复发性腮腺炎除主导管稍扩张不整外，叶间、小叶间导管均无变化，只悬末梢导管呈散在点球状扩张；而阻塞性腮腺炎是以导管系统，即主导管、叶间、小叶间导管扩张不整为特征。

## 四、思政融入点

新型冠状病毒肺炎患者出现口腔疾病症状的原因尚不完全清楚，可能与病毒感染、免疫反应、患者自身口腔卫生等因素有关。研究发现，新型冠状病毒可以侵犯口腔黏膜和牙龈组织，导致炎症和溃疡等表现。口腔疾病与新型冠状病毒肺炎之间可能存在一定的关联。一方面，口腔疾病可能导致患者免疫力下降，增加感染的风险；另一方面，新型冠状病毒肺炎患者可能因免疫力下降而加重已有的口腔疾病症状。此外，不正确的口腔卫生习惯也容易导致口腔疾病的传播。

作为医学生，应该积极关注和预防口腔疾病在新型冠状病毒肺炎疫情中的影响。首先，要保持良好的个人卫生习惯，包括正确刷牙、使用牙线、漱口等；其次，要合理安排饮食，避免过度劳累和压力过大；此外，对于疑似感染的患者，要进行及时的隔离和治疗。通过这个案例，我们可以认识到新型冠状病毒肺炎与口腔疾病之间的联系以及个人卫生习惯对预防疾病的重要性。作为医学生，应该不断提高自身素质和能力水平，为抗击疫情和保障人民健康贡献力量。同时，还要加强宣传教育力度，提高公众对口腔卫生的认识和重视程度。

　　针对这个案例，教师可以组织学生进行课堂讨论和交流，引导学生自主探究和分析问题，同时还可以通过在线教学、虚拟实验室等形式进行拓展学习。

　　在教学过程中，教师应该注重培养学生的医学伦理意识和社会责任感，让学生认识到，作为医者不仅要关注疾病本身的治疗，还要关注公共卫生安全问题，并积极参与预防和控制工作。

# 案例三　肿瘤治疗当守医学伦理

## 一、教学目标

### （一）知识目标

了解唾液腺肿瘤的病因和临床表现，掌握唾液腺肿瘤的病理变化。

### （二）思政目标

引导学生思考医患关系、医疗伦理、职业道德等问题，培养学生的批判性思维和独立思考能力。同时，通过介绍一些具有代表性的医学人物和事件，激发学生的职业荣誉感和使命感。

## 二、案例

### （一）案例背景

肿瘤是一种严重威胁人类健康的疾病，肿瘤治疗是医学领域中的重要课题。随着医学技术的不断发展，肿瘤治疗的方法和手段也不断更新和完善。然而，在肿瘤治疗过程中，医学伦理问题也日益凸显。如何在肿瘤治疗中坚守医学伦理，成为医学界和社会各界关注的焦点。

　　那么，什么是医学伦理？肿瘤治疗中存在哪些医学伦理问题？如何坚守医学伦理，保障肿瘤患者的权益？

### （二）案例内容

2021年4月18日，自称来自北京大学第三医院肿瘤内科、网名为"张煜医生"的博主，在知乎上发布了《写给我挚爱的国家和众多的肿瘤患者及家属——请与我一起呼吁，请求国家尽早设立医疗红线，遏制肿瘤治疗中的不良医疗行为》一文。"张煜医生"在文章中指出，在过去一年多时间里，他亲眼见证了肿瘤患者因为接受了不当甚至错误的治疗，导致治病费用大幅度增加，并给患者及家属带来伤害和痛苦。

那么为什么会有悲剧发生？"张煜医生"坦言，很多是由负责治疗肿瘤的医生造成的，"目前医疗最大的问题并不是以药养医，而是监督力度缺乏，导致某些医生肆意妄为，由此而来的不良医疗行为伤害了患者的利益，是导致医患纠纷增加的重要因素，同时这也是导致普通民众认为看病难看病贵的重要原因。部分医生作恶的后果由全体国民一同承受，这非常不公平"。由于无法接受无辜的患者因为个别医生的不良医疗行为导致患者遭受痛苦和利益损失，"张煜医生"选择了在社交平台撰文，阐述目前的肿瘤治疗乱象和提出可能的解决方式，并呼吁国家重视和进行监管。他希望人人都能为改变这类医疗黑幕而发声，如果每个人都畏惧遭受报复，都对这种糟糕的行为视而不见，最终受伤的就不是一个人，而是我们每个人乃至我们的后代。

在肿瘤治疗中，医生"超纲"使用某些药物或疗法，未必就是不良医疗行为，很有可能是"标准治疗方案"滞后下的无奈之举。现实中，超适应证使用抗肿瘤药物等情况在肿瘤治疗中也并不罕见。在此类事件中，"张煜医生"点名批评某医生"给患者推荐无效、昂贵、不合法的 NK 细胞治疗，导致患者治疗花费增加十倍，死亡得更早"。这里面，NK 细胞疗法对肿瘤患者是否就是"谋财还害命"，需要专业分析。美国某生物技术公司在 ASH（美国血液学会）2020 年会上公布了其诱导性多能干细胞改造 NK 细胞疗法的一期临床结果，提示抗肿瘤有效，而且副作用小。只不过，这只是个别研究机构的临床研究项目得出的结论，样本量小，也未必就具有普适性。从整体疗效看，该疗法对晚期患者作用并没那么大。如果说，能不能对肿瘤晚期患者采用 NK 细胞疗法是个医学层面的议题，需要医学角度的分析，那搞不当诱导并借此谋取不当利益，则违背医学伦理。首先，细胞免疫疗法并未获批上市，只能通过临床试验性质进行治疗，原则上不能收费。其次，NK 治疗不能是医生想用就用，由于药监部门并没有批准其用于临床肿瘤正式治疗，作为新技术引进，应有医政管理部门的审批，经过医院伦理委员会的批准。当下肿瘤治疗领域，"不良治疗行为"并非普遍情况，在"张煜医生"揭露"肿瘤治疗黑幕"后，国家卫健委发声表示介入调查，这有助于厘清医疗伦理底线，营造更风清气正的医疗环境。医生未必不能采用新疗法、新技术，但绝不能不守基本医学伦理。

1972 年和 1997 年，世界牙科大会先后通过了《牙科医学伦理的国际原则》和《牙科职业伦理的国际原则》两份文件。作为口腔医师，对此两份文件所倡导和规范的基本伦理原则也应该充分尊重和严格遵守，将其作为职业道德指南。

《牙科职业伦理的国际原则》提出了 10 条原则，该原则对口腔医师提出了 10 项伦理要求：

（1）根据牙科的艺术和科学的实践及人道的原则开展工作。

（2）维护病人的口腔健康，不论其个人状况如何。牙医的主要职责是维护病人的口腔健康。然而，牙医也有权拒绝治疗病人，除了提供紧急护理，出于人道主义的原因，或国家的法律另有规定。

（3）应当在咨询和 / 或治疗时听取任何有超过已有治疗水平需要的病人的意见。即患者的需求是首要关注的问题，牙医在咨询或治疗时应该听取任何有超出自己能力水平需要的患者的意见。

（4）必须确保病人的所有信息及其治疗的专业机密。牙医必须确保所有的工作人员尊重患者的机密，除非国家的法律另有规定。

（5）必须严格依法承担和使用牙科辅助器具。牙医必须对所承担的所有治疗承担全部责任，不应将治疗或服务委托给不合格或未经法律允许的人。

（6）必须在职业生涯的各个方面按道德行事，并遵守专业法律的规定。

（7）应继续提高专业知识和技能。牙医有责任通过其积极的职业生活，通过继续教育来保持和更新专业能力。

（8）应支持口腔健康促进。牙医应参与口腔健康教育，支持和促进已有的技术来提高公众口腔健康水平。

（9）应尊重专业的同事和员工。牙医应以专业的方式对待口腔健康团队的所有成员，并愿意以专业帮助同事，并尊重专业意见上的分歧。

（10）应该以提高职业声望和声誉的方式行医。

## 三、专业知识

唾液腺发生的上皮性肿瘤中，相同肿瘤可有不同的细胞形态和组织学结构，而不同的肿瘤常有相似的细胞形态和组织学结构；一些肿瘤如其名称，具有唾液腺等的某些结构特点；良性上皮性肿瘤以多形性腺瘤最常见，组织病理学表现为多种上皮结构与黏液软骨样区共存，恶性上皮性肿瘤中以黏液表皮样癌和腺样囊性痛多见，筛状结构和浸润性生长在腺样囊性病中最常见；某些唾液腺恶性上皮性肿瘤发病率虽然低，但是恶性度却高。

## 四、思政融入点

唾液腺肿瘤是一种较为常见的口腔疾病，对患者的生活质量和健康状况造成严重影响。随着医学技术的不断发展，唾液腺肿瘤的治疗方法也在不断改进和完善。在唾液腺肿瘤治疗过程中，不仅需要关注疾病本身的治疗效果，还需要关注患者的心理和情感需求，以及医生的职业道德和伦理责任。

### （一）案例分析

医学伦理是指医生在从事医疗工作时，应遵循的道德原则和伦理规范。在肿瘤治疗中，医学伦理要求医生尊重患者的自主权、保护患者的隐私权、确保患者的知情同意权等。在肿瘤治疗中，存在一些常见的医学伦理问题。例如，医生可能为了追求更好的治疗效果而不顾患者的副作用承受能力；或者为了追求科研成果而忽视患者的治疗安全；或者为了追求经济利益而过度治疗等。这些行为都违背了医学伦理的原则。坚守医学伦理，保障肿瘤患者的权益需要医生从以下几个方面入手：一是要充分尊重患者的自主权，给予患者充分的选择权和知情权；二是要严格遵守医疗规范，确保治疗过程的安全性和有效性；三是要避免过度治疗和不必要的检查，减轻患者的经济负担；四是要关注患者的心理和精神需求，给予患者充分的关爱和支持。

### （二）案例反思

通过这个案例，我们可以认识到肿瘤治疗中坚守医学伦理的重要性。医生应该始终遵循医学伦理的原则，保障患者的权益和安全。同时，我们还需要加强监管力度，确保医生遵守医学伦理规范。此外，我们还要加强宣传教育力度，提高公众对医学伦理的认识和重视程度，让更多人了解医学伦理原则在肿瘤治疗中的重要性，从而更好地维护自身权益及安全。

### （三）教学建议

针对这个案例，教师可以通过组织学生进行课堂讨论和交流，引导学生自主探究和分析问题，同时，还可以通过在线教学、虚拟实验室等形式进行拓展学习。在教学过程中，教师应该注重培养学生的医学伦理精神和社会责任感，让学生认识到作为医者坚守医学伦理的重要性，不仅关注疾病本身的治疗，还要关注公共卫生安全问题，并积极参与预防和控制工作，从而更好地为维护患者权益及安全贡献力量。

# 案例四　唾液腺类器官与再生医学

## 一、教学目标

### （一）知识目标

掌握淋巴上皮性唾液腺炎的病理表现，熟悉淋巴上皮性唾液腺炎的临床表现。

### （二）思政目标

（1）培养学生的探究精神和合作意识，使他们认识到再生医学在解决人类健康问题中的重要性和价值；

（2）增强学生的社会责任感和使命感。

## 二、案例

类器官源自干细胞或器官祖细胞，是可以自我组织、自我更新的多细胞三维（3D）结构，能够模仿衍生组织的功能和结构。由于这些特性，类器官作为药物开发阶段药物筛查的优良离体模型而备受关注。

迄今为止，已经有238种在肝类器官中的上市药物、25种在心脏类器官中的心脏活性药物、在肾脏类器官中的顺铂和庆大霉素、在肠道类器官中的39种上市腹泻药物以及脑类器官中的长春新碱和鱼藤酮的毒性通过了测试和报告。此外，类器官作为组织再生疗法的应用性也逐渐受到重视。目前，各种基于类器官的再生医学正飞速开发，已进入临床试验阶段。

1. 类器官的魔力

类器官的概念首先由日本著名的干细胞科学家 Yoshiki Sasai（笹井芳树）和荷兰著名的干细胞与癌症生物领域科学家 Hans Clevers（汉斯·克里夫）提出。Yoshiki Sasai 使用多能干细胞再现了大脑发育过程，并产生了大脑皮层和视杯组织。Hans Clevers 开发了一种从成人肠道组织来源的干细胞中建立肠道类器官的方法。可以说，两人的试验开创了类器官的研究先河。在此基础上，其他优秀的科学家也成功地研究出了来自成体干细胞和多能干细胞的各种类器官。

类器官既可以用作类似于实际器官的疾病模型，也可用于再生医学中的组织再生。对前者而言，基于类器官的疾病模型包括可以使用人体组织生产的人体器官模型，这可以克服以前动物模型研究中观察到的人与动物差异的局限性。

基于类器官的疾病模型还具有 3D 结构，与基于传统单层培养或简单组织细胞的结果相比，这使研究人员能够获得更接近于与活体相关的结果。此外，由于器官被简化/小型化，类器官比基于有机体的研究具有更好的实验可及性，它们对于识别分子机制和应用最新研究技术也更有用。于后者而言，类器官可用于通过正常器官建模研究发育和再生机制，还可以通过疾病建模用于发病机制研究和药物开发。特别是在大多数肿瘤学研究中，癌症类器官可用于多种目的，包括确定肿瘤形成机制、实现精准医疗和开发抗癌药物。值得一提的是，在基于类器官的再生医学中，类器官作为基础治疗剂可以直接移植到受损组织中进行修复。

2. 类器官 + 再生医学

类器官再生医学概念的研究最早出自于 Hans Clevers 和 Mamoru Watanabe 于 2012 年在 *Nature Medicine* 上发表的论文。该研究报告了使用炎症性肠病动物模型进行肠道类器官移植的治疗效果。在这项研究中，肠道干细胞被注射到被结肠炎诱导的葡聚糖硫酸钠（DSS）损伤的结肠黏膜中。一段时间后，注射的肠干细胞被稳定地移植到肠上皮细胞中。在评估注射的肠干细胞中的各种肠上皮细胞标记物后，发现细胞已分化为肠细胞，如杯状细胞、内分泌细胞和上皮细胞，这意味着通过直接注射的细胞成功再生受损组织。该研究的结果表明：体外培养的肠道类器官可以移植到受损组织中，通过植入和分化直接诱导组织再生。他们的研究首次强调了类器官在再生医学中的潜力。

基于类器官的再生医学与现有的再生疗法相比具有以下优势：

第一，类器官所需的大多数组织都可以通过活检等微创手术轻松收集，更容易确保细胞安全。第二，类器官的培养环境与人体组织非常相似，能够长期大规模繁殖。第三，类器官可以分化成构成靶组织的特定细胞，最大限度地提高再生治疗的效果。第四，类器官是使用具有较低肿瘤形成风险的成体干细胞产生的，移植后很安全。此外，由于是直接移植到病变部位，它们移动和分布到其他器官的风险很低。将自体细胞用于类器官也可以最大限度地降低免疫排斥的风险。

3. 哪些已进入临床

各种研究表明，基于类器官的再生医学可以应用于不同的疾病，如炎症性肠病的肠道类器官、唾液类器官、肝脏类器官、胆道类器官和泪腺类器官。

该领域上，有美国、荷兰、韩国、英国、中国等多个国家参与研究，背景主要以高校、企业为主。

据不完全统计，目前已有三项技术进入临床研究，分别是针对肠类器官的溃疡性结肠炎患者的临床试验、对肠类器官的放射性直肠炎的临床研究和唾液腺类器官治疗口干症的临床试验。使用唾液腺类器官治疗口干症的研究也在积极进行中。口干是由多种因素引起的，例如头颈疾病的放射治疗和干燥综合征，这种疾病会导致口腔感染和唾液分泌减少引起的牙齿损伤等症状。有研究结果表明，再生治疗有望成为口干症的唯一治疗选择。荷兰格罗宁根大学 Robert P. Coppes 等人已经从唾液腺组织中建立了唾液腺类器官，在将这些类器官移植到辐射诱导的唾液腺功能障碍小鼠模型中后，唾液分泌得到改善。目前，已经获得了 IND 批准，正在进行临床试验。此外，韩国的 Organoidsciences Ltd. 正在开发一种基于唾液腺类器官的再生医学，以针对放射治疗和干燥综合征相关的口干症。

道阻且长，但在研究再生类器官的道路上，科学家们从未停止探索的脚步。未来，让这些类器官从实验室走向商业化，并用于治疗疑难杂症患者会更难，这些问题亟待解决。首先，将类器官用作药物时，应根据构成 3D 结构的各种细胞的组成和大小精确识别类器官的多样性，并且必须克服与质量保证和大规模生产相关的问题。其次，要将类器官移植到受损组织中并诱导植入，需要具有临床适用支架的给药技术。它们必须根据类器官的类型、目标组织和疾病状态进行优化。最后，必须选择合适的适应证和能够恰当显示类器官再生医学有效性的患者医疗案例。总之，想要取得基于类器官的再生疗法成功必须克服诸多限制，但所付努力可能为未来人造器官的发展搭建桥头堡。

## 三、专业知识

淋巴上皮性唾液腺炎是自身免疫性疾病，多数是含格伦综合征的临床表现之一，也可以作为一种独立的唾液腺疾病存在，独立存在的淋巴上皮性唾液腺炎常发生于单侧。病理变化：肉眼观察，腺体弥漫性肿大或呈结节状包块，剖面呈灰白色。弥漫性者腺小叶境界清楚；结节状包块者腺小叶不明显，但仔细观察仍可辨认。与周围病变轻者或正常腺小叶似有界限，但两者之间无被膜间隔。光镜观察，病变从小叶中心开始。早期淋巴细胞浸润于腺泡之间，将腺泡分开，进而使腺泡破坏、消失，为密集的淋巴细胞所取代，且形成滤泡，致使唾液分泌量显著减少，引起口干症。病变严重时，小叶内腺泡全部消失，而为淋巴细胞、组织细胞所取代，但小叶外形轮廓仍保留。腺小叶内缺乏纤维结缔组织修复，此表现可区别于腺体其他慢性炎症。小叶内导管上皮增生，形成实质性上皮团片即上皮肌上皮岛，细胞呈圆形或多边形，具有泡状细胞核。上皮团片内可有嗜伊红无定形物质。小叶内导管增生扩张，有的形成囊腔，衬里上皮呈扁平或因变性液化而残缺不全。

## 四、思政融入点

（1）讲解法：教师对淋巴上皮性唾液腺炎的临床和病理表现进行讲解。

（2）直观演示法：教师展示唾液腺类器官的显微结构图片和再生医学修复过程的动画演示。

（3）讨论法：组织学生进行小组讨论，分享案例中对再生医学修复唾液腺的理解和认识。引导学生分析和解释唾液腺类器官的结构和功能及其与再生医学的关系。培养学生能够联系实际生活，解释再生医学在修复唾液腺类器官中的实际应用及其前景。培养学生的探究精神和合作意识，鼓励他们积极思考、勇于创新。

增强学生的社会责任感和使命感，使他们认识到再生医学在解决人类健康问题中的重要性和价值。

# 案例五　原发性干燥综合征的唾液腺干细胞的衰老

## 一、教学目标

### （一）知识目标

（1）掌握淋巴上皮性唾液腺炎的病理表现；

（2）熟悉舍格伦综合征的临床表现；

（3）了解原发性干燥综合征及其对唾液腺干细胞的影响。

### （二）思政目标

（1）培养学生的科研思维和实验技能，提高他们对生物医学研究的兴趣；

（2）引导学生树立关注干细胞衰老在疾病中的作用及干细胞医学研究的价值观。

## 二、案例

原发性干燥综合征是一种慢性自身免疫性疾病，患者的免疫系统错误地攻击自身的唾液腺和泪腺等外分泌腺，导致唾液和泪液分泌减少，从而引起口干、眼干等症状。近年来，研究发现原发性干燥综合征患者的唾液腺干细胞存在衰老现象，这可能是导致唾液分泌减少的重要原因之一。

在这个案例中，研究者探讨原发性干燥综合征对唾液腺干细胞衰老的影响及其机制。

研究者通过实验研究，观察原发性干燥综合征患者的唾液腺干细胞与正常人的差异，并探讨干细胞衰老在疾病中的作用及其机制。此外，研究者还将探讨干细胞抗衰老策略在原发性干燥综合征治疗中的应用和前景。

原发性干燥综合征的一个主要特征是唾液腺功能减退。固有唾液腺干细胞无法维持体内平衡和唾液分泌从未得到解释，这限制了对原发性干燥综合征机制的理解。这项研究旨在探讨唾液腺干细胞在原发性干燥综合征唾液分泌不足中的作用。根据美国风湿病学会/欧洲抗风湿病联盟标准，从对照组和归类为原发性干燥综合征或不完全原发性干燥综合征患者的腮腺活检样本中分离出唾液腺干细胞。采用自我更新和分化试验测定唾液腺干细胞的再生潜力，提取RNA进行测序分析，进行单端粒长度分析确定端粒长度，对冷冻组织样本进行免疫组化分析。

研究发现，从原发性干燥综合征腮腺活检样本中分离的唾液腺干细胞在再生上不如健康对照标本。研究证明，来自原发性干燥综合征患者样本的唾液腺干细胞不仅数量较少且分化能力较差，而且可能衰老，正如端粒长度分析、RNA测序和免疫染色所揭示的那样。研究进一步发现，暴露于诱导的原发性干燥综合征相关促炎细胞因子的唾液干细胞增殖，表达衰老相关基因，随后分化为插层导管细胞。研究还将p16+衰老细胞定位到原发性干燥综合征唾液腺组织中的插管中，表明唾液腺干细胞分化为腺泡细胞的阻断。

这项研究代表了原发性干燥综合征中唾液腺干细胞的首次表征，也是自身免疫性疾病与实质过早衰老表型之间联系的首次证明。本研究获得的结果表明，用于治疗原发性干燥综合征的改善疾病的抗风湿药物不太可能恢复唾液分泌，应补充新鲜的唾液腺干细胞以恢复唾液分泌。

## 三、专业知识

舍格伦综合征是一种以淋巴上皮性唾液腺炎、干燥性角膜炎和口干症为主要临床表现，病因不明的自身免疫性疾病，常合并全身性红斑狼疮与类风湿关节炎等系统性自身免疫性疾病。临床上可区分为：①原发性舍格伦综合征，只表现为干燥综合征，即唾液腺、泪腺等外分泌腺功能障碍；②继发性舍格伦综合征，除干燥综合征外尚合并其他自身免疫性疾病。

本病临床主要表现为患者唾液分泌量减少，致严重口渴和龋齿增多，且常为猖獗性龋。口腔检查可见黏膜干燥，口底唾液池消失，舌背丝状乳头萎缩，舌表面光滑潮红呈"镜面舌"。唇、颊、舌黏膜可出现裂纹以致溃疡而产生疼痛或烧灼感。由于泪液分泌量减少，导致干燥性角膜、结膜炎。唾液腺肿大以腮腺多见，亦可伴下颌下腺、舌下腺以及小唾液腺肿大，多为双侧，亦可单侧发生。少数病例在腺体内可触及结节样肿块，一个或多个，质地中等偏软，此为结节型舍格伦综合征。大多数患者同时伴有类风湿关节炎，偶出现系统性红斑狼疮、结节性多动脉周围炎等自身免疫性疾病。唾液腺造影显示主导管扩张，边缘不整齐，呈羽毛状或花边状。末梢唾液腺导管扩张呈点状、球状或腔状，甚者周围导管系统被破坏而不再显示。确切诊断常采用唇腺活检。

## 四、思政融入点

### （一）教学过程

（1）引入案例：通过 PPT 或视频向学生介绍原发性干燥综合征的基本概念、临床表现和病理表现。引导学生思考：为什么原发性干燥综合征会导致唾液腺干细胞的衰老？这个过程是如何发生的？

（2）分析案例：通过实验研究、文献分析，探讨原发性干燥综合征对唾液腺干细胞的影响。分析实验结果，发现原发性干燥综合征患者的唾液腺干细胞衰老程度明显高于正常人。引导学生深入探讨其机制。通过小组讨论的形式，让学生们探讨以下几个问题：①原发性干燥综合征是如何导致唾液腺干细胞衰老的？②干细胞衰老与疾病的发生、发展有何关系？③我们应该如何利用干细胞衰老的研究成果来改善原发性干燥综合征患者的预后？每个小组选派代表汇报讨论成果，教师进行点评和总结。

（3）拓展案例：通过实验研究，探讨干细胞抗衰老的策略及其在原发性干燥综合征治疗中的应用。引导学生设计实验方案，进行细胞培养和检测。分析实验结果，发现采用干细胞抗衰老策略可以有效缓解原发性干燥综合征患者的症状并改善其预后。引导学生深入探讨其机制和应用前景。通过实例分享一些干细胞抗衰老策略在临床试验中的成果，激励学生们关注干细胞医学研究的进展和应用。

### （二）总结案例

总结原发性干燥综合征对唾液腺干细胞的影响及其机制，强调干细胞衰老在其中的重要作用。强调干细胞抗衰老策略在原发性干燥综合征治疗中的潜力和应用前景。

通过这个案例，我们希望学生们能够深入了解原发性干燥综合征对唾液腺干细胞的影响及其机制，理解干细胞衰老在其中的作用和价值，培养他们的科研思维和实验技能，提高他们对生物医学研究的兴趣和关注。同时，我们也希望学生们能够树立关注干细胞衰老在疾病中的作用及干细胞医学研究的观念，为未来的医学研究和发展做出贡献。

# 案例六 2022 年 WHO 唾液腺肿瘤分类

## 一、教学目标

### （一）知识目标

（1）了解 2022 年世界卫生组织（WHO）对唾液腺肿瘤的新分类及其意义；

（2）掌握唾液腺肿瘤的病理学特点及分类依据。

### （二）思政目标

培养学生的批判性思维和自主学习能力。引导学生树立不断追求知识更新和科学研究的价值观。

## 二、案例

2022 年世界卫生组织（WHO）发布了最新的口腔颌面部肿瘤分类，对唾液腺肿瘤的诊断和治疗提出了新的标准和要求。此次分类基于最新的科研成果和临床实践，对唾液腺肿瘤的类型、诊断标准和治疗方法进行了修订和更新。

在这个案例中，我们将探讨 2022 年 WHO 唾液腺肿瘤新分类的变化及其意义，以及新分类对临床实践和治疗的影响。我们将通过文献综述和案例分析，了解新分类中涉及的肿瘤类型和亚型的最新研究进展，同时通过小组讨论的形式，让学生们探讨新分类对诊断和治疗的影响以及对患者预后的影响。

2022 年发布的第 5 版 WHO《头颈部肿瘤病理学和遗传学分类》的唾液腺肿瘤分类章节在第 4 版（2017 年）的基础上做了进一步修改，最大的变化是增加了几个新的肿瘤。新增肿瘤如下：

### （一）唾液腺良性肿瘤

1. SPA

SPA 是一种罕见的唾液腺硬化性肿瘤。1996 年，Smith 等首次将其命名为硬化性多囊性腺病，并认为该病变是炎症反应性的，第 4 版 WHO 唾液腺肿瘤分类中将其归入唾液腺非肿瘤性上皮病变。然而，硬化性多囊性腺病可存在导管上皮细胞异常增生（从轻度不典型增生到原位癌）和磷脂酰肌醇 3 激酶（phosphoinositide 3-kinase，PI3K）通路［最常见的是磷酸酶和张力蛋白同源物（phosphatase and tensin homolog，PTEN）］的改变，以及部分病变具有局部复发性和恶变，均支持其符合肿瘤性的本质，因此在第 5 版 WHO

唾液腺肿瘤分类中将其明确命名为 SPA。

2. 角化囊性瘤

角化囊性瘤是一种良性唾液腺肿瘤，1999 年，Seifert 等首次报道为"迷芽瘤"。2001 年，Nagao 等将其命名为"角化囊性瘤"。角化囊性瘤较罕见，英文文献中报道少于 10 例，国内尚罕见文献报道。角化囊性瘤具有特征性组织学表现，以多囊为特征，内衬复层鳞状上皮，含有角化层和局灶性上皮岛，通常无颗粒细胞层。诊断标准包括多囊结构、无颗粒层的复层鳞状上皮衬里以及边界清晰的实性鳞状上皮岛。

3. 闰管腺瘤

闰管腺瘤是一种罕见的良性双层导管增生性病变，主要发生于腮腺，女性略多。闰管腺瘤与闰管增生同属于闰管病变的一部分，具有正常闰管的细胞学和免疫学特征。闰管增生和闰管腺瘤均表现为小导管的增生，伴有嗜酸性或双嗜性的细胞质和小而淡染的细胞核。

4. 纹管腺瘤

纹管腺瘤是一种罕见的良性唾液腺肿瘤，发病年龄为 5~80 岁，包膜完整，病灶局限，可发生于大小唾液腺中。纹管腺瘤由单层细胞排列的导管组成，细胞学外观类似正常的纹管。纹管腺瘤较少见，目前报道不到 10 例。缺乏对纹管腺瘤的正确认识可能是其报道发病率较低的原因之一。因此，将纹管腺瘤列入第 5 版 WHO 头颈部肿瘤分类可能促使更多病理学医师提高对该疾病的认识。

**（二）唾液腺恶性肿瘤**

1. MSA

MSA 是低级别唾液腺腺癌，是一种以 *MEF2C-SS18* 基因融合为特征的新型唾液腺肿瘤，2019 年由 Bishop 等首次发现。MSA 形态较一致，即在富于细胞的纤维黏液样基质中，均匀分布小管或微囊，腔内有丰富的蓝染嗜碱性分泌物，内衬扁平的闰管样上皮细胞，细胞核呈椭圆形，均质深染，缺乏明显的核仁。MSA 缺乏肌上皮细胞和基底细胞，属于单相分化的唾液腺肿瘤。尽管 MSA 在透明黏液间质内有清晰的界限，但缺乏包膜，并倾向于局灶性浸润性生长，如浸润骨骼肌、脂肪或正常唾液腺组织，因此将其归于恶性肿瘤。

2. SMA

SMA 是一种罕见的唾液腺恶性肿瘤，其形态特征类似于皮肤微囊性附属器癌。2016 年，SMA 由 Mills 等提出，在此之前 SMA 被称为口腔微囊性附属器癌、硬化性汗管样癌或汗管瘤样腺癌。组织学上，SMA 由小的浸润性细胞条索和细胞巢组成，嵌在厚厚的纤维间质或促结缔组织增生的间质中，这些间质往往占肿瘤体积的主导地位。SMA 为双相分化的肿瘤，导管细胞呈立方形，细胞质淡染，呈嗜酸性或透明，周围肌上皮细胞扁平，细胞核淡染，圆形或椭圆形，偶见核仁。导管内含有局灶性嗜酸性分泌物。神经浸润较常见，而有丝分裂较少见。

### （三）命名或诊断标准更新的唾液腺肿瘤

1. 导管内癌

导管内癌是一种罕见的低度恶性唾液腺肿瘤，与乳腺导管非典型增生或低级别导管原位癌非常相似。导管内癌的典型特征是管腔内和囊腔内的导管细胞肿瘤性增殖，表现为实性、筛状和乳头状，周围有一层连续的扁平的肌上皮细胞。

2. PAC 和唾液腺筛状腺癌

PAC 是一种恶性上皮性肿瘤，以前被称为多形性低度恶性腺癌（polymorphous low-grade adenocarcinoma）。PAC 的组织学特点是细胞学上的一致性、形态和（或）结构的多样性。PAC 由单一类型的肿瘤细胞组成，染色质清晰，核仁不明显，类似于甲状腺乳头状癌的细胞核。肿瘤细胞排列成多种结构，如列兵样、小管状、小梁状、网状、微囊状、乳头状、筛状及实性细胞巢等。

3. 黏液腺癌和导管内乳头状黏液性肿瘤

黏液腺癌是一种原发性唾液腺癌，通常发生于口腔小唾液腺，组织学特征为明显的细胞内和（或）细胞外黏液，缺乏其他唾液腺癌的诊断特征。黏液腺癌有多种亚型，包括乳头状、印戒样、胶样和混合型。导管内乳头状黏液性肿瘤（IPMN）是一种新命名的疾病，类似于胰腺导管黏液性病变，组织学特点为导管上皮增殖且伴有黏液成分。

4. 嗜酸细胞癌

对于嗜酸细胞癌是否存在，目前还没有达成共识。过去认为，完全由嗜酸细胞组成的癌常被诊断为嗜酸细胞癌。但分子研究表明，许多这样的肿瘤其实是其他唾液腺癌的嗜酸细胞变异型。因此，嗜酸细胞癌没有被列为一个独立的疾病，而是被归类为已经存在的其他类别。

## 三、专业知识

WHO 唾液腺肿瘤组织学分类（2017 年）：

（1）恶性上皮性肿瘤：黏液表皮样癌、腺样囊性癌、腺泡细胞癌、多形性腺癌、透明细胞癌、基底细胞腺癌、导管内癌、非特异性腺癌、唾液腺导管癌、肌上皮癌、上皮-肌上皮癌、多形性腺瘤癌变、分泌癌、皮脂腺癌、癌肉瘤、低分化癌、淋巴上皮癌、鳞状细胞癌、嗜酸性腺癌、成涎细胞瘤。

（2）良性上皮性肿瘤：多形性腺瘤、肌上皮瘤、基底细胞腺瘤、Warthin瘤、嗜酸性腺瘤、淋巴腺瘤、囊腺瘤、乳头状唾液腺瘤、导管乳头状瘤、皮脂腺腺瘤、小管状腺瘤和其他导管状腺瘤。

（3）非肿瘤性上皮病损：硬化性多囊性腺病、结节性嗜酸细胞增生、淋巴上皮性唾液腺炎、闰管增生。

（4）良性软组织肿瘤：血管瘤、脂肪瘤/唾液腺脂肪瘤、结节性筋膜炎。

（5）淋巴造血系统肿瘤：黏膜相关淋巴组织节外边缘区淋巴瘤（MALT淋巴瘤）。

## 四、思政融入点

**教学过程**

1. 引入案例

通过PPT向学生介绍2022年WHO对唾液腺肿瘤的新分类及其背景。引导学生思考：新分类与旧分类相比有哪些变化？这些变化对临床实践和治疗有何影响？

2. 分析案例

介绍唾液腺肿瘤的病理学特点和分类依据，包括组织学、免疫组织化学和分子生物学等。分析新分类中各类肿瘤的特点和亚型，以及它们与临床病理学、遗传学和预后的关系。通过小组讨论的形式，让学生们探讨以下几个问题：a. 新分类中哪些是新发现的肿瘤类型或亚型？它们与旧分类有何不同？ b. 新分类对唾液腺肿瘤的诊断和治疗有何影响？对患者的预后有何影响？ c. 我们应该如何利用新分类提供的信息来提高诊断和治疗水平？每个小组选派代表汇报讨论成果，教师进行点评和总结。

3. 拓展案例

通过文献综述和案例分析，向学生介绍新分类中涉及的肿瘤类型和亚型的最新研究进展。通过实例分享一些基于新分类的唾液腺肿瘤诊断和治疗的成功案例，激励学生们关注知识更新和科学研究的重要性。

4. 总结案例

总结2022年WHO对唾液腺肿瘤的新分类及其意义，强调新分类对临床实践和治疗的影响。强调不断追求知识更新和科学研究的价值，以及培养批判性思维和自主学习能力的重要性。

通过这个案例，我们希望学生们能够深入了解 2022 年 WHO 唾液腺肿瘤新分类的变化及其意义，掌握新分类中各类肿瘤的特点和诊断标准，提高对唾液腺肿瘤的诊疗水平。同时，我们也希望学生们能够认识到不断追求知识更新和科学研究的重要性，树立不断追求进步和发展的价值观。

# 案例七　肌上皮细胞在唾液腺疾病及肿瘤中的研究现状

## 一、教学目标

### （一）知识目标

让学生了解肌上皮细胞在唾液腺疾病及肿瘤中的研究背景和意义，掌握肌上皮细胞的基本概念、生物学特性及其在唾液腺疾病及肿瘤中的作用。

### （二）思政目标

培养学生独立自主学习和批判性思维的能力，促使其能够理解和应用肌上皮细胞在唾液腺疾病及肿瘤中的研究成果，提高对唾液腺疾病及肿瘤的诊疗水平。

## 二、案例

### （一）案例背景

在对唾液腺疾病及肿瘤的研究中，肌上皮细胞一直是一个备受关注的目标。研究表明，肌上皮细胞在唾液腺肿瘤的发生和发展中起着重要的作用。一些研究表明，肌上皮细胞的异常增殖和分化可能与唾液腺肿瘤的发生有关。另一些研究则表明，肌上皮细胞可能通过调节其他细胞，如淋巴细胞和巨噬细胞等的活动，进一步促进肿瘤的生长和转移。针对肌上皮细胞的特异性治疗策略也在研究中，如通过调节肌上皮细胞的增殖和分化，或者通过抑制肌上皮细胞与其他细胞的相互作用，来达到治疗的目的。在这个案例中，我们将探讨肌上皮细胞在唾液腺疾病及肿瘤中的研究现状及其意义。

### （二）案例内容

肌上皮细胞（myoepithelial cell，MEC）作为唾液腺的一种重要组织成分，1897 年由 Renault 首先命名，它具备上皮细胞和间叶细胞双重形态，具有收缩特性，可以协助导管排出分泌物。目前已经证实 MEC 可以表达和蓄积大量的肿瘤抑制因子、分泌生长因子和细胞因子。

1. 肌上皮细胞的结构和功能

MEC 广泛分布于人的唾液腺、乳腺、前列腺等多种正常组织，它位于腺泡和小导管的腺上皮与基膜之间，形态扁平状，发出数个分支突起。该突起呈放射状包绕在腺泡表面，形似篮子，故又名篮细胞。腺泡及闰管的外表面公认有 MEC 的存在，但纹管外周是否有 MEC 分布存在争议。Chaudhry 等认为人类腮腺的肌上皮细胞不像其他物种仅局限于腺泡闰管系统，而是扩展到了小叶内外的纹状管。纹管内的肌上皮细胞小而少，并且形状各异，但是对于腺泡闰管系统而言它们之间的关系和超微形态结构均是相似的。

Garrett 等学者采用结构和功能研究的证据表明 MEC 通常受交感神经和副交感神经的双重支配作用，这两种神经发出的冲动都可以引起 MEC 收缩。他们使用"唾液流动"和"腔内压力变化"的功能性评估来确定肌上皮细胞收缩的作用，并证实唾液腺 MEC 具有以下功能：加快唾液的流出；减少管腔体积；有助于施加分泌压力；克服外周阻力促进唾液流动；支持表面软组织；某些情况下帮助排出实质细胞内容物等。

2. 肌上皮细胞的生物学研究

早在 1965 年，巴尔卡就已经证明了唾液腺中腺泡和导管细胞的增殖能力。许多后来的研究证实了这一发现，而作为唾液腺的一种重要细胞组成成分，MEC 最初被理解为不能增殖分裂的终末分化细胞状态。Smith 等通过超微结构和细胞动力学研究表明肌上皮可能来自于基底透明细胞，认为其本身是最终分化的细胞。Joshi 确认上皮增生区域内的细胞具有同时分化为上皮和肌上皮的可能性。唾液腺肿瘤方面，有猜测认为唾液腺肿瘤包括肌上皮瘤（myoepithelioma）、多形性腺瘤（pleomorphic adenoma）、腺样囊性癌（adenoid cystic carcinoma）的组织学差异与肌上皮细胞参与有关，而 MEC 自身是否通过增殖继而引发唾液腺肿瘤存在争议。

3. 肌上皮细胞抵抗唾液腺萎缩

如果将萎缩的唾液腺组织制成病理切片放在光镜下观察，显著的特点就是腺泡细胞结构的丧失和导管细胞的增加，但在不同腺体，腺泡消失的方式各有不同。Takahashi 认为在唾液腺内增殖活性差异可能是导致腺泡消失方式不同的一个主要因素。Burges 的研究认为 MEC 在正常腺体中增殖速度较低，但是在腺体受到损害及萎缩状态下增殖活性增高，并且可在一定程度上抑制唾液腺的萎缩。

4.肌上皮细胞的抑癌作用

肌上皮细胞存在于唾液腺肿瘤，但并不是活跃的和必需的组成成分。肿瘤性肌上皮细胞形态学变异大，在肿瘤中 MEC 常分化不完全，多数情况下，MEC 经常以前体细胞或管腔上皮与非管腔上皮的过渡形式存在。已经有资料表明，有肌上皮细胞参与的唾液腺癌转移性较低，而且癌症的进展程度也较无肌上皮细胞参与的缓慢。

5.肌上皮细胞的标记物

肌上皮细胞的标记物包括 maspin、特异性平滑肌肌动蛋白（smooth muscle actin，SMA）、CD109 和 Calponin。

## 三、专业知识

肌上皮细胞主要位于腺泡及闰管的外表面、腺泡和小导管的腺上皮与基膜之间。近闰管侧的纹管，也有肌上皮细胞存在。通常每个腺泡有一个肌上皮细胞，也可以有两三个。常规切片中，此细胞难以辨认。光镜下，细胞体小，形态扁平，发出 4~8 支分枝状突起，其呈放射状包绕着腺泡表面，形似篮子，故又称篮细胞。其胞核较大，呈扁圆形，几乎占据整个细胞。电镜下，仅见散在分布的线粒体与粗面内质网，高尔基复合体通常位于核周部分，微吞噬小泡位于胞膜内侧，有时可见脂滴。在细胞突起内充满着纵行排列的细丝，直径 6~10 nm，常聚合成致密小体，此结构与平滑肌细胞相类似，称肌微丝。

唾液腺肿瘤发生的机制是，由于唾液腺组织新生或再生过程中癌基因被激活、抑癌基因失活，使唾液腺组织在形态发生和细胞分化时发生变异。Batsakis 等认为肌上皮细胞在唾液腺肿瘤的发生中起重要作用，尽管肌上皮细胞来源于外胚层上皮，但是电镜和免疫组织化学证实，它具有上皮细胞和间叶细胞的双重特性。唾液腺肿瘤中的肌上皮细胞也同样具有双向分化的形态结构、功能代谢和免疫组织化学染色特点，既表现为间叶性的成纤维样和黏液软骨样形态，又表现为上皮性的浆细胞样和上皮样形态，既分泌酸性黏多糖，又分泌基膜蛋白，既表达角蛋白，又表达收缩蛋白和波形蛋白等，致使唾液腺肿瘤结构复杂多变。

唾液腺肿瘤的组织发生有很多理论，可归纳为以下四种：

（1）基底储备细胞理论：认为唾液腺排泄管和闰管的基底细胞是所有唾液腺上皮性肿瘤的起源细胞。

（2）多能单储备细胞理论：认为排泄管的基底细胞是具有多潜能的储备细胞，可增殖和分化为多种细胞，是唾液腺所有上皮细胞和上皮性肿瘤的来源。

（3）半多能双储备细胞理论：认为排泄管的基底细胞和闰管细胞为半多功能储备细胞或干细胞，是唾液腺再生和肿瘤形成的细胞来源。

（4）多细胞理论：正常唾液腺的各类细胞均具有增殖能力，在各类唾液腺肿瘤中起相应的作用。

## 四、思政融入点

1. 引入案例

通过 PPT 向学生介绍肌上皮细胞的基本概念、生物学特性及其在唾液腺疾病及肿瘤中的研究背景和意义。引导学生思考：肌上皮细胞在唾液腺疾病及肿瘤中扮演着怎样的角色？其分布和作用是什么？

2. 分析案例

介绍肌上皮细胞的生物学特性及其在唾液腺中的分布和作用，包括其增殖、分化、凋亡等生物学行为及其与唾液腺疾病及肿瘤发生、发展的关系。分析肌上皮细胞在唾液腺肿瘤诊断中的作用。通过小组讨论的形式，让学生们探讨以下几个问题：a. 肌上皮细胞在唾液腺疾病及肿瘤中的分布和作用是什么？ b. 肌上皮细胞在唾液腺肿瘤分类、诊断中的影响是什么？ c. 我们应该如何利用肌上皮细胞的研究成果来提高唾液腺肿瘤的诊断水平？每个小组选派代表汇报讨论成果，教师进行点评和总结。

3. 拓展案例

通过文献综述和案例分析，向学生介绍肌上皮细胞在唾液腺疾病及肿瘤中的最新研究进展，如新的分类方法、新的诊断技术等。

4. 总结案例

总结肌上皮细胞在唾液腺疾病及肿瘤中的研究现状及其意义，强调其对唾液腺肿瘤分类、诊断、治疗及预后的影响。通过小组讨论和文献综述的形式，培养独立自主学习和批判性思维的能力，提高对唾液腺疾病及肿瘤的诊疗水平。通过案例分享和成功案例的分析，激发学生对生物医学研究的兴趣和关注，强调不断追求知识更新和科学研究的价值，以及培养科学思维方法和创新精神的重要性。

（翟莎菲，王诗维）

# 参考文献

[1] 俞光岩,宿骞,张艳,等.唾液腺疾病与全身系统性疾病的相关性[J].北京大学学报(医学版),2023,55(01):1-7.

[2] 秦子洋,杨馨,王瑞,等.新型冠状病毒肺炎与口腔疾病[J].中国预防医学杂志,2022,23(12):956-960.

[3] 喻锦铃,杨柳青,姚经经,等.新型冠状病毒肺炎患者口腔表现的研究进展[J].口腔疾病防治,2022,30(07):528-532.

[4] 善水.肿瘤治疗当守医学伦理[EB/OL](2021-4-24).https://www.sohu.com/a/462699525_114988.

[5] 高岩.口腔组织病理学[M].8版.北京:人民卫生出版社,2020.

[6] 邱蔚六.口腔医学人文[M].北京:人民卫生出版社,2020.

[7] 智药局.重新定义生命,类器官再生医学10大技术,哪些已进入临床?[EB/OL](2023-4-16).https://mp.weixin.qq.com/s/ksvhOlS-6o7UFMOduLMMmw.

[8] PRINGLE S, WANG X, VERSTAPPEN G M P J, et al. Salivary gland stem cells age prematurely in primary sjögren's syndrome[J]. Arthritis Rheumatol,2019,71(1):133-142.

[9] 郑凯娟,任美思,乔春燕,等.2022年WHO唾液腺肿瘤分类(第5版)解读[J].中华口腔医学杂志,2022,57(11):1102-1112.

[10] 刘多文,左金华.肌上皮细胞在涎腺疾病及肿瘤中的研究现状[J].健康之路,2014(4):37-37,38.

# 第十五章　口腔颌面部囊肿

## 一、教学目标

### （一）知识目标

（1）掌握常见牙源性囊肿的病理变化、常见口腔颌面部软组织囊肿的病理变化；

（2）熟悉含牙囊肿、鼻腭管囊肿、鳃裂囊肿的组织来源，黏液囊肿的发生过程；

（3）了解口腔颌面部囊肿的分类，各类囊肿的临床表现。

### （二）能力目标

（1）能区分囊肿性病变与脓肿；

（2）能区分牙源性囊肿与牙源性肿瘤。

### （三）素质目标

通过对牙源性角化囊肿和牙源性钙化囊肿的学习，了解这两种疾病在牙源性肿瘤分类中的"摇摆性"，培养严谨的科学研究态度。

## 二、教学内容

（1）口腔颌面部囊肿的分类；

（2）各型牙源性囊肿的病理变化；

（3）颌骨囊肿中的非牙源性囊肿的病理变化；

（4）口腔、面颈部软组织囊肿。

## 案例一　牙齿长进鼻子了，究竟是什么原因？

## 一、教学目标

### （一）知识目标

让学生掌握含牙囊肿的病理改变，熟悉含牙囊肿的临床表现。

**（二）思政目标**

培养学生观察和分析病理学标本的能力，引导学生理解疾病与人体结构、病理变化的关系，树立科学诊断的观念。同时，培养学生的职业精神和对患者的责任感。

## 二、案例

17 岁的小欣被右下后牙区反复疼痛困扰，来到长沙市中医医院（长沙市第八医院）口腔科就诊。经医生检查发现，疼痛的牙齿是一颗在十岁左右就应更换的乳牙，而本应该更换萌出的恒牙却迟迟没有萌出。拍摄 CBCT 后发现，患者疼痛的乳牙下面还藏着一颗未萌出的恒牙，已经形成囊肿，造成了约 2 cm × 2 cm 的骨质破坏区。正是因为这个含牙囊肿，导致本应萌出的恒牙迟迟未萌。

1. 什么是含牙囊肿

含牙囊肿是因为牙胚在生长发育过程中受到感染、创伤、营养不良等，导致牙胚组织未能完全形成、萌出，牙囊上皮组织逐渐分泌液体，形成的囊腔样病变。一般表现为一个囊肿里面包裹着一颗牙齿，这些牙齿一般无法萌出。

2. 含牙囊肿有哪些危害

影响牙齿的正常萌出，如果囊肿越来越大，还可能突破颌骨的骨皮质，导致颌骨膨隆，从而影响患者的外形。另外，部分巨大的含牙囊肿，可能会使囊肿周围的牙齿失去牙槽骨的支持，从而导致患者的牙齿出现松动和移位。同时，较大的囊肿可能会使颌骨出现非常明显的膨隆，上颌与下颌牙齿的咬合可能会受到明显的影响。因此，一旦怀疑发生了含牙囊肿，应该及时到医院的口腔科就诊，医生会通过相关检查明确诊断，根据具体情况进行针对性的治疗。

3. 含牙囊肿应怎样处理

含牙囊肿的早期发现与早期治疗特别重要，一般是在口腔科就诊时拍摄 X 线片时意外发现的。若出现牙齿超出对侧同名牙半年时，可以考虑去口腔科拍摄 X 线片，排除含牙囊肿、多生牙等异常情况。正在萌出中的恒牙含牙囊肿，若能及时发现，多采用开窗，使囊腔与口腔相通，随着囊液的排出，牙齿大多可自然萌出。成年后，随着牙根生长，牙齿萌出的可能性大大降低，大多采用手术刮除囊肿及拔除患牙。

## 三、专业知识

含牙囊肿又称滤泡囊肿，是指囊壁包含一个未萌牙的牙冠并附着于该牙的牙颈部的囊肿。含牙囊肿发病部位以下颌第三磨牙区最常见，其次为上颌单尖牙、上颌第三磨牙和下颌前磨牙区，可能与这些部位的牙齿易于阻生有关；含牙囊肿内所含的牙齿大多数为恒牙，偶见含乳牙或额外牙；囊肿生长缓慢，早期无自觉症状，往往因牙齿未萌、缺失或错位而行 X 线检查时被发现。囊肿发育较大时可引起颌骨膨隆或面部不对称、牙齿移位及邻近牙的牙根吸收；X 线表现为圆形透射区，边界清楚，囊腔内可含一个未萌的牙冠，少数较大的病变也可呈多房性改变。

含牙囊肿的病理表现：肉眼见囊壁较薄，囊腔内含有牙冠，囊壁附着于牙颈部，囊液多呈黄色；镜下见纤维结缔组织囊壁内衬较薄的复层鳞状上皮，仅由 2~5 列扁平细胞或矮立方细胞构成，无角化，没有上皮钉突，类似于缩余釉上皮；纤维囊壁内炎症不明显，含丰富的糖蛋白和黏多糖；囊肿继发感染时，上皮增生，上皮钉突明显，囊壁组织内见大量炎症细胞浸润；约 40% 囊肿的衬里上皮可发生黏液化生，含产黏液细胞或纤毛柱状细胞，少数情况还可见皮脂腺细胞；某些病例的衬里上皮还可发生区域性角化，一般为正角化；纤维囊壁中有时可见牙源性上皮岛。

## 四、思政融入点

1.引入案例

通过 PPT 或视频向学生展示一个含牙囊肿的病理标本，引起学生对含牙囊肿的关注。引导学生思考：含牙囊肿的病理表现是什么？它是如何形成的？如何通过病理学检查进行诊断？

2.分析案例

介绍含牙囊肿的病理表现，让学生了解含牙囊肿是一种良性病变。其病理特征为囊壁衬里上皮细胞的增生和囊肿内充满牙体组织的发育停止。通过显微镜观察和讲解，让学生了解含牙囊肿的病理变化，包括囊壁衬里上皮细胞的增生情况、细胞核染色情况、是否有炎症细胞浸润等。介绍含牙囊肿的诊断方法，让学生了解病理学检查是诊断含牙囊肿的重要手段，同时讲解病理学检查的过程和诊断标准。通过案例分享和讨论，让学生了解含牙囊肿的病理表现、诊断方法和注意事项，以及如何根据病理学检查结果制定治疗方案。

3.拓展案例

通过文献综述和案例分析，向学生介绍一些关于含牙囊肿的最新研究成果，如新型诊断方法、病理学特征等。通过实例分享一些关于含牙囊肿的成功治疗案例，激励学生们关注口腔健康，养成良好的生活习惯。

4.总结案例

总结含牙囊肿的病理表现和诊断依据，强调病理学检查对诊断和治疗口腔疾病的重要性。通过案例分析，培养学生的病理学知识和观察能力，引导学生理解疾病与人体结构、病理变化的关系。强调科学诊断的重要性，引导学生树立科学诊断的观念。

# 案例二 颈部肿块千万不要大意

## 一、教学目标

### （一）知识目标

让学生了解鳃裂囊肿的形成原因、病理表现及诊断依据，掌握其特征性的病理变化。

### （二）思政目标

（1）使学生树立科学诊断的观念，为今后的医学实践打下坚实的基础；

（2）培养学生的职业精神和对患者的责任感；

（3）使学生认识到疾病对人类生命健康的影响，激发学生对医学的热爱和尊重，培养他们的职业使命感和人道主义精神。

## 二、案例

张先生今年32岁，从两年多前起，他的右侧颈部总是莫名其妙地鼓起来一个包，起初他并未在意。每次脖子肿胀，就靠打消炎针慢慢消掉，但过段时间颈部肿物又长了出来。病情反复发作，一直没有彻底除根，张先生为此感到痛苦不已。前段时间，他右颈部又长出一个肿物，随着时间的推移，张先生感觉这个肿物越来越大，伴有疼痛感，还严重影响了外观，于是赶紧来到医院就诊。

耳鼻喉科医生进行细致的查体，发现患者颈部有一个"拳头"大小的肿物。结合CT等检查，医生最终诊断张先生患的是鳃裂囊肿———一种少见的疾病。该疾病最特殊的地方在于，它有一个瘘管直接通到咽部，食物残渣、唾液等可以通过瘘管进入颈部引起感染，这也是导致囊肿反复出现的原因。只有手术完整切除囊肿及瘘管，患者的疾病才能彻底治愈。

由于鳃裂囊肿与颈部大血管和重要神经等关系密切，术中稍有不慎，就可能损伤血管和神经。经过充分的术前准备后，耳鼻喉科专家团队为张先生实施了鳃裂囊肿切除术。术中在保护神经和血管的前提下，医生们由颈外向深部追踪接近内瘘口的位置，切除瘘管缝合结扎，完整切除囊肿。考虑到患者尚年轻，缝合时采用美容缝合的方法，尽可能减小手术瘢痕的形成。

鳃裂囊肿是胚胎发育异常所致，是一种少见的先天性疾病，好发于青壮年。鳃裂囊肿主要症状为颈侧或腮腺区出现无痛性肿块，生长缓慢，容易继发感染，可出现红肿疼痛，发生破溃或形成瘘管。

专家提醒，若颈部莫名出现肿块，且反复发作，应及时就诊。先天性的鳃裂囊肿不及时治疗，可能会引起反复感染，导致囊肿越长越大。断断续续的抗感染治疗或者频繁地切开排脓，不仅会影响颜面颈部的美观，二次或多次手术可引起瘢痕粘连，反而会增加手术难度，给患者带来痛苦。

## 三、专业知识

鳃裂囊肿又称为颈部淋巴上皮囊肿，常位于颈上部近下颌角处，胸锁乳突肌上 1/3 前缘。一般认为鳃裂囊肿来自鳃裂或咽囊的上皮剩余，但也有人认为其发生可能与胚胎时期陷入颈淋巴结内的唾液腺上皮囊性变有关。约 95% 的腮裂囊肿为第二鳃裂来源，发生于约相当肩胛舌骨肌水平以上和下颌角以下；其余 5% 分别来源于第一、第三和第四鳃裂，其中发生于下颌角以上和腮腺者常为第一鳃裂来源，发生于颈根区者为第三、第四鳃裂来源。该囊肿好发于 20~40 岁的年轻患者，囊性肿物柔软，界限清楚，可活动，无明显症状，继发感染时可伴疼痛。囊肿一般发生于单侧颈部，少数情况下，双侧颈部可同时发生囊肿。囊肿内含物为黄绿或棕色清亮液体，或含浓稠胶样、黏液样物。组织学上，90% 以上的囊壁内衬复层鳞状上皮，可伴或不伴角化，部分囊肿可内衬假复层柱状上皮，纤维囊壁内含有大量淋巴样组织并形成淋巴滤泡。第一鳃裂囊肿的壁内缺乏淋巴样组织，与表皮样囊肿相似。

## 四、思政融入点

1. 引入案例

通过 PPT 或视频向学生展示一个颈部肿块的病例，引起学生对鳃裂囊肿的关注。引导学生思考：颈部肿块可能是什么疾病？如何诊断和治疗？

2. 分析案例

介绍鳃裂囊肿的形成过程，让学生了解鳃裂囊肿是一种先天性疾病，由于鳃裂未完全闭合，导致液体在颈部形成囊肿。通过案例分析，让学生了解鳃裂囊肿的病理表现，包括囊壁的组成、内部液体的性质、常见的并发症等。

3. 拓展案例

通过文献综述和案例分析，向学生介绍一些关于鳃裂囊肿的最新研究成果。

4. 总结案例

总结鳃裂囊肿的病理表现和诊断依据，强调早期发现和治疗的重要性。通过案例分析，培养学生的临床思维能力和医学素养，引导学生理解疾病与人体结构、生活习惯的关系。强调科学诊断与治疗的重要性，引导学生树立科学诊断与治疗的观念。

（翟莎菲，王诗维）

# 案例三　李铁军教授与牙源性角化囊肿

## 一、教学目标

### （一）知识目标

掌握牙源性角化囊肿的病理变化，熟悉牙源性角化囊肿的生物学特性，理解牙源性角化囊肿的生物学特性的病理基础。

### （二）思政目标

引导医学生在学医、从医的道路上，以优秀的医学前辈为楷模，培养高尚的职业情操，练就过硬的专业技术，树立为国家社会、人民健康、医学事业奋斗终身的奉献精神。

## 二、案例

牙源性角化囊肿（odontogenic keratocyst，OKC）由 Philipsen 于 1956 年最先报道。与其他类型的牙源性囊肿不同，OKC 的衬里上皮增殖活跃，临床上常表现为颌骨的膨隆和破坏。2005 年，世界卫生组织对头颈部肿瘤的分类中，将其更名为牙源性角化囊性瘤，认为其病变性质属肿瘤。该新命名一出现便引起诸多争议，问题的关键在于 OKC 的病变性质仍存疑问，还不能做出简单的"非囊即瘤"的结论。尽管未达成共识，世界卫生组织的肿瘤分类具有极高的权威性，之后的学术界还是较多地使用了"牙源性角化囊性瘤"这一命名。由于持反对意见的学者仍坚持使用 OKC，所以过去的十年中，专业文献和书籍中有关 OKC 的命名较为混乱，时"瘤"时"囊"，无法统一。2017 年再次被更名为牙源性角化囊肿。支持该疾病属于囊肿性病变的理由如下：

（1）临床上 OKC 有别于其他类型的牙源性囊肿，主要表现在其行保守性手术（摘除术或刮治术）后具有较高的复发倾向。其原因有以下几种可能：OKC 衬里上皮细胞的增殖活性较高，其增殖和分化特点有别于其他颌骨囊肿；纤维囊壁内有卫星囊（子囊）和牙源性上皮岛；囊肿囊壁较薄、质脆，手术中易破碎、不易完整摘除；囊肿骨内生长可沿骨小梁之间的间隙呈指状延伸，不完整摘除时易残留；覆盖病变上方的口腔黏膜上皮基底细胞可能具有增殖潜能等。所有这些复发相关因素均可通过手术彻底摘除而得以避免，换句话说，其复发与手术处治的效果密切相关，其复发率可因术式的选择和术者的经验而有所差异。因此，仅以复发倾向来判定病变性质，有些牵强。

（2）对"囊肿""肿瘤"定义的解读：目前我们仍继续延用 Willis（1952）提出的肿瘤定义。肿瘤是一种异常的组织肿块，其过度生长与正常组织不协调，且在消除病因刺激后其过度生长仍然持续。而囊肿通常是指上皮衬里的病理性囊腔，内含囊液或半流体物质。从这两个定义出发，OKC 完全符合囊肿的定义，2005 年 WHO 分类中对所谓"牙源性角化囊性瘤"的定义比较含糊，仅指出其生长具有"潜在的（potential）"侵袭性，其定义描述并不符合肿瘤的定义。

（3）近年来对所谓痣样基底细胞癌综合征（nevoidbasal cell carcinoma syndrome，NBCCS）致病相关基因 *PTCH1* 的研究发现：80% 以上的综合征相关和散发性 OKC 可发生该基因的胚系或体细胞突变。但 *PTCH1* 突变也可在其他颌骨发育性囊肿中检测到。同时，分子遗传学异常并非肿瘤所特有，以颌骨纤维异常增殖症（fibrous dysplasia）为例，其病变性质属发育异常，但可频发 *GNAS1* 基因的激活性突变。巨颌症（cherubism）作为一种常染色体显性遗传性病，也可发生 *SH3BP2* 基因的突变。因此，在 OKC 病变中检测到 *PTCH1* 基因的异常，并不能作为确定 OKC 是肿瘤的直接证据。临床上有相当一部分 OKC 患者经保守性治疗，如袋形术或减压术后疗效显著，囊肿可以显著缩小或完全消失。这些保守治疗的共同特点是采用手术方法形成囊肿开放口，消除囊内压力，促进邻近骨质的自我修复，再配合后续的刮治可达到治愈。有研究证实：袋形术可显著降低 OKC 衬里上皮的增殖活性和骨吸收相关因子的表达水平。这种保留大部分病变组织，仅通过减压或改变病变的生长环境即可有效控制其生长的临床经验，不支持 OKC 是肿瘤的观点。

说到以上观点，我们就不得不提到李铁军教授。李铁军，1963 年出生，1984 年毕业于武汉大学口腔医学院，1987 年获武汉大学口腔病理专业硕士学位，1995 年获英国伯明翰大学牙学院博士学位，1995 年—1998 年赴日本鹿儿岛大学齿学部从事博士后研究，2004 年赴美国得克萨斯州大学医学分部参访进修 6 个月。现任北京大学口腔医学院副院长，口腔病理学教授、主任医师、博士研究生导师。兼任中华口腔医学会常务理事、中华口腔医学会口腔组织病理学专业委员会主任委员、中华口腔医学会口腔生物医学专业委员会副主任委员、中华口腔医学会口腔医学教育专业委员会常委，以及国内外多种专业杂志的编委等职。主要研究方向为颌骨牙源性肿瘤的生长特征与临床行为。1998 年评为卫生部优秀青年科技人才，2001 年获中国高校自然科学奖二等奖，2005 年获教育部提名国家科学技术奖自然科学奖二等奖，2006 年获北京市科技进步三等奖，取得国家杰出青年基金资助，享受国务院颁发的政府特殊津贴待遇，2011 年获卫生部有突出贡献中青年专家称号，2012 年获中国科协全国优秀科技工作者称号；先后承担国家 863、国家自然科学基金重点项目等多项科研项目；迄今在国内外发表学术论文 100 余篇，其中 SCI 收录 58 篇，主编专著 3 部；已培养博士研究生 11 人、硕士研究生 11 人，目前在读博士 4 人。作为口腔组织病理学方面的专家，他在近 20 多年的时间里一直在研究牙源性角化囊肿。

李铁军先生，这位北大口腔病理学知名教授，在显微镜下的生命微观视野里，发现了另一方天地洪荒，它的包罗万象，与我们置身其中的宏观宇宙相比，完全不遑多让。李铁军教授以医学专家之身，跨界摄影，在科学与艺术之间作逍遥游，这提醒了我们重新去打量两者之间的关系。从器物角度观之，科学进步无疑助力了艺术的发展。十七世纪荷兰画家维米尔，就是因为与精通显微镜的科学家列文虎克交友，才能使用当时罕见的暗箱技术，捕捉光线和色彩，所以他的那些不朽名画，就有了一种非常明净和真实的影像光感；而从精神角度观之，那些登临或接近科学之巅的人，一定也看到了艺术之光。

## 三、专业知识

1. 牙源性角化囊肿的病理表现

（1）衬里上皮为较薄的、厚度一致的复层鳞状上皮，常由 5~8 层细胞组成。一般无上皮钉突，上皮 – 纤维组织界面平坦，衬里上皮常与其下方的结缔组织囊壁分离，形成上皮下裂隙；

（2）上皮表面呈波浪状或皱褶状，表层角化多呈不全角化；

（3）棘细胞层较薄，与表面角化层的移行过渡较突然，棘细胞常呈细胞内水肿；

（4）基底细胞层界线清楚，由柱状或立方状细胞组成，胞核着色深且远离基底膜，呈栅栏状排列；

（5）纤维性囊壁较薄，一般无炎症，但合并感染时，增厚的囊壁内有大量炎症细胞浸润，上皮可发生不规则增生，出现上皮钉突，角化消失；

（6）纤维组织囊壁内有时可见微小的子囊和（或）上皮岛。

2. 牙源性角化囊肿容易复发的原因

（1）衬里上皮细胞的增殖活性较高，其增殖和分化特点有别于其他颌骨囊肿；

（2）纤维囊壁内有卫星囊（子囊）和牙源性上皮岛；

（3）囊肿壁较薄、质脆，手术中易破碎、不易完整摘除；

（4）囊肿骨内生长可沿骨小梁之间间隙呈指状延伸，不完整摘除时易残留；

（5）覆盖病变上方的口腔黏膜上皮的基底细胞可能具有增殖潜能等。

## 四、思政融入点

（1）本案例以"牙源性角化囊肿"为切入点，通过对牙源性角化囊肿在WHO头颈部肿瘤分类中是属于囊肿还是肿瘤之间的争议的描述，引出面对这些争议点，不同的专家给出的科学解释。随着技术的进步，对致病基因的进一步探索，给学生展现了一条科学严谨的医学研究之路，引导医学生在学医、从医的道路上，以优秀的医学前辈为楷模，培养高尚的职业情操，练就过硬的专业技术，树立为国家社会、人民健康、医学事业奋斗终身的奉献精神。

（2）北京大学口腔医学院的李铁军教授在近20年的时间里一直在研究"牙源性角化囊肿"，几乎每年都有相关内容的文章发表。引导学生了解这些专家的科学研究精神，为自己将来的医疗科研工作树立一个榜样。同时，李铁军教授虽然从事医疗科研工作，但本人非常有艺术造诣，他出版了《寻境：生命之美显微摄影艺术》，融合了医学和美学，进而迸发出了伦理学的火花。

（梁斌）

## 参考文献

[1] 高岩.口腔组织病理学[M].8版.北京:人民卫生出版社,2020.

[2] 荆楚网.男子颈部反复鼓包 一查竟是鳃裂囊肿 专家提醒:颈部肿块千万不要大意[EB/OL](2022-11-08).https://baijiahao.baidu.com/s?id=1748917586247474653&wfr=spider&for=pc.

[3] 红网.牙齿迟迟未萌 当心含牙囊肿.https://baijiahao.baidu.com/s?id=1750168955546524908&wfr=spider&for=pc.

[4] 李铁军.寻境:生命之美显微摄影艺术[M].北京:人民卫生出版社,2021.

# 第十六章  牙源性肿瘤和瘤样病变

## 一、教学目标

### （一）知识目标

（1）掌握成釉细胞瘤、牙源性钙化上皮瘤、牙源性腺样瘤的病理变化和生物学行为；

（2）熟悉成釉细胞纤维瘤、牙瘤的病理变化，成牙骨质细胞瘤、牙源性黏液瘤及骨化纤维瘤的病理变化；

（3）了解牙源性肿瘤的分类，成釉细胞癌的病理变化。

### （二）能力目标

（1）能够对各种牙源性肿瘤和瘤样疾病进行分类；

（2）能够识别常见牙源性肿瘤的临床病理特征。

### （三）素质目标

通过学习牙源性肿瘤的分类方法，了解科学研究的基本方法，培养科研意识。

## 二、教学内容

（1）牙源性肿瘤的分类；

（2）良性牙源性上皮性肿瘤：成釉细胞瘤、牙源性钙化上皮瘤、牙源性腺样瘤；

（3）良性牙源性混合性肿瘤：成釉细胞纤维瘤、牙瘤；

（4）良性牙源性间叶性肿瘤：牙源性纤维瘤、牙源性黏液瘤；

（5）恶性牙源性肿瘤：成釉细胞癌；

（6）纤维 - 骨性病损：骨化纤维瘤。

# 案例一  巨型肿块让他变成"绿巨人脸"——成釉细胞瘤

## 一、教学目标

### （一）知识目标

让学生了解成釉细胞瘤的病理表现和诊断依据，掌握其特征性的病理变化。

### （二）思政目标

让学生树立正确的医疗伦理和社会道德观念，使医学生认识到医生职业的神圣使命和社会责任，强化他们的职业道德意识和服务意识。同时，培养医学生树立科学的世界观、人生观和价值观，以更好地服务社会和人民健康事业。同时，提高医学生的文化素养和人文关怀意识，使他们更加尊重生命、关爱病人。

## 二、案例

### （一）案例背景

成釉细胞瘤是一种较为常见的颌面部肿瘤，其病理表现具有独特的特点。在医学教育中，让医学生了解成釉细胞瘤的病理表现不仅有助于他们理解肿瘤的发病机制，还能培养他们的观察力和分析能力。本案例旨在帮助医学生掌握成釉细胞瘤的病理表现，培养他们的病理诊断思维和职业素养。

### （二）案例内容

马伯今年 67 岁，八年前他终日躲在自己的房间，几乎断绝了与外界的所有联系，仅靠家人提供的一日三餐维持生存，到底是什么原因让这位本该安享晚年的老人足不出户、不敢见人呢？原来全因他那张"绿巨人"一般大的脸庞。

49 岁那年，马伯下颌骨处突然长了一个绿豆大小的成釉细胞瘤。由于肿块位于口腔内部，不痛不痒，考虑到家庭经济原因，马伯也就任其自然发展，没想到肿块越来越大，十年时间已发展成拳头大小。更让人痛苦的是，肿块导致内部牙齿全部松动，严重影响了进食，下巴有一处皮肤也发生了溃烂。

无奈之下，吴伯来到了医院，医生为吴伯进行了详细的检查，诊断为下颌骨巨大成釉细胞瘤伴癌变，由于肿块巨大，必须实施下颌骨全切加游离腓骨瓣修复。这个手术难度在于：下颌骨病变侵犯范围广泛，只有右侧升支部分是正常，其余部分都被肿块侵占，无法根据病变的颌骨来确定修复后正常颌骨的正确位置。最终，医生团队借助数字化外科技术来实现定位，将吴伯的肿块全部切除干净并进行了完美修复。近日，术后八年的吴伯再次来到该院复查，他的脸庞早已完全恢复，几乎看不出他曾经有过那么一张可怕的脸。

## 三、专业知识

成釉细胞瘤是一种较常见的牙源性上皮性肿瘤，占牙源性肿瘤的 60% 以上。肿瘤内主要含成釉器样结构，但无牙釉质或其他牙体硬组织形成。大多数肿瘤发生于颌骨内，常导致颌骨的膨大和面部变形。2017年新分类中，成釉细胞瘤这一名称被用于专指所谓实性/多囊型或经典的骨内型成釉细胞瘤，另外单列了单囊型、骨外/外周型和转移性成釉细胞瘤三种类型。因为它们与成釉细胞瘤在临床处置和预后判断等方面均有不同，新分类中没有再单列所谓促结缔组织增生型成釉细胞瘤，主要是目前对这型肿瘤的生物学行为认识还不一致，其临床和病理学特点在成釉细胞瘤的描述中有所涉及。病理变化：肉眼见肿瘤大小不一，可由小指头至小儿头般大。剖面常见有囊性和实性两种成分，通常在实性肿瘤的背景下，可有多处囊生区域，故也称多囊型。囊腔内含黄色或褐色液体。实性区呈白色或灰白色。组织学上，典型成釉细胞瘤的上皮岛或条索由两类细胞成分构成，一种为瘤巢周边的立方或柱状细胞，核呈栅栏状排列并远离基底膜，类似于成釉细胞或前成釉细胞；另一种位于瘤巢中央，排列疏松，呈多角形或星形，类似于星网状层细胞。但成釉细胞瘤的组织结构和细胞形态变异较大，可有多种表现。

（1）滤泡型：肿瘤形成孤立性上皮岛，上皮岛中心部由多边形或多角形细胞组成，这些细胞彼此疏松连接，类似于成釉器的星网状层，上皮岛周边围绕一层立方状或柱状细胞，类似于成釉细胞或前成釉细胞，细胞核呈栅栏状排列并远离基底膜，即极性倒置。上皮岛中央的星网状区常发生囊性变，形成小囊腔。

（2）丛状型：肿瘤上皮增殖呈网状连结的上皮条索，其周边部位是一层立方或柱状细胞，被周边细胞包围的中心部细胞类似于星网状层细胞，但其含量较滤泡型者少。这型肿瘤发生囊性变是在肿瘤间质内，而不是上皮内囊性变。

（3）棘皮瘤型：肿瘤上皮岛内呈现广泛的鳞状化生，有时见角化珠形成。常出现在滤泡型成釉细胞肿瘤内。

（4）颗粒细胞型：肿瘤上皮细胞有时还可发生颗粒样变性，颗粒细胞可部分或全部取代肿瘤的星网状细胞。颗粒细胞大，呈立方状、柱状或圆形。其胞质丰富，充满嗜酸性颗粒。

（5）基底细胞型：肿瘤上皮密集成团或呈树枝状，细胞小而一致，缺乏星网状细胞分化，较少见。

（6）角化成釉细胞瘤：是一种罕见的组织学亚型，肿瘤内出现广泛角化。镜下肿瘤由多个充满角化物的微小囊肿构成，衬里上皮以不全角化为主，并伴有乳头状增生，因此又称为乳头状角化成釉细胞瘤。

## 四、思政融入点

（1）成釉细胞瘤的病因和病理：介绍成釉细胞瘤的发病机制和组织病理学特点，阐述其与唾液腺肿瘤的区别。

（2）成釉细胞瘤的临床表现：简要描述成釉细胞瘤的症状和体征，包括疼痛、肿胀、皮肤溃疡和牙齿移动等。

（3）患者的心理和社会支持：强调对患者进行心理疏导和社会支持的重要性，提倡多学科协作的综合治疗。

（4）思政教育：结合案例内容和思政元素，引导医学生进行反思和讨论，培养他们的职业素养和社会责任感。思政元素包括以下内容：

①人文关怀：强调医生在诊治过程中要关注患者的情感需求，尊重患者的人格尊严，提供温暖的心理支持。

②社会责任：培养医学生的职业责任感，让他们意识到作为医生肩负着维护人类健康的社会责任。

③团队合作：通过团队讨论和模拟操作，培养医学生的团队协作精神和沟通能力。

④敬畏生命：引导医学生认识到生命的宝贵和脆弱，培养他们尊重生命、关爱生命的价值观。

⑤职业操守：强调医生职业道德的重要性，要求医学生遵守医疗伦理规范，始终将患者的利益放在首位。


# 案例二　一个牙洞拔出 57 颗"牙"?


## 一、教学目标

### （一）知识目标

让学生了解成釉细胞瘤的病理表现和诊断依据，掌握其特征性的病理变化。

### （二）思政目标

培养医学生的职业素养，包括严谨的工作态度、扎实的专业知识和高度的责任心。

## 二、案例

### （一）案例背景

牙瘤是一种口腔疾病，具有一定的病理表现。在医学教育中，让医学生了解牙瘤的病理表现不仅有助于他们理解疾病的发病机制，还能培养他们的观察力和分析能力。本案例旨在帮助医学生掌握牙瘤的病理表现，培养他们的病理诊断思维和职业素养。

### （二）案例内容

"广东省惠州市 10 岁女童患有牙瘤，医生取出 25 颗牙齿""河南 13 岁女孩因牙齿不整齐去医院就诊，被诊断患牙瘤，掏出 16 颗小牙齿""换牙期遭遇牙瘤，重庆松山医院帮助 10 岁男孩取出 16 颗畸形牙"，近年来，青少年牙瘤的新闻越来越多。

某女子小时候乳牙掉落许久，恒牙迟迟未出，因为没有影响正常生活，并未在意。10 多年后，她在医院定期做牙齿检查时，医生拍 X 线片后确诊其患上牙瘤，通过手术从其牙齿缺失的部位取出了 57 颗牙。

"临床上这种病并不罕见，牙瘤的瘤体内可有数个或数十个形态类似正常牙的牙齿，也有可能没有牙齿的形状，只是一团结节状的钙化物。"医生解释，牙瘤是牙齿发育异常的表现，病因较复杂。乳牙的牙洞与牙瘤的形成有一定的关系。牙洞可能会引起牙齿的慢性炎症，影响恒牙牙胚的发育和生长，最后导致牙瘤的形成。牙瘤常常会引起骨质膨胀，或压迫神经产生疼痛，或因牙瘤穿破骨膜继而发生感染，这时就容易引发牙齿脱落，所以牙瘤患者常伴有缺牙现象。

除牙洞外，乳牙的龋坏也常会导致牙齿牙根慢性炎症，慢性炎症可能会波及恒牙牙胚，导致牙瘤的形成。早期治疗乳牙龋病即"乳牙牙洞"，要尽早进行相关牙体牙髓治疗，以减少感染影响恒牙牙胚的可能。

不要因为乳牙是要被替换的，就忽视乳牙保健及治疗。乳牙的健康、乳牙排列的完整对未来恒牙的萌出、颌骨的发育以及儿童的面型都有非常重要的意义。同时，口腔内部反复感染或者下颌、面颊碰撞导致的口腔内部损伤长久不愈，也会造成牙瘤的形成。

牙瘤目前病因尚不清楚，可能与口腔内感染反复发生和遗传等因素有关。牙瘤多见于儿童和青少年，早期往往无自觉症状，儿童患者常因为乳牙脱落，恒牙很久未萌出到口腔科就诊，通过拍摄口腔 X 线片才发现有牙瘤。

牙瘤通常出现在上、下颌骨内，以前磨牙和磨牙区多见。如果未及时发现可能会导致病症加重，引起颌骨畸形，继而引发感染造成面颊瘘，影响美观。

换牙是每个孩子必经的过程，6~12岁为换牙期，12~13岁乳牙全部被恒牙替代。因此，家长若发现孩子恒牙延迟生长达半年及以上，应及时去医院检查，确保孩子的牙齿没有受外物阻碍（牙瘤）而无法生长。

除恒牙未萌生就医发现牙瘤外，一些青少年由于牙齿排列不齐影响外形美观或整体面容，在医院进行矫正时发现牙瘤，这种情况下也要及时进行手术清除牙瘤，避免病情加重。

牙瘤虽然有"瘤"字，但与通常所说的肿瘤不同，并非真肿瘤，分为组合性牙瘤和混合性牙瘤，一般情况下不会发生癌变。清除牙瘤手术一般为小手术，局部麻醉下即可完成，但如果牙瘤较大，手术范围大，可考虑在全身麻醉下进行，10天后复诊拆除缝线。术后要注意口腔卫生，如术前已有感染则需进行抗感染治疗。

医生提醒家长，对于孩子要做好龋病的预防，每次对婴儿喂奶结束之后，用清洁纱布裹住手指或用乳胶指套轻柔擦洗其口腔组织及牙龈，直至第一颗乳牙萌出之后，用软毛小牙刷帮助刷牙，并在6~12个月内安排婴儿第一次看牙，此后每半年定期进行一次口腔健康检查。注意观察牙的萌出情况、牙列和咬合情况、龋患与软组织状况。

成人保证口腔卫生健康要做好早晚刷牙，最好能饭后刷牙，刷牙方式使用正确的巴氏刷牙法，刷牙时间要持续3分钟左右。遇到缺牙情况及时到口腔科检查牙齿，通过专业的检查及时发现并进行补救。

## 三、专业知识

牙瘤是成牙组织的错构瘤或发育畸形，不是真性肿瘤。与牙的发育类似，当牙瘤完全钙化后，其生长也随之停止。肿物内含有成熟的牙釉质、牙本质、牙骨质和牙髓组织。根据这些组织排列结构不同，可分为组合性牙瘤和混合性牙瘤两种。

组合性牙瘤：患者年龄较小，好发于上颌切牙至尖牙区。X线片显示形态及数目不一的牙样物堆积在一起。镜下见肿物由许多牙样结构所组成，这些牙样结构虽然不同于正常牙，但牙釉质、牙本质、牙骨质和牙髓的排列如同正常牙的排列方式。

混合性牙瘤：多发生于儿童和青年，上下颌骨均可发生，以下颌前磨牙区和磨牙区多见。活动性生长期可引起颌骨膨大。X线片表现为境界清楚的放射透光区，其中可见放射阻射性结节状钙化物。镜下见肿物内牙体组织成分排列紊乱，相互混杂，而无典型的牙结构。发育期的混合性牙瘤，与成釉细胞纤维瘤或成釉细胞纤维 - 牙瘤不易区别。肿物生长有自限性，预后良好。

## 四、思政融入点

（1）思政元素：通过多媒体课件、案例分析和互动讨论等形式使医学生全面了解牙瘤的病理表现和临床表现。

（2）社会责任：强调医生肩负着维护人类健康的社会责任，医学生应该时刻关注社会需求，为患者提供最好的医疗服务。

（3）科学精神：培养医学生的科学思维和求真务实的精神，让他们能够客观地认识肿瘤的本质和治疗方法，不盲目相信不科学的谣言或偏方。

（4）人文关怀：强调对患者的心理疏导和社会支持的重要性，培养医学生关注患者身心健康，全面提高医疗质量。

（翟莎菲，王诗维）

## 参考文献

[1] 高岩 . 口腔组织病理学 [M].8 版 . 北京：人民卫生出版社 ,2020.

[2] 湖南日报 . 巨型肿块让他成 " 绿巨人脸 "，术后 8 年复查：全好了 [EB/OL](2020-9-6). https://baijiahao.baidu.com/s?id=1677056778301174379&wfr=spider&for=pc.

[3] 光明网 . 一个牙洞拔出 57 颗 " 牙 "? 这种病不罕见 .https://baijia-hao.baidu.com/s?id=1776915099595811980&wfr=spider&for=pc.

# 第十七章　口腔黏膜上皮肿瘤和瘤样病变

## 一、教学目标

### （一）知识目标

（1）掌握乳头状瘤、口腔鳞状细胞癌、恶性黑色素瘤的基本病理变化；

（2）熟悉口腔黏膜色素痣、疣状癌的基本病理变化。

### （二）能力目标

在临床上能识别乳头状瘤及黏膜色素痣，对可疑的口腔鳞状细胞癌、疣状癌有足够的警惕性，能够督促患者进一步明确诊断，为其寻求进一步的治疗提供帮助。

### （三）素质目标

一名医生除了有治病救人的能力，还要有足够的社会担当，所以要培养学生的社会主义核心价值观。

## 案例一　口腔癌晚期患者的人文关怀

## 一、教学目标

### （一）知识目标

口腔癌的病理表现。

### （二）思政目标

引导学生反思现代医学和社会中的人文关怀问题，鼓励他们思考如何更好地关注和照顾晚期患者，提高医疗质量和人文水平。

## 二、案例

### （一）案例背景

口腔癌晚期患者面临着身体状况的严重恶化，以及由此产生的心理、社会和文化适应等问题。本案例将通过介绍口腔癌晚期患者的人文关怀，让学生了解如何为这类患者提供心理、社会和文化方面的支持，帮助他们积极面对疾病并提高生活质量。

**（二）案例内容**

（1）心理疏导：口腔癌晚期患者常常陷入沮丧、焦虑、恐惧等不良情绪中。医护人员和家属应关注患者的心理状态，提供安慰和支持，帮助他们树立信心，积极面对疾病。

（2）社会支持：社会应加强对口腔癌晚期患者的关注和支持，消除对他们的歧视和误解。同时，家庭和亲友应给予关爱和陪伴，让他们感受到社会的温暖和关爱。

（3）文化支持：不同文化背景下，患者和家庭对口腔癌晚期的认知和处理方式有所不同。医护人员应关注患者的文化背景，尊重其信仰和习俗，提供个性化的关怀和支持。

（4）疼痛管理：口腔癌晚期患者常常面临剧烈的疼痛和其他不适症状。医护人员应关注患者的疼痛状况，采取有效的疼痛管理措施，减轻其痛苦。

（5）临终关怀：对于即将离世的患者，医护人员和家庭应提供临终关怀，让患者在最后的时刻得到身体和心灵的安慰和支持。

## 三、专业知识

口腔癌是指发生于口腔黏膜的鳞状细胞癌，它是具有不同程度鳞状分化的上皮性侵袭性的肿瘤，有早期广泛淋巴结转移的倾向。组织学上，口腔癌可分为以下亚型：

（1）鳞状细胞癌：是最常见的亚型，肉眼观察，常呈菜花状，也可坏死脱落而形成溃疡。癌组织切面呈灰白或浅褐色，向深部结缔组织浸润性生长，边界不清。主要组织学特征为：癌细胞呈鳞状分化和侵犯周围正常组织。镜下观察，鳞状分化的癌细胞呈不同程度的细胞内或细胞外角化，细胞排列成实性巢状、条索或岛状结构。在分化好的鳞状细胞癌的癌巢中，癌巢周边细胞呈基底细胞样，内部为棘细胞样，细胞间还可见到细胞间桥，癌巢的中央可出现层状角化物，称为角化珠或癌珠。较大的癌巢内可见坏死，肿瘤间质常见纤维结缔组织增生，可伴有数量不等的淋巴细胞的聚集和浸润。癌旁的黏膜上皮通常表现为不同程度的异常增生。根据肿瘤细胞的分化程度、细胞和细胞核的多型性以及细胞分裂活性等，传统的组织学分级将口腔癌分为高、中、低分化三级：高分化癌与正常鳞状上皮颇类似，即含有数量不等的基底细胞和具有细胞间桥的鳞状细胞，角化明显，核分裂象少，非典型核分裂和多核细胞极少，胞核和细胞多型性不明显。中分化鳞状细胞癌具有独特的核的多型性和核分裂，包括非正常核分裂，角化不常见，细胞间桥不明显。低分化癌以不成熟的细胞为主，有大量的正常或不正常的核分裂，角化非常少，细胞间桥几乎不能发现。

（2）疣状癌：以外生性、疣状缓慢生长和边缘推压为特征。疣状癌由厚的棒状乳头和具有明显角化的分化良好的鳞状上皮呈钝性突入间质内构成。鳞状上皮缺乏一般恶性肿瘤的细胞学改变，细胞较鳞状细胞癌中的细胞大，核分裂象少见，且仅位于基底层。疣状癌呈推进式侵犯间质，无浸润边缘。密集的淋巴细胞、浆细胞是常见反应。

（3）基底细胞样鳞状细胞癌：肿瘤由基底样细胞和鳞状细胞两部分组成。基底样细胞小，核浓染，没有核仁，胞质少，排列紧密，分叶状实性排列。基底细胞样鳞状细胞癌常伴有鳞状细胞癌的成分，鳞状细胞和基底样细胞间的分界可以非常突然。此外，也可伴有梭形细胞成分。

（4）乳头状鳞状细胞癌：是鳞状细胞癌的一个独特亚型，以外生性乳头状生长和预后良好为特征。乳头状鳞癌表现为柔软、质脆、外生性、息肉样的肿瘤，常发自一个较细的蒂。肿瘤以显著的乳头状生长为特点，这些乳头有纤细的纤维血管轴心，表面覆以肿瘤性的、不成熟的基底样或多型性的细胞。

（5）梭形细胞鳞状细胞癌（spindle cell squamous cell carcinoma）又称肉瘤样癌，是一种双相性肿瘤，由原位或侵袭性的鳞状细胞和恶性的梭形细胞构成。

（6）棘层松解性鳞状细胞癌：是鳞状细胞癌的一个少见的亚型，特征是肿瘤细胞的棘层松解、形成腔隙和假的腺管分化的外观。

（7）腺鳞癌：是罕见的来源于表层上皮的侵袭性肿瘤，由鳞状细胞癌和腺癌两种成分构成。

## 四、思政融入点

通过本案例的学习，我们可以得到以下启示：首先，我们应该认识到口腔癌晚期患者不仅需要医学治疗，更需要心理、社会和文化，以及临终关怀等方面的支持；其次，医护人员应关注患者的全面需求，为他们提供个性化的关怀和支持，帮助他们积极面对疾病并提高生活质量；最后，社会各界应共同努力，加强对口腔癌晚期的宣传和教育力度，消除对患者的歧视和误解，营造关爱口腔癌晚期患者的良好氛围。

综上，"口腔癌晚期患者的人文关怀"思政教学案例旨在让学生了解如何为口腔癌晚期患者提供全方位的支持和关爱。通过学习本案例，学生应能够理解并掌握针对口腔癌晚期患者的人文关怀方法，并树立关注患者全面需求的观念。同时培养学生的同情心和社会责任感，为提高口腔癌晚期患者的生活质量做出积极的贡献。

（翟莎菲，王诗维）

# 案例二　小心！色素痣变癌

## 一、教学目标

### （一）知识目标

掌握口腔黏膜色素痣的病理变化。

### （二）思政目标

让学生懂得任何事情都要用发展的眼光去看待，不可能一成不变。

## 二、案例

最近 85 岁的刘奶奶遭遇了一件烦心事，眼皮上长了多年的黑"痣"竟然是"癌"。30 多年前，刘奶奶左眼皮上方长了一颗黑色的"痣"，原本以为是"瘊子"或"老年斑"，加上不疼不痒，一直没当回事。后来，这颗"痣"慢慢长大，最近这两年增长尤为迅速，从原来不起眼的一个黑点，竟然发展到拇指盖大小，而且表面开始向外凸起，发痒，摸上去有点疼。其间，刘奶奶也尝试过抹药膏、上药水等办法治疗，可是都收效甚微，而且黑"痣"的表面开始破溃、流血、结痂。辗转多家医院后，近日，家人带着刘奶奶来到哈市一院，找到口腔颌面外科主任。老人的"痣"被切除，术后病理结果显示，这不是普通的痣，而是基底细胞癌。

我们身体上一颗不起眼的痣，可能会成为致命"杀手"。长痣是一个普遍现象，每个人至少有一颗痣，有些人甚至多达 500~600 颗。平均下来，每人会有 10~40 颗之间。关于长痣的原因目前尚没有清晰的结论，一般认为可能与遗传因素、光照和激素水平相关，特别是怀孕期间痣出现的概率加大。

中国人最多见的肢端型黑色素瘤，多数是在外伤或痣的基础上，长期慢性损伤后出现的。因为黑色素细胞是一个"社恐"，受不了太热情的对待。所以，对于"痣"的不恰当处理，很有可能诱发色素痣恶变和迅速生长，如刀割、绳勒、盐腌、激光、冷冻等。也就是说，我们要搞清楚身上长的"黑点"到底是痣，还是黑色素瘤。痣是良性的，可以点，而黑色素瘤是恶性的，千万不能随便点。

由于黑色素瘤并不常见，一般患者也不会想到身上的一个痣会引发严重的问题。中国抗癌协会黑色素瘤专业委员会常务委员朱冠男曾表示，由于早期症状比较隐匿，近几年接诊的黑色素瘤患者，就诊时已是晚期。复旦大学附属肿瘤医院骨软组织外科副主任、恶性黑色素瘤诊治中心主任陈勇也曾在采访中表示，日常接诊的黑色素瘤患者中，大约2/3的患者处于中晚期，早期患者只占5%~10%。

黑色素瘤早期表现为痣或色素斑迅速增大、隆起、破溃不愈、边缘不整或有切迹和锯齿、颜色改变、局部形成水疱、瘙痒和刺痛等，进而可出现卫星灶、局部淋巴结肿大和远处转移（如远处皮肤、淋巴结、肺、肝、脑、骨等），最终夺去人们的生命。

皮肤黑色素瘤多由痣发展而来，在生活当中，痣的早期恶变症状可总结为ABCDE法则。A即非对称，表现为色素斑的一半与另一半看起来不对称；B即边缘不规则，表现为边缘不整或有切迹、锯齿等，而非正常圆形或椭圆形轮廓；C即颜色改变，表现为黑色素瘤呈污浊的黑色，也可有褐、蓝、粉甚至白色；D即直径，表现为色素痣直径大于6 mm或明显长大；E即隆起，表现为早期的黑色素瘤的整个瘤体会有轻微隆起。

"ABCDE法则只是帮助大家在家进行自我判断，最终诊断结果还要靠切除后病理化验来确定。"医生提醒，日常切勿自行反复修剪或弄破特殊部位的色素痣，严禁随意处理痣，若要处理，一定要去正规医院。为防手足易于摩擦部位的痣恶变，可考虑预防性手术切除。

## 三、专业知识

色素痣又称黑素细胞痣、痣细胞痣，为黑色素细胞的良性肿瘤。主要发生于皮肤，口腔黏膜少见。口腔黏膜色素痣可发生于任何年龄，多为单发，少数可累及两个以上的部位。病变大多数不超过0.5 cm，高起或不高起黏膜表面。最常累及的部位是牙龈、腭，其次是颊、唇黏膜、牙槽嵴和唇红部。口腔黏膜痣以黏膜内痣最多，其次是普通蓝痣，而复合痣和交界痣相对较少。口腔黏膜色素痣的恶性变非常少见。但是临床表现相似于黑色素瘤，应当取活检确诊。

病理表现：色素痣由圆形或多角形的痣细胞组成，典型是呈巢状分布，可位于上皮和（或）结缔组织内。镜下根据痣细胞的部位可分为交界痣、黏膜内痣、复合痣。交界痣细胞局限于上皮结缔组织交界区。皮内痣或黏膜内痣细胞位于结缔组织内。复合痣细胞同时存在于上皮和结缔组织内。应注意口腔黏膜色素痣与外源性色素沉积如汞纹及恶性黑色素瘤鉴别。

## 四、思政融入点

一个普通的色素痣和黑色素瘤有什么关系呢？学习正常色素痣的知识，查阅关于黑色素瘤的知识，两者进行比较，让学生学会辩证地看待事物。色素痣和黑色素瘤两者的临床表现和病理表现有相似和不同。但色素痣在长期刺激下是可以转换成黑色素瘤的。我们生活中应该如何去预防，去正确看待，是需要我们思考的。

# 案例三 HPV 感染不是女性"专属"

## 一、教学目标

### （一）知识目标

掌握乳头状瘤的病理变化。

### （二）思政目标

人乳头瘤病毒（HPV）属于最常见的性传播疾病之一，很多人都以为 HPV 与宫颈癌的关系密切，只和女性有关。可事实上，HPV 并非只感染女性，还广泛存在于男性生殖道中。男性中所有类型的 HPV 的总体流行率为 31%，认识任何事物，都不能一概而论，要全面去看待。

## 二、案例

人乳头瘤病毒（HPV）是隶属于乳多空病毒科乳头瘤病毒属的一组球形、微小、无包膜的环状双链 DNA 病毒，具有嗜上皮性，主要引起人类皮肤、黏膜的增生性病变。目前已分离出 130 多种，不同的型别引起不同的临床表现，分为高危型、中危型和低危型三大类。

HPV 属于最常见的性传播感染疾病之一，与宫颈癌的发生发展密切相关，因而备受女性群体的关注。

国内学者有关中国女性人乳头瘤病毒（HPV）感染流行病学的汇总分析研究显示，我国普通妇女 HPV 总体感染率为 15.54%；按年龄、地理位置、经济发展水平、HPV 检测方法和 HPV 感染类型等进行亚组分析后发现，不同地域的感染率有差异；在年龄分层分析中，发现 < 20、< 25 岁年龄组的 HPV 感染率很高，之后明显下降。当年龄达到 60 岁甚至更高时，HPV 感染率再次增加。女性人群中最常见的 5 种 HPV 病毒亚型为：HPV16（3.52%）、52（2.20%）、58（2.10%）、18（1.20%）和 33（1.02%）；从 HPV 型别感染率来看，单个型别感染率最高，为 11%，多重感染为 3%；高危型 HPV 的感染率（11.93%）是低危型的 4 倍（2.78%）；按年龄分层分析后发现，< 25、> 60 岁年龄组的 HPV 感染率较高。

事实上，HPV 感染在人群中极为普遍。现阶段，绝大多数的 HPV 相关研究都集中于女性，但男性 HPV 流行病学却知之甚少。有研究显示，大多数性活跃的男性和女性在一生中至少会感染一次生殖器 HPV。数据统计显示，全球每年感染 HPV 的人数接近 1400 万。

HPV 并非只感染女性，还广泛存在于男性生殖道中。在临床上，男性 HPV 感染往往表现为肛门生殖器疣，恐增加疾病发病率以及 HPV 传播率。此外，HPV 病毒还会引起男性中其他癌症的发生，如阴茎癌、肛门癌、口咽癌以及前列腺癌等。美国疾病预防和控制中心截至 2021 年的统计数据显示，全美每年新增的 37 300 例 HPV 相关癌症病例中，有 15 600 例来自男性，占 41.8%。此外，据 IARC 估计，2018 年由 HPV 感染引起的男性癌症病例达 69 400 例。源自《柳叶刀》子刊 *THE LANCET-Global Health* 发布的系统综述和 Meta 分析显示：全球近 1/3 男性感染了至少一种生殖器 HPV，约 1/5 的男性感染了一种或多种高风险 / 致癌性 HPV。男性中所有类型的 HPV 的总流行率为 31%，而高危 HPV 的总流行率达到了 21%。纵观不同年龄层，HPV 流行率在年轻成年男性中达到高值，且在整个成年期都居高不下，甚至延续到了 50 岁。具体来说，在 25~29 岁的人群中，全部类型 HPV、高危 HPV 以及 HPV16 的流行率均达到了最高值，分别为 35%、24% 和 5%。此外，15~19 岁的青少年中 HPV 感染率依然很高，所有类型 HPV 的总流行率为 28%，高危 HPV 流行率也高达 20%。这表明，年轻男性在经历第一次性行为之后，或会被迅速感染 HPV。研究者表示，这一年龄特异性流行趋势与女性不同。在女性中，生殖器 HPV 流行率在第一次性行为后会达到顶峰，并随着年龄的增长而不断下降。然而，相比之下，男性在整个生命周期内均易感 HPV。在全球范围内，最常见的高危 HPV 类型是 HPV16，占全部感染病例的 5%。其次为 51、52、59 和 18 型，分别占比 3%、3%、2% 和 2%。占比 4% 的 HPV6 是全球第二大流行的 HPV 类型，但它是一种低危型 HPV，感染人体之后容易造成尖锐湿疣。

HPV 不是女性的专属，男性感染 HPV 的事实也不容小觑，做好预防工作就是重中之重。一般可以通过避免不洁的性生活、保持个人卫生、防止间接接触、增强免疫力、注射疫苗等方法预防人乳头瘤病毒感染。①避免不洁性生活：人乳头瘤病毒的主要传播途径是性接触，所以避免不洁性行为对于预防人乳头瘤病毒感染是至关重要的。②保持个人卫生：平时生活中应该注意个人卫生，应该合理清洗生殖器官，勤换内衣裤。③防止间接接触：不要接触患病人群所使用过的物品，比如脸盆、浴盆、牙膏、牙刷等，这样可以有效降低患病风险。④增强免疫力：自身免疫细胞可以有效对抗病毒，因此在预防该病毒感染的时候，应该多锻炼身体，保持规律作息，注意补充营养，提高免疫力。
⑤注射疫苗：人乳头瘤病毒疫苗能够有效阻止人乳头瘤病毒侵害身体，从而降低疾病的发生风险，此疫苗分为2价、4价和9价。注射前，应仔细了解适用年龄。

我国是宫颈癌高负担国家，发病率和死亡率仍然很高，并且年龄分布逐渐年轻化。我国《加速消除宫颈癌行动计划（2023年—2030年）》提出，要采取多种形式普及宫颈癌防治知识，倡导HPV疫苗接种，加强宫颈癌筛查服务，规范宫颈癌治疗，完善宫颈癌综合防治体系，早日实现消除宫颈癌的目标。

HPV疫苗接种，越早、越小，越好！世界卫生组织《加速全球消除宫颈癌全球战略》呼吁：90%的女孩在15岁之前完成人乳头瘤病毒（HPV）疫苗接种；70%的女性至少在35岁和45岁时分别接受一次规范筛查；90%确诊宫颈疾病患者得到治疗。

男性需不需要接种HPV疫苗呢？

此前，*THE LANCET-Infectious Diseases*上发表了一份研究，该研究历时10年，在16~26岁的男性中调查了接种4价HPV疫苗之后的感染和病变情况。发现4价HPV疫苗能提供持久的保护，防止与HPV6、11、16和18型相关的生殖器疾病的发生。HPV感染不是女性专属，疫苗接种男女都需要。

## 三、专业知识

乳头状瘤，是一组局部上皮呈外生性和息肉样增生形成的疣状或菜花状外观的肿物，但不包括纤维上皮增生。乳头状瘤较常见，其发病率为0.1%~0.5%。有些乳头状瘤由人类乳头瘤病毒感染引起，广泛的多发乳头瘤或弥散的乳头瘤样改变提示人类乳头瘤病毒感染的可能。乳头状瘤主要包含以下三种：

### （一）鳞状细胞乳头状瘤和寻常疣

其是一种口腔上皮的疣状、局灶性的良性增生。任何年龄均可发病，儿童和20~50岁者常见。男女比例相当，部分病例为人类乳头瘤病毒感染，其病损是尖锐湿疣的口内病变，可检测到人类乳头瘤病毒2、4、6、7、10、40亚型。

口腔任何部位均可发病，最常见的部位是腭、唇、舌和牙龈黏膜。鳞状细胞乳头瘤质软、有蒂，呈丛状的指状突或为无蒂的圆顶样病损。表面呈结节、乳头状或疣状。表面可以是白色或正常黏膜角化颜色。通常为单发，相当多的情况下多发，尤其是儿童的寻常疣。

病理表现：病变为外生性，增生的复层鳞状上皮呈指状突起。其中心为血管结缔组织支持。上皮表层通常有不全角化或正角化，也可能无角化。

### （二）尖锐湿疣

该病亦称性病性疣或性病性湿疣，口腔的尖锐湿疣是肛门与生殖器部位尖锐湿疣的口腔表现。通常为 6、11、16、18 型人类乳头瘤病毒感染。一般为垂直传播，或者是从生殖器病损自身接种。

口腔任何部位均可感染，多数病损起源口腔前部的唇黏膜、舌和腭部。20~50 岁之间易发，青少年和青年为高发人群。无痛、圆形、外生性的结节，较鳞状细胞乳头状瘤和寻常疣大。基部宽、结节状或桑葚状，表面粉红色或近似正常黏膜颜色。可以是多发，常呈串珠状。临床表现为白色。

病理表现：在皱褶、突起或裂隙之间衬有上皮。与基底部紧密连接，在角化病损中充满角质物。凹空细胞团较鳞状细胞乳头状瘤更常见，通常是一个明显的特征。与鳞状乳头状瘤不同的是，钉突呈球根样、较短，钉突的长度均等，并不向内弯曲。

### （三）免疫缺陷患者的乳头瘤和乳头瘤病

该病是人类乳头瘤病毒引起的红色病损，尤其在人类免疫缺陷病毒感染的患者更明显。病损可能更大、多发，并且多个病损可相互融合。罕见的人类乳头瘤病毒亚型和多种人类乳头瘤病毒亚型在免疫缺陷患者中常见。

## 四、思政融入点

HPV 属于最常见的性传播感染疾病之一，与宫颈癌的发生发展密切相关，而备受女性群体的关注。我国是宫颈癌高负担国家，发病率和死亡率仍然很高，并且年龄分布逐渐年轻化。我国《加速消除宫颈癌行动计划（2023 年—2030 年）》提出，要采取多种形式普及宫颈癌防治知识，倡导 HPV 疫苗接种，加强宫颈癌筛查服务，规范宫颈癌治疗，完善宫颈癌综合防治体系，早日实现消除宫颈癌的目标。这些措施都是针对女性的，很少有人关注男性是否也会感染 HPV 病毒。

HPV 不是女性的专属，男性感染 HPV 的事实也不容小觑，男性中所有类型的 HPV 的总流行率为 31%，而高危 HPV 的总流行率达到了 21%。纵观不同年龄层，HPV 流行率在年轻成年男性中达到高值，且在整个成年期都居高不下，甚至延续到了 50 岁。

男性和女性同样都需要做好 HPV 的预防，我们的思维不能固化，不要片面地看待一件事，要看到事物之间的联系，统筹全局，才能更好地解决问题。

（张丽慧）

## 参考文献

[1] 霍营. 老人脸上黑"痣"破溃流血一查竟是"癌"[EB/OL] (2023-11-20). http://epaper.hljnews.cn/shb/20191010/443328.html.

[2] 马浩歌. 新闻多. 黑色素瘤上热搜 这样的痣要当心 [EB/OL](2023-06-14). https://baijiahao.baidu.com/s?id=1768672095549382017&wfr=spider&for=pc.

[3] 陈曦. 痣能变癌?这样识别黑色素瘤![EB/OL] (2023-06-28).https://news.cctv.com/2023/06/28/ARTIATY4ecZTloRx50SDW36d230628.shtml.

[4] 梅斯医学. WHO 最新数据:全球 21% 男性已感染致癌型 HPV! 柳叶刀子刊:男性更应接种 HPV 疫苗?10 年临床试验来了 [EB/OL](2023-09-09)https://new.qq.com/rain/a/20230909A011W500.

# 第十八章　口腔颌面部其他组织来源的肿瘤和瘤样病变

## 一、教学目标

### （一）知识目标

（1）掌握牙龈瘤、血管瘤的病理变化；

（2）熟悉嗜酸性淋巴肉芽肿的基本病理变化；

（3）了解恶性淋巴瘤的基本病理变化。

### （二）能力目标

自查血管瘤和脉管畸形最新的研究进展，培养自学能力。

### （三）素质目标

切身体会患者及家属的痛苦，有同患者及家属产生共情的能力。

## 案例一　妊娠期女性的口腔保健

## 一、教学目标

### （一）知识目标

掌握牙龈瘤的病理表现，了解妊娠期女性口腔保健的知识。

### （二）思政目标

注重培养学生的沟通能力和人文关怀意识，注重培养学生的团队协作精神和实践能力，以便更好地与患者及其家人进行沟通和交流，为患者提供优质的口腔保健服务。

## 二、案例

### （一）案例背景

妊娠期是女性生活中的一个特殊阶段，女性在妊娠期间的身体状况和口腔健康状况与非妊娠期相比存在一些差异。因此，妊娠期女性需要特别关注口腔保健，以保障母婴健康。在思政教学中，我们可以借助这个案例，引导学生了解妊娠期女性口腔保健的重要性和相关知识，培养学生的医学伦理精神和人文关怀意识。

问题提出：妊娠期女性口腔保健的重要性是什么？妊娠期女性口腔保健应该注意哪些方面？作为医护人员，如何更好地为妊娠期女性提供口腔保健服务？

（二）案例内容

妊娠期妇女因激素、环境及情绪等的改变，易在各期发生口腔疾病。虽然近期的研究并未表明妊娠期妇女口腔健康与不良妊娠结局有必然联系，但如果其口腔疾病未得到及时诊治，产后口腔内细菌可能继续存在，通过母婴垂直传播变形链球菌和乳酸杆菌等致龋菌来影响婴儿口腔健康。由两个纤维组织（牙龈和牙周膜）及两个矿化组织（牙骨质和牙槽骨）组成的牙周组织是雌、孕激素的靶部位。妊娠期升高的雌、孕激素作用于牙龈的微血管壁，使微血管扩张弯曲、弹性降低、渗透性增加、抗凝固性减弱，炎症细胞及渗出液增多，从而引起牙龈充血肿胀，呈增生性炎症反应，对机械性刺激的敏感性增加，炎症反应增强。妊娠期妇女喜食酸甜食物、进食量增多，其饮食习惯为细菌滋生提供了适宜的环境，另外激素可改变牙周微生态中菌斑生物膜的组成。由于妊娠期牙龈肿胀易出血，部分孕妇为避免刺激出血而松懈了口腔卫生的维护，加重了菌斑的堆积。早孕反应引起恶心呕吐使胃内容物逆流、机体代谢旺盛致进餐次数增加及妊娠期嗜酸的喜好都会直接影响孕妇口腔的微环境，导致口腔内 pH 值降低，对牙釉质产生一定的腐蚀作用，增加了妊娠期患龋的风险。

1. 妊娠期常见的口腔疾病

全球范围内妊娠期牙龈炎的患病率为 30%~100%，而中国则在 50% 以上。有学者针对妊娠期牙周炎进一步研究发现，其危险因素包括吸烟、低收入、低学历水平及妊娠期不良口腔卫生习惯等。这些不仅是牙周炎病变发展的危险因素，也是妊娠期其他口腔疾病的共同危险因素。妊娠性龈瘤是妊娠期发生在牙周膜及牙龈结缔组织的炎症反应性瘤样增生物，系妊娠期雌激素水平增高，使牙龈血管增生合并口腔内原有刺激物作用导致，其开始于妊娠 12~16 周，至晚期达到高峰，发病率为 1%~3%。妊娠性龈瘤的基底呈蒂状，于牙龈附着，颜色较深，齿龈充血肥大、出血或疼痛，常为化脓性肉芽肿样表现，易引起妊娠期妇女产生紧张焦虑等不良情绪。妊娠并非口腔疾病的根本原因。激素水平的升高增加了口腔疾病的易患性，但如果妊娠期口腔卫生习惯不良，导致大量菌斑、牙结石堆积，原本扩张增生的牙龈在菌斑、结石等局部刺激及细菌代谢产物的共同作用下，使炎症加重。因此，妊娠期口腔健康状况与口腔卫生习惯关系密切，保持良好的口腔卫生习惯能阻止或明显减少妊娠期口腔疾病的发生。

**2. 妊娠期口腔疾病对母胎的影响**

妊娠期口腔疾病增加了母体非口腔系统的患病风险。牙周病与其他系统疾病存在相关性，包括心血管疾病、糖尿病、呼吸道感染、神经退行性疾病等。口腔中以革兰阴性厌氧菌为主的微生物群在引起口腔炎症的同时，还可能通过释放毒素或将微生物产物融入血流中直接导致全身性疾病，其中值得警惕的是牙周病与糖尿病可相互影响。不良的口腔环境对妊娠期妇女的生活质量有负面影响，主要表现在身体、社会和心理健康方面。

牙周炎主要与不良妊娠结局相关，包括早产、胎膜早破等。妊娠期口腔疾病若未经治疗，变形链球菌等继续存在，可通过母婴垂直传播给后代，加大儿童患早期龋病的风险。

**3. 妊娠期口腔保健策略**

医务人员的建议是妊娠期妇女得到口腔健康知识的重要来源途径，但张欣等（2018年）研究显示，仍有 31.64% 的妇女认为妊娠期牙龈出血等问题属于正常现象。因此，应充分利用现代信息传播手段，对备孕期妇女进行口腔健康教育，使其及时认识口腔疾病的潜在危害，指导其有效维护自身口腔健康的方法，并教授如何清洁婴儿口腔和牙齿以及预防幼儿龋病的措施，使口腔保健贯穿于备孕期、妊娠期及哺乳期。

在妊娠期口腔疾病治疗时机上，妊娠早、晚期只接受紧急牙科治疗，避免选择牙科手术，妊娠中期（孕 14~28 周）是牙病治疗和择期手术的最佳时机。医师应根据患者病史和临床表现，决定治疗时机和治疗方法，以免错失最佳治疗时机对母胎健康造成的更大威胁。治疗用药方面，医师应掌握妊娠期口腔疾病用药知识，选择对疾病治疗最有效、对胎儿危害最小或无危害的药物。美国食品药品监督管理局于 2014 年发布了妊娠及哺乳妇女用药规则最终版，其中针对甲硝唑、阿司匹林、利巴韦林等治疗口腔疾病所需的药物做出了详细的解读，其可供医务人员参考。口腔影像学检查方面，妊娠期妇女对牙科 X 线检查的相关知识较缺乏。妇女模型进行实验，发现在佩戴铅防护裙的情况下，胎儿接受辐射剂量的上限估计值在 0.005~2.1 μGy 之间，远远低于胎儿安全辐射性剂量阈值，在进行口腔 X 线检查时，应嘱其佩戴颈套和铅防护裙。

**4. 妊娠期妇女自我口腔保健措施**

首先要合理饮食。乳牙胚从胚胎第 6~8 周开始形成，恒牙胚在第 20 周开始形成，母体若缺乏蛋白质、维生素 D 或矿物质钙、磷等，会直接影响胎儿的牙发育，导致牙釉质或本质结构异常，因此妊娠期应及时补充此类营养物质。辅助食用木糖醇类无糖口香糖以增加唾液分泌量，可减轻口腔酸化，减少变形链球菌的生长和黏附，降低患龋风险。

妊娠期妇女应摒弃吸烟的不良生活习惯。吸烟作为牙周病发生和发展的主要危险因素，可损害牙周组织中性粒细胞的趋化性和吞噬功能，导致细菌清除缺陷，从而增加其定植的机会。牙菌斑为妊娠期牙周病的始作俑者，因此学会正确的日常口腔健康维护方法尤为必要。掌握巴氏刷牙方法，选择含氟牙膏和软毛的小头牙刷，借助牙邻面清洁工具，可有效剔除牙缝里的残留物及牙齿邻面上的菌斑、软垢；餐后及孕吐后用温水、小苏打溶液漱口，清除部分食物残渣，改善口腔的酸性微环境；妊娠前 6 个月即应在专业医疗机构进行一次全面的口腔检查，处理已存在的口腔问题，并定期咨询口腔专科医师，切勿盲目治疗或自行服药。妊娠期妇女由于家庭角色的转变、对分娩的担忧及自身内环境的改变，在妊娠期易出现不同程度的恐慌、焦虑等不良情绪。妊娠期妇女可通过倾听音乐、适量运动、与人倾诉等方式调整精神压力，保持平和心态，促进母体身心健康。对妊娠期妇女进行前瞻性队列研究发现，在妊娠中、晚期体重超重组牙周炎发生率均高于正常组，这可能是由于过多的脂肪组织分泌炎性细胞因子和脂肪因子，而这些因子降低了宿主的免疫反应，增加了口腔感染的机会。因此，妊娠期妇女应增强体重管理意识，规律饮食，合理进行有氧运动，将体重变化控制在合理范围内。

## 三、专业知识

牙龈瘤是指牙龈局限性慢性炎性增生。

### （一）纤维性龈瘤

纤维性龈瘤为有蒂或无蒂包块、质地坚实，颜色与附近牙龈相同。如有炎症或血管丰富者则色泽较红。如果表面溃疡则可覆盖黄色纤维素性渗出物。纤维性龈瘤可发生于各年龄组，但 10~40 岁者多见。镜下观察，纤维性龈瘤由富于细胞的肉芽组织和成熟的胶原纤维束组成，含有多少不等的炎性细胞，以浆细胞为主。炎性细胞多在血管周围呈灶性分布于纤维束之间。约 1/3 的病例中，可见无定型的钙盐沉着和 / 或在成纤维组织出现化生性骨小梁，溃疡区下方的骨化生多见。伴有钙化或骨化的龈瘤不必另作一型，因为没有特殊的临床意义。

### （二）血管性龈瘤

血管性龈瘤可以是化脓性肉芽肿或妊娠性牙龈瘤。病损表现为质软、紫红色包块，常伴有溃疡和出血。出血可以是自发性或轻伤之后。肉芽肿性龈瘤和妊娠性龈瘤是临床名称，组织学上，这两种病变是一致的。妊娠性龈瘤是妊娠患者发生的化脓性肉芽肿，可发生于妊娠期的第 1~9 个月的任何时间，但以妊娠前 3 个月发生者多见。分娩之后，妊娠性龈瘤可以自发消退或缩小而表现为纤维性龈瘤。镜下观察，化脓性肉芽肿和妊娠性龈瘤的特点是血管内皮细胞增生，呈实性片块或条索，也可是小血管或大的薄壁血管增多，间质常水肿。炎症细胞浸润不等，但溃疡下区炎症明显。

### （三）巨细胞性龈瘤

较为少见，以 30~40 岁多见。部位以前牙区多见，上颌较下颌多，位于牙龈或牙槽黏膜。女性较男性多见。包块有蒂或无蒂，呈暗红色，可发生溃疡。病变发生在牙间区者，颊和舌侧肿物与牙间狭窄带相连形成一种时漏状外观。镜下观察，富于血管和细胞的间质内含有多核破骨细胞样细胞，呈灶性聚集。巨细胞灶之间有纤维间隔。病变区与覆盖的鳞状上皮之间也有纤维组织间隔。巨细胞数量多，大小和形态不一。巨细胞周界清楚，或与邻近巨细胞或与周围的单核间质细胞混合不分。毛细血管丰富，常见出血灶及含铁血黄素沉着。单核间质细胞呈卵圆形或梭形，其超微构与成纤维细胞、巨噬细胞和未分化间充质细胞相似，病变内偶见少许骨小梁或骨样组织。

## 四、思政融入点

### （一）案例分析

妊娠期女性口腔保健的重要性在于预防口腔疾病、保持口腔健康、促进母婴健康。口腔疾病可能会影响孕妇的饮食和营养摄入，从而影响胎儿的生长发育。同时，口腔疾病还可能引起感染和其他并发症，对孕妇和胎儿的健康造成威胁。因此，做好妊娠期口腔保健可以保障母婴健康，提高生育质量。作为医护人员，在为妊娠期女性提供口腔保健服务时，应该遵循医学伦理原则，尊重患者的自主权和知情同意权；提供个性化的治疗方案和建议；与孕妇及其家人进行充分的沟通和交流；关注孕妇的身心状况，提供必要的心理支持和帮助。

### （二）案例反思

通过这个案例，我们可以认识到妊娠期女性口腔保健的重要性和相关知识。作为医护人员，我们应该关注患者的身心健康需求，遵循医学伦理原则，为她们提供优质的口腔保健服务。同时，我们还要加强宣传教育力度，提高公众对口腔保健的认识和重视程度，让更多人了解口腔保健的重要性和方法，从而更好地维护自身健康。

### （三）教学建议

针对这个案例，教师可以通过组织学生进行课堂讨论和交流，引导学生自主探究和分析问题，同时还可以通过在线教学、虚拟实验室等形式进行拓展学习。在教学过程中，教师应该注重培养学生的医学伦理精神和社会责任感，让学生认识到作为医者坚守医学伦理的重要性，不仅关注疾病本身的治疗，还要关注公共卫生安全问题，并积极参与预防和控制工作，从而更好地为维护患者权益及安全贡献力量。

（翟莎菲，王诗维）

## 参考文献

[1] 黄金贵,廖碧珍.妊娠期口腔保健的研究进展[J].中国妇幼健康研究,2020,31(10):1429-1432.